Une **alimentation ciblée**
pour préserver ou retrouver
la **santé de l'intestin**

Jacqueline Lagacé, Ph. D.

Une **alimentation ciblée**
pour préserver ou retrouver
la **santé de l'intestin**

L'effet **antidouleur**
de la **diète hypotoxique**

FIDES

Conception de la couverture : Bruno Lamoureux
Mise en pages : Véronique Giguère
Photographie de la couverture : © VICUSCHKA/Shutterstock

*Catalogage avant publication de Bibliothèque et Archives nationales du Québec
et Bibliothèque et Archives Canada*

Lagacé, Jacqueline, 1942-

Une alimentation ciblée pour préserver ou retrouver la santé de l'intestin :
l'effet antidouleur de la diète hypotoxique

Comprend des références bibliographiques.

ISBN 978-2-7621-4026-2 [édition imprimée]
ISBN 978-2-7621-4027-9 [édition numérique PDF]
ISBN 978-2-7621-4028-6 [édition numérique ePub]

1. Maladies chroniques — Aspect nutritionnel.
2. Maladies chroniques — Diétothérapie.   I. Titre.

RC108.L33 2016   616'.044   C2016-941735-2

Dépôt légal : 4ᵉ trimestre 2016
Bibliothèque et Archives nationales du Québec
© Groupe Fides inc., 2016

La maison d'édition reconnaît l'aide financière du Gouvernement du Canada par l'entremise
du Fonds du livre du Canada pour ses activités d'édition. La maison d'édition remercie de leur
soutien financier le Conseil des arts du Canada et la Société de développement des entreprises
culturelles du Québec (SODEC). La maison d'édition bénéficie du Programme de crédit
d'impôt pour l'édition de livres du Gouvernement du Québec, géré par la SODEC.

IMPRIMÉ AU CANADA EN SEPTEMBRE 2016

Remerciements

Je veux remercier tous mes lecteurs et plus particulièrement ceux de mon blogue qui ont accepté généreusement de partager leur expérience de la diète hypotoxique avec les autres lecteurs. L'ensemble des données ainsi acquises permet de mieux comprendre qu'en dépit de nos différences, les aliments que nous consommons et ceux que nous excluons en raison de fragilités personnelles ont un pouvoir thérapeutique important envers de nombreuses maladies chroniques réputées incurables par la médecine moderne. J'en profite pour remercier Alain Dubois et Magali Simard qui ont créé et qui administrent avec ingéniosité et générosité mon blogue depuis 2011. C'est en grande partie grâce au travail patient et méticuleux de Lucie Cousineau, une informaticienne spécialisée en traitement de données, que j'ai pu tirer l'essentiel des informations présentées dans le chapitre deux.

Un merci spécial à tous ceux et celles qui ont révisé mon manuscrit afin de m'aider à rendre plus digestes certaines notions scientifiques complexes. Leurs noms sont cités par ordre alphabétique : Hélène Cadieux, Hubert Cousineau, Jocelyna Dubuc, Louise Labrèche, Claire Potvin, Paul-André Simard et Rosemary Tiklé.

Merci également à tous les collaborateurs du Groupe Fides, David Sénéchal, Bruno Lamoureux, Colette Lens ainsi qu'à Claire Martin, réviseure, pour leur excellent travail, et en particulier à Michel Maillé, directeur de l'édition, pour la confiance qu'il me manifeste depuis le début de ma carrière d'auteure.

À Hubert, pour son soutien indéfectible.

Introduction

Mon premier livre de vulgarisation scientifique, publié en 2011 et intitulé *Comment j'ai vaincu la douleur et l'inflammation chronique par l'alimentation*, avait pour but de rendre accessibles au grand public les enseignements du Dr Jean Seignalet*. En second lieu, cet ouvrage avait pour mission de recenser les dernières données scientifiques qui démontraient que des aliments que nous consommons quotidiennement sont susceptibles de provoquer des effets pro-inflammatoires. De tels effets pouvaient, selon l'hypothèse du Dr Seignalet, déséquilibrer le fonctionnement normal de l'intestin et entraîner le développement de maladies inflammatoires chroniques.

Au moment de la rédaction de ce premier livre, je me sentais isolée et pensais devoir le publier à compte d'auteur parce que, en 2011, tenter de démontrer que le blé et les produits laitiers pouvaient avoir des effets nocifs sur notre santé m'apparaissait presque aussi périlleux que d'affirmer, du temps de Galilée, que la terre n'était pas le centre de l'univers. Il est vrai que j'ai rencontré beaucoup d'opposition de la part des institutions les plus en vue mais un large public, qui vit quotidiennement avec les ravages des maladies inflammatoires chroniques, a montré rapidement un intérêt évident

---

* J. Seignalet, *L'Alimentation ou la troisième médecine*, 5ᵉ édition, Paris, Office d'édition impression librairie (OEIL), 2004, 660 p.

pour la diète hypotoxique. En fait, les gens se sont intéressés à la diète hypotoxique parce que la médecine moderne s'avère incapable de mettre en rémission les maladies inflammatoires chroniques tout comme elle se révèle généralement impuissante à soulager avec une réelle efficacité les douleurs souvent intolérables qui accompagnent ces maladies. Je dois dire que rapidement après la publication du livre, j'ai reçu, sur mon blogue et lors de conférences ou de salons du livre, des témoignages toujours plus saisissants et nombreux qui confirmaient l'efficacité de la diète hypotoxique à mettre en rémission des maladies inflammatoires chroniques. Les témoignages reçus allaient dans le même sens que les résultats décrits dans l'ouvrage du Dr Seignalet. Au cours des années suivantes et à mon grand bonheur, plusieurs personnes provenant de différents milieux et de différentes formations ont commencé graduellement à promouvoir les bienfaits de la diète hypotoxique (scientifiques, médecins, infirmières, naturopathes, ostéopathes, acupuncteurs, professeurs de yoga, chefs cuisiniers du Spa Eastman inspirés par Jocelyna Dubuc avec son alimentation tonique). Dans la grande majorité des cas, il s'agit d'individus qui, grâce à la diète hypotoxique, ont retrouvé la santé ou aidé leurs proches et/ou clients à faire de même. La relève est donc assurée et cela fut d'autant plus apprécié qu'à partir de 2014 je m'étais mise à l'écriture du présent ouvrage, qui fut particulièrement exigeant alors que je ne rajeunis pas. Ces personnes font un travail indispensable pour promouvoir une alimentation anti-inflammatoire qui respecte nos caractéristiques génétiques et l'équilibre de notre microbiome intestinal (la flore microbienne et son environnement écologique, l'intestin). Je voudrais souligner plus particulièrement le travail de Rosemary Tiklé (www.lavegale.com) et de Christian Drouin (c.drouin.sante@gmail.com) qui sont actifs en tant que conférenciers, entre autres choses.

Le présent ouvrage met l'accent sur le fait que les dernières avancées de la génétique, qui mettent en lumière le rôle de l'intestin et de sa flore microbienne dans le maintien de la santé, nous ramènent tout de go à l'importance essentielle de notre alimentation pour prévenir et traiter les maladies inflammatoires chroniques.

Le travail de recherche effectué poursuivait plusieurs objectifs : d'abord montrer les multiples effets de la diète hypotoxique sur l'organisme humain à partir de mon expérience personnelle et de celle de milliers d'individus qui ont eu le courage et pris le temps de témoigner de leur expérience. En second lieu, j'ai tenté de faire le tour des nombreuses questions qui préoccupent mes lecteurs au sujet de l'alimentation : les choix alimentaires qui sont conformes à la diète hypotoxique ; les différents appareils et modes de préparation des aliments qui respectent leurs qualités nutritives, gustatives et leur innocuité ; les particularités qui font qu'un ustensile de cuisine est acceptable ; des précisions utiles à connaître sur les aliments biologiques, les lipides, les sucres, les aliments préparés par l'industrie et les boissons. En raison de la controverse concernant la supplémentation en vitamine D et en calcium, j'ai fait une recherche exhaustive sur ces sujets pour tenter de faire ressortir un consensus basé sur des observations scientifiques éclairées. Un chapitre concerne les réactions indésirables aux aliments et les tests disponibles pour les identifier. Comme on dit à peu près tout et n'importe quoi sur les sources idéales et les quantités d'oméga-3 que l'on devrait consommer quotidiennement, et que les résultats de la recherche sur ce sujet sont souvent discordants, mon travail de recherche a nécessité un nombre exceptionnel d'heures et a abouti finalement au recueil d'informations pertinentes qui expliquent la disparité des résultats observés. La progression de mon travail de recherche a atteint son point culminant avec les sujets suivants : 1) l'intestin et sa flore microbienne, cet organe nouvellement identifié sous le nom de microbiome intestinal qui constitue en fait le chef d'orchestre de notre santé ; 2) le rôle de la dysbiose (la perte d'équilibre entre les différents types de bactéries qui colonisent notre intestin) dans le développement des maladies inflammatoires chroniques ; 3) les nouveaux traitements (non médicamenteux) des maladies inflammatoires chroniques qui visent le retour à l'équilibre du microbiome intestinal. Le dernier chapitre comporte des informations pratiques tirées de trois articles publiés sur mon blogue à la demande de mes lecteurs. J'ai mis à jour ces articles concernant le choix de nos aliments.

Information méthodologique concernant la consultation des articles scientifiques

Tous les articles scientifiques cités dans le présent ouvrage proviennent exclusivement des banques de données telles que PubMed, MEDLINE et Google Scholar. Le lecteur a le loisir de consulter les résumés des articles en allant sur le site de la Bibliothèque nationale de médecine des USA, Institut national de la santé (NCBI) à l'adresse suivante : www.ncbi.nlm.nih.gov/sites/entrez. On peut procéder en écrivant dans la fenêtre le nom des auteurs avec ou sans l'année de la publication (p. ex. Visser J, Rozing J), le titre de l'article au complet ou encore les paramètres de la revue (p. ex. Eur J Nutr, 41, 2002, 132-137). Il est également possible de consulter les articles complets à partir des bibliothèques universitaires de médecine ou de les acheter en ligne.

CHAPITRE 1

Mon expérience
de la diète hypotoxique

Tel que précisé antérieurement, j'ai commencé à suivre la diète hypotoxique le 10 juin 2007 parce que je souffrais de douleurs arthritiques intolérables que rien n'arrivait à soulager. Neuf ans plus tard, il me semble utile de rendre compte de mon expérience de la diète hypotoxique, avec ses hauts et ses bas, pour familiariser les lecteurs avec la pratique de cette diète. Entre autres, ce genre d'informations peut permettre à certaines personnes de reconnaître leurs propres symptômes, ce qui les motivera à entreprendre une démarche nutritionnelle en vue d'améliorer leur santé.

1. Les effets de la diète hypotoxique sur mon organisme

Au départ, j'ai hésité à utiliser le mot « diète » pour qualifier l'alimentation hypotoxique parce qu'on associe souvent ce terme à des régimes amaigrissants. Pour cette raison, quelques lecteurs ainsi que moi-même préférions utiliser plutôt le terme alimentation hypotoxique. Par ailleurs, selon la définition du dictionnaire et du point de vue médical, le mot diète signifie simplement « régime alimentaire particulier », une définition qui ne sous-entend aucunement « régime amaigrissant ». C'est pourquoi j'ai décidé d'utiliser les deux expressions : alimentation hypotoxique et diète hypotoxique.

Lorsqu'il est question de diète, il est indéniable que nous ne réagissons pas tous de la même manière aux différents aliments, comme c'est le cas également pour les médicaments. Les réactions d'un organisme en réponse à une diète peuvent varier et elles dépendent de nombreux facteurs :

1) les prédispositions génétiques héritées des parents ;

2) les modifications épigénétiques* influencées par différents facteurs de l'environnement, que ces modifications aient été transmises par les parents ou acquises au cours de la vie d'un individu ;

3) les infections et/ou maladies qui ont pu affecter le fonctionnement physiologique des individus ainsi que leur histoire personnelle (stress et autres) ;

4) le milieu de vie social et géographique, ces deux éléments pouvant jouer un rôle positif ou négatif sur l'état de santé des individus.

Compte tenu de telles possibilités de divergences entre les individus, mon témoignage et ceux des lecteurs de mon blogue ont simplement pour but de présenter une certaine idée des effets possibles de la diète hypotoxique. Les effets de la diète peuvent varier également au cours des années ainsi que les conséquences des écarts alimentaires en fonction des individus, de la maladie chronique et de l'âge. Aussi, avec le temps, des intolérances alimentaires peuvent se modifier, certaines peuvent disparaître et d'autres se développer envers des aliments que nous consommions sans problème depuis des décennies.

Dans mon premier livre, j'ai décrit mon expérience de la douleur chronique et des effets de l'alimentation hypotoxique sur ma santé entre juin 2007 et décembre 2010. Cette expérience s'était avérée très positive puisque l'alimentation hypotoxique m'avait permis de retrouver l'usage de mes doigts bloqués par de l'inflammation due à de l'arthrite rhumatoïde tout en mettant fin aux douleurs sévères qui accompagnaient cette maladie. La diète m'avait également permis de me libérer de douleurs intermittentes dues à de

---

* Modifications épigénétiques : induisent des changements de l'expression des gènes sans modifier la séquence de l'ADN.

l'arthrose ou ostéoarthrite à la colonne lombaire et cervicale ainsi qu'aux genoux. Chose essentielle, grâce à la diète hypotoxique, la douleur ne faisait plus partie de ma réalité, j'avais retrouvé la souplesse de mes articulations, mon autonomie et la capacité de mener à nouveau une vie active et productive. Depuis, à mon grand contentement, il s'est avéré que les effets à moyen et à long terme de la diète sur la douleur et la souplesse de mes articulations ont montré une grande stabilité, car après plus de neuf ans de suivi de la diète, ces effets positifs se sont maintenus malgré les années qui s'additionnent. Par contre, le léger blocage des articulations terminales de l'auriculaire et de l'annulaire de la main droite a persisté sans aucune amélioration, ce qui montre bien que l'inflammation due à l'arthrite rhumatoïde avait causé des dommages articulaires irréversibles à ces deux doigts. En fait, l'auriculaire joue un rôle de sentinelle puisqu'il se transforme souvent en doigt gâchette pendant les quelques jours qui suivent un écart alimentaire alors que, parallèlement, une légère inflammation se développe juste au niveau de l'articulation située sous ce doigt.

La diète hypotoxique a eu d'autres incidences positives sur ma santé : elle a mis fin à une constipation chronique, a amélioré la qualité de mon sommeil, m'a apporté un regain d'énergie et m'a rendue plus résistante aux infections respiratoires. Dès l'hiver 2008-2009, soit après un an de diète, j'ai pu constater une amélioration remarquable de ma résistance immunitaire aux virus du rhume et de la grippe. Alors que durant les quelques années précédentes, j'étais incapable de résister aux rhinovirus qui m'occasionnaient pendant de longues périodes des infections des voies respiratoires (sinusites, toux), j'ai constaté à partir de l'hiver 2008-2009 que je passais les hivers successifs sans aucun rhume, et cela a duré jusqu'en novembre 2012. À cette époque, je revenais d'un voyage d'une durée de 12 jours effectué dans un pays où il me fut vraiment impossible de respecter correctement ma diète et le jour où j'ai pris l'avion pour retourner au Québec, je souffrais déjà d'un rhume carabiné dont les effets négatifs se sont poursuivis pendant plusieurs mois. Durant l'hiver 2013-2014, j'ai pu résister à nouveau aux infections respiratoires. Toutefois, durant l'hiver 2014-2015, l'automne et le printemps 2015-2016, j'ai souffert de rhumes et de sinusites. Avec le recul, je pense que ma moindre résistance aux infections respiratoires pourrait être due aux trop longues heures passées quotidiennement devant l'ordinateur, ainsi qu'au manque d'exercice pendant cette période.

2. Les conséquences des écarts alimentaires

Durant les premiers mois de la diète hypotoxique, le moindre écart alimentaire provoquait chez moi des douleurs importantes aux mains sous forme d'élancements pendant 24 à 48 heures. Par la suite, des écarts alimentaires ponctuels et peu fréquents ne provoquaient que peu de douleurs articulaires, qui pouvaient s'exprimer par la sensation d'une pression modérée au niveau des articulations métacarpo-phalangiennes (articulations situées entre les doigts et la main) et/ou d'une légère raideur des articulations des doigts au réveil. Ces observations m'ont fait comprendre que mes problèmes de douleurs articulaires étaient sous contrôle tant que je respectais les règles de la diète hypotoxique, mais que les écarts alimentaires pouvaient mettre en danger cet équilibre. Cependant, avec les années, j'ai pu constater que les incartades alimentaires déstabilisaient de façon de plus en plus importante le fonctionnement de mon système gastro-intestinal. D'aussi loin que je me souvienne, alors que la diète hypotoxique avait mis fin pour la première fois de ma vie à une constipation chronique, mon intestin a manifesté graduellement des réactions plus vives aux aliments qui ne lui convenaient pas. Au début de la diète, la consommation occasionnelle de gluten et/ou de produits laitiers entraînait rapidement la production d'une selle liquide et tout revenait à la normale au cours de la journée. Après environ deux ans de diète, ce problème se prolongeait pendant environ deux à trois jours. Puis, vers la septième année de la diète, la consommation, même de quantités minimes de gluten, souvent accidentelle, a commencé à provoquer des phases de constipation sévère qui pouvaient alterner avec des phases de diarrhée. La constipation est généralement accompagnée d'une inflammation intestinale qui peut s'étaler sur quatre à six jours avant que les choses ne reviennent à la normale en suivant correctement ma diète. Pour cette raison, je fais de grands efforts pour respecter ma diète à 100 % à la maison. Lorsque je prends un repas dans un restaurant, j'hésite moins à poser des questions précises sur le menu pour éviter des surprises, par exemple un poisson pané alors que ce n'était pas prévisible selon le menu ou encore la présence de fromage dans la salade. De plus, par prévention, lorsque je mange à l'extérieur de la maison, même si je fais des choix qui sont apparemment conformes à ma diète, je prends des enzymes digestives pour éviter les mauvaises surprises. Les enzymes en question ne me permettent pas de consommer n'importe quoi et elles ne sont pas efficaces pour contrecarrer les réactions intestinales qui suivent la consommation de gluten et de produits laitiers. Toutefois, ces enzymes m'aident à éviter la constipation. De plus, avec le temps, j'ai constaté que chaque fois que je consommais des produits laitiers et surtout du gluten, la qualité et la durée de mon sommeil étaient altérées de façon importante.

3. Des intolérances alimentaires responsables de problèmes de neuropathie

Environ huit ans avant de me mettre à la diète hypotoxique, j'ai commencé à souffrir, plus particulièrement le soir et la nuit, d'impatiences dans les jambes (en fait du syndrome des jambes sans repos) et ensuite de sensations de brûlure dans la région plantaire antérieure des pieds. À cette époque, il m'arrivait également d'éprouver des problèmes de sécheresse oculaire et buccale durant la nuit, alors que durant le jour il m'arrivait de ressentir une sensation de brûlure oculaire au cours de séances prolongées de lecture. Comme les douleurs neuropathiques me gênaient de plus en plus, mon médecin de famille m'a référée deux ans plus tard à un neurologue qui a prescrit un test d'électromyogramme. Le test n'a alors rien révélé d'anormal. On m'a dit que je souffrais de neuropathie mais qu'il n'y avait rien à faire. Je dois dire que la clinique où j'ai passé le test ne disposait pas à cette époque des dernières techniques de diagnostic pour fibres nerveuses de petit calibre puisqu'aucune biopsie de peau ne me fut proposée.

Lorsque j'ai entrepris de suivre la diète hypotoxique en 2007 dans l'espoir de diminuer les douleurs causées par la polyarthrite rhumatoïde, je ne pensais pas que des intolérances alimentaires pouvaient être responsables de mes problèmes de neuropathie et de sécheresse oculaire et buccale. C'est probablement pour cette raison que j'ai mis du temps avant de me rendre compte que mes problèmes de sécheresse oculaire et buccale s'étaient améliorés en partie avec le changement d'alimentation. Nous sommes ainsi faits que, souvent lorsqu'un problème de santé disparaît, nous oublions facilement que nous en avons souffert. Par contre, les douleurs neuropathiques aux pieds ne diminuaient pas et je devais fréquemment placer sous mes pieds une compresse glacée pour être capable de trouver le sommeil. Je dois dire que ces compresses glacées réutilisables, recouvertes d'une enveloppe de tissu et vendues en pharmacie, m'ont beaucoup aidée à trouver le sommeil.

C'est seulement à partir de 2011 que j'ai compris que certains aliments permis par la diète hypotoxique pouvaient provoquer mes problèmes de neuropathie ainsi que de la sécheresse oculaire et buccale. À cette époque, j'ai pu identifier quelques aliments, outre ceux interdits par la diète, qui pouvaient provoquer des sensations de brûlure aux pieds et augmenter mes symptômes de sécheresse oculaire et buccale. Par la suite, la lecture de travaux de recherche récents m'a appris que des symptômes de neuropathie étaient fréquemment associés au syndrome de Gougerot-Sjögren[1,2], lequel syndrome est caractérisé par la destruction graduelle des glandes salivaires et lacrymales, une maladie trop peu reconnue bien que passablement répandue.

Avec du temps et de la patience, j'ai pu déterminer que les tomates, les piments forts, le poivre de Cayenne, les poivrons et le paprika, tous de la famille de solanacées, ainsi que tous les sucres ajoutés, même les sucres bruts acceptés par la diète hypotoxique, peuvent déclencher chez moi des symptômes de neuropathie et du syndrome de Gougerot-Sjögren. Alors que le gluten, les produits laitiers, les sucres raffinés, les protéines animales cuites à haute température peuvent provoquer à la fois des douleurs articulaires, de la neuropathie et le syndrome de Gougerot-Sjögren, la consommation d'aliments de la famille des solanacées ne provoque pas chez moi de douleurs articulaires. De plus, mon niveau de fatigue et de stress semble influencer à la hausse l'intensité des douleurs neuropathiques provoquées par les solanacées et les sucres. J'ai constaté également que la consommation des aliments auxquels je suis intolérante perturbe fortement mon sommeil.

4. La famille des solanacées et les douleurs neuropathiques

Il a été mis en évidence que les intolérances causées par les épices de la famille des solanacées sont induites par la capsaïcine car cette substance interagit fortement avec les neurones sensoriels[3]. Lorsque la capsaïcine se lie à des neurones sensoriels, elle peut perturber le fonctionnement normal des fibres nerveuses sensitives, dont celui des petites fibres sensorielles (0,2-1,5 μm de diamètre). C'est parce que la capsaïcine stimule fortement les récepteurs spécifiques de la douleur, particulièrement ceux impliqués dans la perception de la chaleur, que cette molécule induit des sensations douloureuses lorsqu'elle se lie au récepteur TRPV1 en présence de conditions patho-physiologiques propres aux individus prédisposés à développer de la neuropathie[4]. D'autres aliments appartenant à la famille des solanacées, comme les tomates, les pommes de terre, les aubergines et dans une moindre mesure les poivrons, produisent de la solanine qui peut également provoquer des problèmes d'intolérance chez les gens prédisposés. De nombreux facteurs, tels des légumes insuffisamment muris, des conditions de culture et de stockage inappropriées et des délais trop longs avant que les légumes soient consommés, influencent la quantité de solanine qui s'accumule dans ces légumes, donc leur capacité à déclencher des réactions d'intolérance. Ces précisions permettent de comprendre pourquoi les réactions à un même aliment ne sont pas nécessairement constantes.

Il peut sembler surprenant que la consommation d'aliments de la famille des solanacées auxquels je suis intolérante et qui déclenchent chez moi des douleurs neuropathiques et de la sécheresse oculaire et buccale n'aient aucunement empêché les effets positifs de la diète hypotoxique sur mon arthrite rhumatoïde et mon arthrose. Cette discordance entre les effets des solanacées sur les tissus impliqués dans les phénomènes de neuropathie et ceux touchés par l'inflammation des tissus articulaires peut s'expliquer par la nature de ces tissus. Chez les personnes intolérantes à la capsaïcine et/ou la solanine des solanacées, ces substances ne peuvent activer que des tissus très riches en fibres sensorielles de petits calibres, telles les terminaisons nerveuses de la partie terminale des membres, particulièrement les pieds et les muqueuses présentes dans les glandes lacrymales et salivaires[2]. Cette caractéristique permet de comprendre pourquoi, pendant les premières années de la diète hypotoxique, ma consommation de solanacées n'a pas contrecarré la mise en rémission totale de mes problèmes arthritiques. Par contre, mes problèmes de neuropathie et ceux causés par le syndrome de Gougerot-Sjögren se sont améliorés de façon appréciable uniquement lorsque j'ai cessé de consommer du sucre ajouté, même brut, ainsi que les aliments de la famille des solanacées auxquels je suis sensible. Ces phénomènes d'intolérance alimentaire sont toutefois complexes, et pour cette raison je ne peux expliquer pourquoi je ne ressens aucun symptôme d'intolérance aux pommes de terre et aux aubergines même si elles appartiennent à la famille des solanacées; c'est probablement une question de concentration de la solanine dans ces aliments et peut-être aussi le fait que j'en mange très peu alors que je consommais régulièrement des poivrons, surtout les rouges et les jaunes.

Les neuropathies et autres problèmes de santé causés chez certains individus par les solanacées tels que le paprika, le poivre de Cayenne et les piments forts (*chili pepper*) pourraient s'expliquer, selon une étude, par la capacité de ces épices à déstabiliser les jonctions serrées des cellules épithéliales humaines de l'intestin grêle, provoquant ainsi une augmentation de la perméabilité intestinale susceptible de perturber le transport normal des ions et des macromolécules[5]; les auteurs signalaient d'ailleurs que ces épices pouvaient causer des allergies et/ou des intolérances. D'autre part, dans cette même étude, on démontrait que le poivre noir, le poivre vert, la noix de muscade et les feuilles de laurier utilisés comme contrôles n'affectaient pas la perméabilité des cellules épithéliales intestinales, contrairement aux épices de la famille des solanacées.

5. Liens entre intolérances alimentaires, douleurs neuropathiques, syndrome de Gougerot-Sjögren et autres maladies inflammatoires chroniques

Antérieurement, les résultats des tests utilisés pour le diagnostic des neuropathies des fibres nerveuses de petits calibres étaient peu concluants parce qu'ils reposaient sur une technique qui ne tenait pas compte de la vitesse très lente de conduction de ce type de fibres nerveuses. Les nouvelles techniques de diagnostic s'appuient sur le décompte comparatif des fibres nerveuses de petits calibres à partir de biopsies cutanées provenant des zones affectées et d'échantillons de peau saine. Ces nouvelles techniques ont permis d'améliorer le diagnostic de la maladie et de mesurer la progression de la neuropathie à partir de la diminution du nombre de fibres nerveuses de petits calibres dans les tissus affectés[6].

Plusieurs maladies peuvent être la cause et/ou être associées à des neuropathies des fibres nerveuses de petits calibres. Il s'agit du diabète, de l'arthrite rhumatoïde, de la maladie de Gougerot-Sjögren, du lupus, de la fibromyalgie, de la maladie cœliaque, du syndrome de la bouche qui brûle[6-9]. Une association entre la neuropathie des petites fibres nerveuses et le syndrome de Gougerot-Sjögren a clairement été démontrée[1]. Il ressort que les gens affectés par ce syndrome pourraient représenter de 9 à 30 % des cas généraux de neuropathies des petites fibres nerveuses, alors que cette pathologie est présente chez 25 à 35 % de ces patients[1]. Les principaux symptômes de neuropathie des fibres nerveuses de petits calibres sont des sensations de brûlure plantaire dans la grande majorité des cas. Les sensations de brûlure peuvent affecter également les mains chez un pourcentage plus réduit d'individus et se présenter dans quelques cas sous forme diffuse. Outre les sensations de brûlure, les neuropathies peuvent se présenter sous forme de picotements, d'élancements, de dysesthésies (diminution ou exagération de la sensibilité), d'engourdissement, de sensation de pression, de troubles circulatoires des membres inférieurs et des pieds ainsi que sous la forme de crampes aux mollets. Les douleurs neuropathiques sont habituellement spontanées, caractérisées par une aggravation nocturne et peuvent être très douloureuses ; le syndrome des jambes sans repos peut aussi être associé à cette pathologie[2,6-8].

Comme solutions thérapeutiques, la médecine moderne propose encore actuellement comme première ligne des analgésiques, des antidépresseurs et des inhibiteurs de la sérotonine ; en seconde ligne, du Tramadol et autres analgésiques opioïdes ; en troisième ligne, des cannabinoïdes et en quatrième ligne, de la méthadone et des anticonvulsifs[10]. Certains thérapeutes proposent des exercices et des thérapies cognitivo-comportementales[11].

Malgré des preuves scientifiques de plus en plus convaincantes, dont une partie est citée dans les paragraphes précédents, la médecine moderne néglige encore presque entièrement l'influence que peuvent avoir les intolérances alimentaires dans l'expression de neuropathies et autres maladies inflammatoires chroniques. Ces maladies chroniques sont souvent caractérisées par des réponses immunitaires inappropriées en réaction à des aliments sensibilisants, qui se manifestent par de l'inflammation chronique et des réactions auto-immunitaires.

6. Effets à long terme des écarts alimentaires sur le syndrome de neuropathie des fibres nerveuses de petits calibres et celui de Gougerot-Sjögren

Alors que mes écarts alimentaires étaient sans incidences à long terme sur mes problèmes d'arthrite rhumatoïde et d'arthrose, il est devenu évident que la situation était très différente en ce qui concernait mes symptômes de neuropathie des fibres nerveuses de petits calibres et ceux associés au syndrome de Gougerot-Sjögren.

C'est en 2012 au retour du voyage d'une durée de 12 jours durant lequel il me fut impossible de respecter de façon satisfaisante ma diète que j'ai commencé à observer que les écarts alimentaires pouvaient avoir une incidence négative non seulement à court terme mais également à moyen et à long terme sur les symptômes de neuropathie et de sécheresse oculaire et buccale. J'étais revenue de ce voyage avec un eczéma exacerbé, un rhume et une sinusite qui ont persisté pendant des mois ainsi qu'avec une sécheresse oculaire et buccale amplifiée. Pour la première fois, mes symptômes de neuropathie étaient accompagnés d'une perte partielle de sensibilité de la zone plantaire terminale des pieds. Cette perte de sensibilité se traduit par un phénomène qui ressemble un peu à la sensation que l'on éprouve après une intervention dentaire lorsque l'effet de l'anesthésie commence à se dissiper. À certains moments, lorsque je suis nu-pieds, j'ai l'impression de marcher sur de la ouate. Même si de retour à la maison j'ai recommencé à suivre de façon stricte ma diète, je n'ai pas retrouvé le même niveau de sensibilité aux pieds. L'activité sécrétrice de mes glandes lacrymales et salivaires s'est améliorée mais elle n'a pas retrouvé le même efficacité qu'avant le voyage. Cette expérience indique nettement que des écarts alimentaires trop fréquents et/ou importants, même s'ils sont limités à quelques semaines consécutives, peuvent entraîner des pertes irréversibles dans le cas de la maladie de Gougerot-Sjögren et de la neuropathie des fibres nerveuses de petits calibres.

Ces observations m'ont rappelé les résultats du Dr Seignalet relatifs aux effets de la diète hypotoxique sur les maladies inflammatoires chroniques et plus particulièrement ceux qui concernaient les sujets atteints de la maladie de Gougerot-Sjögren. Ces résultats avaient été présentés sous forme de tableaux au chapitre 3 de mon livre[12]. À cette époque, j'avais répertorié 43 maladies chroniques qui comportaient un nombre significatif de patients, soit ± 55. L'analyse de ces tableaux permet de réaliser que seulement 30 % des patients atteints de la maladie de Gougerot-Sjögren avaient pu être classés dans la catégorie « rémissions complètes et/ou ≥ 90 % » alors qu'environ 80 % des autres patients souffrant de l'une ou l'autre des 42 autres maladies inflammatoires chroniques étaient classés dans la catégorie « rémissions complètes et/ou ≥ 90 % ». De plus, on peut observer qu'environ 56 % des patients atteints de la maladie de Gougerot-Sjögren sont classés dans la catégorie « rémission à ≥ 50 % » comparativement à seulement 7 % de l'ensemble des patients atteints des 42 autres maladies chroniques.

Cette analyse des taux de rémission pour chacune des 43 maladies chroniques recensées semble confirmer que la maladie de Gougerot-Sjögren, comme c'est également le cas pour la neuropathie des fibres de petits calibres, se comporte différemment des autres maladies inflammatoires chroniques. Ces deux maladies apparentées et/ou associées possèdent apparemment une capacité moindre de réversibilité en réponse à la diète hypotoxique.

7. Résolution de l'inflammation consécutive à la déchirure d'un ménisque

En avril 2011, distraite par mon travail de jardinage dans des plates-bandes situées le long d'un escalier un peu déformé et sans rampe de sécurité, j'ai manqué une marche et mon poids a basculé brusquement sur mon pied gauche qui a touché le sol dans une position de torsion. À ce moment précis, j'ai entendu un « clap » et ressenti une douleur vive dans le genou. Après quelques minutes, je me suis relevée et j'ai constaté que j'étais capable de marcher malgré la douleur. Par la suite, je pouvais me déplacer normalement et j'éprouvais de la douleur seulement lorsque je montais ou descendais une pente. Durant les mois suivants, l'état de mon genou s'est dégradé lentement et au printemps 2012 j'étais devenue incapable de marcher plus de quinze minutes sans ressentir de la douleur. J'ai alors consulté un médecin, puis subi une résonance magnétique, laquelle a révélé une déchirure horizontale du ménisque interne du genou gauche. Mon dossier a été envoyé à un orthopédiste renommé dans les opérations des genoux. Lors de la première consultation, l'orthopédiste m'a inquiétée car il m'a dit que, compte tenu de mon âge, il n'était pas certain que l'opération soit nécessaire et qu'elle n'améliorerait pas nécessairement ma condition. Il m'a même affirmé qu'en fait la majorité des personnes d'un certain âge avaient des déchirures du ménisque d'un genou et vivaient avec cela. Il m'a donné un autre rendez-vous pour discuter davantage du problème. Avant la seconde rencontre avec l'orthopédiste, j'ai consulté un ostéopathe-physiothérapeute en qui j'ai toute confiance pour savoir s'il pouvait faire quelque chose pour m'aider et si une opération au ménisque était vraiment nécessaire. Je dois dire que je crains les opérations puisque j'ai déjà fait une embolie pulmonaire massive à la suite d'une intervention chirurgicale. Après m'avoir examinée et avoir regardé les images de ma résonance magnétique, il m'a dit que c'était un problème mécanique et que seule une opération au ménisque pouvait vraiment m'aider. J'ai fait une recherche dans la littérature scientifique sur le sujet et j'ai appris alors qu'une ablation de la partie endommagée d'un ménisque améliorait la condition de plus de 80 % des individus de 65 ans et plus. J'ai apporté ces articles avec moi lors de la seconde rencontre avec l'orthopédiste et la date de l'opération fut fixée au début de juillet 2012.

Durant l'opération que je suivais sur un écran, l'orthopédiste m'a dit que j'avais eu raison d'insister pour subir l'opération (arthro-méniscectomie) car les dommages étaient beaucoup plus importants que ne le montrait la résonance magnétique et qu'il avait dû enlever le tiers du ménisque interne. Après l'opération j'ai fait tous les exercices de physiothérapie recommandés et lorsque j'ai rencontré l'orthopédiste trois semaines plus tard, il a été très surpris de constater qu'il n'y avait plus aucune trace d'inflammation et que je marchais déjà sans aucune douleur. D'après quelques témoignages reçus sur mon blogue, il semble que la diminution rapide de l'inflammation après une opération du ménisque est chose courante pour les adeptes de la diète hypotoxique. Je suis, pour ma part, convaincue que la résolution rapide de l'inflammation est due en grande partie à l'alimentation hypotoxique ainsi qu'aux exercices physiques, que je continue d'ailleurs à pratiquer quotidiennement.

CHAPITRE 2

Ce que mes lecteurs m'ont appris

1. Informations générales

Entre juin 2011 et mai 2016, mon blogue (jacquelinelagace.net) a reçu plus de 15 000 commentaires/témoignages et a été consulté environ 6 millions de fois. Parmi les commentaires reçus, plusieurs proviennent de gens qui suivent la diète hypotoxique et qui décrivent les bienfaits qu'ils en ont obtenus, leurs difficultés à bien comprendre certains aspects de la diète ou encore leur déception lorsqu'ils n'en tirent pas les avantages escomptés. Parce que les informations transmises par mes lecteurs constituent une source exceptionnelle d'information, beaucoup d'énergie a été investie pour traiter ces informations afin qu'elles bénéficient au plus grand nombre. Je profite de l'occasion pour remercier chaleureusement tous ceux qui ont eu la générosité et ont fait l'effort de partager leur expérience de la diète hypotoxique dans un esprit de collaboration. Je m'excuse auprès de ceux et celles qui ont été déçus de ne pas avoir obtenu de réponse à leurs questions au cours de la rédaction du présent ouvrage. Je tiens également à remercier tous ceux qui ont continué à collaborer à mon blogue sous différentes formes : témoignages, conseils, encouragements, recettes de cuisine, adresses de restaurants, de commerces, etc.

Si mon blogue a attiré un si grand nombre de consultations, c'est que nous sommes nombreux à nous préoccuper de notre santé face à la croissance des maladies inflammatoires chroniques. Il semble bien que la médecine, telle que pratiquée actuellement, est incapable d'apporter des réponses vraiment adaptées aux besoins des nombreuses personnes qui souffrent de maladies inflammatoires chroniques ; sans parler de la difficulté d'accès aux soins médicaux courants au Québec aux moments précis où nous en avons besoin. Ce n'est pas sans raison que nos urgences sont sans cesse débordées... Il est plus que temps que la médecine se préoccupe activement de prévention et qu'elle mette en œuvre un programme de soins de santé en collaboration avec les autres professionnels de la santé spécialisés en médecine complémentaire, pour mettre à la disposition des gens un large éventail de soins susceptibles de mieux répondre aux différents besoins en santé, et ce, particulièrement en ce qui concerne les maladies inflammatoires chroniques. Il faut dire qu'une grande partie de la population est maintenant plus instruite et mieux informée, notamment grâce à l'accès Internet, et que les gens acceptent de moins en moins d'être considérés comme de « simples numéros » ; ils veulent participer aux décisions qui concernent leur santé. Obéir aveuglément à ceux qui ont le pouvoir d'administrer les soins de santé sans connaître toutes les options thérapeutiques disponibles ne devrait plus être une option.

2. Méthodologie utilisée pour traiter les données

Pour atteindre cet objectif, la première démarche a été d'engager une informaticienne analyste de systèmes. Cette dernière a parcouru tous les commentaires et témoignages qui se trouvent sur mon blogue. Elle a créé une première série de tableaux où figuraient les informations pertinentes qui étaient disponibles pour évaluer l'efficacité de la diète hypotoxique. Les données recueillies concernent les points suivants :

    1) le nom de la maladie concernée ;

    2) les réponses à la diète hypotoxique ;

    3) la durée de la diète au moment où les effets positifs ont été constatés ;

4) l'importance des écarts alimentaires et leurs effets;

5) le décompte des individus qui ont éliminé de leur alimentation uniquement soit les produits laitiers, soit le gluten;

6) le décompte des individus qui ont dû éliminer un ou plusieurs aliments autres que ceux interdits par la diète hypotoxique pour réussir à se débarrasser de leurs douleurs ou obtenir une amélioration sensible.

En se basant sur les adresses courriel, les doublons, les commentaires/témoignages venant d'un même individu ont été regroupés en un seul. À la suite de la compilation des résultats bruts, il a été déterminé que chaque maladie ayant fait l'objet d'au moins cinq témoignages serait intégrée dans une série de trois tableaux basés sur la classification développée par le Dr Seignalet: 1) les maladies auto-immunes; 2) les maladies d'encrassage; 3) et les maladies d'élimination. Ainsi, 1 182 résultats, qui concernent 33 problèmes de santé, sont présentés aux tableaux 1 à 3, qui regroupent les trois grands groupes de maladies inflammatoires chroniques. Les résultats comparatifs du Dr Seignalet sont présentés aux tableaux 4 à 6. Les 69 autres problèmes de santé recensés, qui avaient fait l'objet de un à quatre témoignages, ont permis d'assembler 131 résultats positifs et/ou négatifs induits par la diète hypotoxique. Ces résultats sont réunis en un seul tableau (7).

3. Limites inhérentes à l'analyse des données recueillies

1) Dans certains cas, j'ai dû me baser sur les symptômes décrits pour déterminer de quelle maladie il s'agissait; dans les cas où il ne fut pas possible de déterminer avec certitude la maladie dont il était question, nous avons éliminé ces résultats. Ainsi 192 résultats ont été éliminés dont 92 % entraient dans la catégorie « effets positifs de la diète ».

2) Pour indiquer les effets positifs de la diète hypotoxique, la majorité des gens qui ont témoigné mentionnaient qu'ils pouvaient maintenant mener une vie normale grâce à la diète hypotoxique, que leurs douleurs étaient disparues ou diminuées, qu'ils avaient pu

cesser ou diminuer la consommation de médicaments, ou encore qu'ils avaient pu recommencer à faire de l'exercice et/ou retourner au travail. Dans seulement environ 10 % des cas, l'amélioration était quantifiée et présentée en pourcentages; les pourcentages d'amélioration, lorsqu'ils étaient mentionnés, s'étalaient entre 50 % et 95 %, la valeur la plus fréquente étant 90 % et la moins fréquente 50 % (p. ex. un cas de sténose spinale et un cas de psoriasis). Par contre, lorsqu'il y avait échec de la diète, c'était évident. Dans de telles conditions, il nous a semblé pertinent d'utiliser le terme « effets positifs » pour qualifier et non pas quantifier les améliorations dues à la diète hypotoxique et le terme « échecs » lorsque la personne affirmait que la diète hypotoxique n'avait pas amélioré son problème de santé.

3) Une autre limitation provenait du manque fréquent de précision concernant la durée de la diète qui avait abouti à des résultats positifs et/ou des échecs; dans le cas des résultats positifs, l'absence de cette donnée n'avait pas trop d'incidence puisque nous présentions les résultats positifs de façon qualitative seulement; par contre, dans le cas des échecs, le fait de ne pas connaître la durée de la diète pouvait avoir une incidence significative sur les résultats obtenus puisque l'expérience a montré que c'est après avoir suivi la diète pendant trois mois que généralement les effets positifs commencent à se manifester. Pour tenter de tenir compte de la notion de la durée de la diète, sans minimiser l'importance des échecs, nous avons établi deux règles : 1) lorsque la durée de la diète n'était pas mentionnée, nous avons donné le bénéfice du doute et avons utilisé sans discrimination ces résultats d'échec dans notre analyse; 2) lorsque la durée de la diète était mentionnée et qu'elle était inférieure à quatre semaines, les données d'échec ainsi obtenues n'ont pas été retenues pour l'analyse des résultats. Puisque c'est généralement après trois mois que l'on commence à observer des effets positifs, en éliminant seulement les résultats négatifs obtenus après une diète de moins de quatre semaines, soit seulement le tiers de la période considérée comme normalement nécessaire pour obtenir un début de réponse positive, on évitait ainsi d'éliminer de

façon injustifiée des résultats d'échec. De plus, comme nous avons comptabilisé tous les cas d'échecs à propos desquels nous n'avions aucune information sur la durée de la diète, il est improbable que les résultats positifs aient été favorisés indûment.

4. Ce que révèlent les commentaires/témoignages

Depuis 2011, l'alimentation hypotoxique a suscité un engouement extraordinaire dans la francophonie. Où que j'aille, les gens viennent me raconter à quel point l'alimentation hypotoxique a changé leur vie et/ou celle de leur famille et de leurs amis. Les nombreux témoignages éloquents reçus sur mon blogue ont convaincu bien des personnes souffrant de maladies inflammatoires chroniques d'essayer l'alimentation hypotoxique; la fréquentation assidue de mon blogue en est la démonstration, tant par des Québécois que par des francophones de plusieurs pays. Et ce ne serait que la partie visible de l'iceberg, car il est bien connu que seulement un faible pourcentage des gens concernés témoignent publiquement de ce qui les concerne personnellement. Lorsque des témoignages concernant la santé sont aussi nombreux et détaillés, on ne peut les qualifier d'anecdotiques. Preuves à l'appui de l'efficacité de la diète hypotoxique, plusieurs précisent que des analyses de laboratoire et des examens effectués par leur médecin traitant ont confirmé la réalité des bienfaits ressentis et observés.

L'analyse de la première compilation, qui comportait 1 182 résultats, montre que l'alimentation hypotoxique a induit des effets positifs dans le cas de 85 % des problèmes de santé rapportés, alors que les échecs comptaient pour 15 %. En ce qui concerne la deuxième compilation qui regroupait 1 310 commentaires/témoignages pour 69 problèmes de santé, 103 résultats positifs ont été obtenus (79 %) contre 28 échecs (21 %).

Dans le but de comparer les résultats obtenus après la première compilation avec ceux rapportés par le Dr Seignalet, nous avons utilisé uniquement les résultats qui concernaient les mêmes problèmes de santé. Par exemple, nous avons retiré les problèmes de santé qui n'avaient pas été mentionnés par le Dr Seignalet (autisme, rosacée et autres). L'analyse comparative a donc été effectuée à partir des 1 618 résultats du Dr Seignalet et des 949 résultats (tirés des 1 182 résultats mentionnés précédemment) qui correspondaient aux problèmes de santé énumérés dans les résultats du Dr Seignalet (tableaux 5 à 7). Alors que les résultats globaux issus des travaux du Dr Seignalet ont montré un taux de réussite de 92 % et un taux d'échec de 8 %, nos propres résultats ont donné le même taux de réussite que celui obtenu à partir de la première compilation issue de 1 182 résultats, soit 85 % d'effets positifs et 15 % d'échecs.

À priori, il ne fait aucun doute qu'il y a d'énormes différences entre une compilation de résultats obtenus à partir de témoignages envoyés sur un blogue et les résultats cliniques compilés par le Dr Seignalet pendant de longues périodes. Par exemple, les résultats obtenus par le Dr Seignalet résultent de travaux de recherche clinique qui se sont étalés sur de nombreuses années (≤ 18 ans). De plus, le Dr Seignalet contrôlait de façon passablement rigide la diète des patients qu'il suivait, ce qui augmentait la fiabilité des résultats et lui permettait d'éliminer ceux provenant de patients qui ne s'étaient pas conformés de façon acceptable aux règles de la diète hypotoxique. De plus, ses études à long terme donnaient tout le temps nécessaire à l'organisme de réagir de façon optimale à la diète hypotoxique. Et puisque le Dr Seignalet ne retenait pour ses études que les patients qui se conformaient correctement à la diète, le risque de faux négatifs était pratiquement éliminé.

Un élément qui traduit bien la réalité de l'efficacité de la diète hypotoxique vient du fait que des Français, dont la maladie avait été mise en rémission sous la gouverne du Dr Seignalet et de sa diète hypotoxique, continuent 13 ans après le décès de ce dernier à promouvoir gratuitement la diète hypotoxique en France. Et ce, malgré une opposition souvent farouche de la part de la Haute Autorité de santé, qui niait dans un rapport publié en 2007 que la diète hypotoxique puisse avoir quelque effet positif sur la santé. Les avancées scientifiques actuelles, obtenues en bonne partie grâce à d'éminents chercheurs français, prouvent que notre santé globale dépend fortement de l'équilibre de notre microbiome intestinal (la flore intestinale) et de nos choix alimentaires, ce que prônait justement le visionnaire qu'était le Dr Seignalet. Espérons que cette honorable institution fasse un jour amende honorable et reconnaisse non seulement l'apport bénéfique des travaux du Dr Seignalet sur la santé mais également la justesse de son travail de visionnaire. La promotion de la diète de Seignalet par d'« irréductibles » Français qui en ont bénéficié a eu comme conséquence que sept ans après le décès de ce dernier j'ai pu découvrir et mettre en pratique la diète, et recouvrer la santé; j'ai alors considéré qu'en raison de ma formation scientifique et de mon expérience en recherche biomédicale dans les domaines de l'immunologie et de la microbiologie, c'était un devoir moral de faire la promotion d'une diète qui m'avait tant aidée en raison de son immense potentiel à traiter efficacement les maladies inflammatoires chroniques. Depuis, je me suis investie dans l'écriture de livres, la présentation de conférences et la tenue d'un blogue. À partir de ce moment, les témoignages se sont accumulés pour confirmer que la diète hypotoxique entraîne des taux élevés de succès thérapeutiques auprès d'individus affectés par des maladies inflammatoires chroniques souvent très débilitantes. Après avoir constaté les résultats éloquents obtenus par de nombreux patients, des professionnels de la santé de bonne foi et empathiques se sont intéressés progressivement à la nutrithérapie comme moyen de lutter contre les maladies chroniques. Ces médecins encouragent leurs patients à bien appliquer la diète hypotoxique et ils sont attentifs à modifier au besoin leurs prescriptions de médicaments.

J'affirme que même en tenant compte de toutes les restrictions énoncées ci-haut, l'analyse des données à partir des commentaires livrés librement sur mon blogue confirme que la diète hypotoxique donne des résultats positifs vraiment convaincants avec ses 85 % d'effets positifs versus ses 15 % d'échecs. Même si les résultats ont été évalués uniquement de façon qualitative parce que les données étaient le plus souvent présentées de cette façon, on n'a qu'à lire les témoignages dans le présent ouvrage et/ou sur mon blogue pour se rendre compte que la diète hypotoxique a généralement amélioré de façon importante la qualité de vie de la grande majorité des «témoignants». Je ne compte plus les fois où on m'a déclaré verbalement ou par écrit: «Vous avez changé ma vie.»

TABLEAU 1   Maladies auto-immunes (commentaires/témoignages)

Maladie	Nombre d'individus	Effets positifs	Échecs	Taux de succès %
Polyarthrite rhumatoïde	62	55	7	89
Spondylarthrite ankylosante	38	31	7	82
Sclérose en plaques	41	32	9	78
Sclérodermie	8	7	1	87
Arthrite psoriasique	9	8	1	89
Syndrome de Gougerot-Sjögren	13	9	4	69

TABLEAU 2   Maladies d'encrassage (commentaires/témoignages)

Maladie	Nombre d'individus	Effets positifs	Échecs	Taux de succès %
Arthrose	375	312	63	83
Fibromyalgie	118	99	19	84
Jambes sans repos	14	10	4	71
Maladie de Parkinson	12	8	4	67
Migraines	32	28	4	88
Céphalées	6	5	1	83
Syndrome de la fatigue chronique	10	7	3	70
Diabète de type 2	14	13	1	93
Diminution du taux de cholestérol	12	12	0	100
Autisme	8	8		100
Tendinites	31	27	4	87
TDAH et autres troubles de développement de l'enfant	11	11	0	100

TABLEAU 3   Maladies d'élimination (commentaires/témoignages)

Maladie	Nombre d'individus	Effets positifs	Échecs	Taux de succès %
Psoriasis	22	19	3	86
Eczéma	17	14	3	82
Acné kystique	10	9	1	90
Rosacée	5	5	0	100
Sinusites	14	14	0	100
Asthme	14	13	1	93
Allergies	12	11	1	92
Otites	7	7	0	100
Rhinites	6	6	0	100
Syndrome du côlon irritable	144	126	18	88
Maladie de Crohn	23	20	3	87
Colite ulcéreuse	17	16	1	94
Maladie cœliaque	13	10	3	77
Problèmes digestifs et gastriques	49	43	6	88
Cystite interstitielle/ syndrome de la douleur vésicale	15	12	3	80

TABLEAU 4   Résultats du Dr Seignalet : maladies auto-immunes

Maladie	Nombre d'individus	Rémission complète	Rémission >=90	Rémission >=50	Échecs	Taux de succès %
Polyarthrite rhumatoïde	297	127	100	18	52	82
Spondylarthrite ankylosante	122	76	40		6	95
Sclérose en plaques	46	13	20	8	1	98
Sclérodermie	14		14			100
Arthrite psoriasique	39	15	10	11	3	92
Syndrome de Gougerot-Sjögren	86	15	11	48	12	86

TABLEAU 5   Maladies d'encrassage (Dr Seignalet)

Maladie	Nombre d'individus	Rémission complète	Rémission >=90	Rémission >=50	Échecs	Taux de succès %
Arthrose	118	47	52	12	7	94
Fibromyalgie	80	58	10	4	8	90
Jambes sans repos						
Maladie de Parkinson	11		7	3	1	91
Migraines	57	41	12		4	93
Céphalées	15	11	3		1	93
Syndrome de la fatigue chronique						
Diabète de type 2	25	20		5		100
Diminution du taux de cholestérol	70	Abaissement de 35 % du taux de cholestérol				98
Autisme						
Tendinites	17	13	2		2	88
TDAH et autres troubles de développement de l'enfant						

TABLEAU 6   Maladies d'élimination (Dr Seignalet)

Maladie	Nombre d'individus	Rémission complète	Rémission >=90	Rémission >=50	Échecs	Taux de succès %
Psoriasis	72	45	7	8	12	83
Eczéma	43	36	4		3	93
Acné kystique	42	40	2			100
Rosacée						
Sinusites	50	38		8	4	92
Asthme	85	80		3	2	98
Allergies	75	71		2	2	97
Otites						
Syndrome du côlon irritable						
Maladie de Crohn	72	62	2	7	1	99
Colite ulcéreuse	237	233			4	98
Maladie cœliaque						
Problèmes digestifs et gastriques	19	18		1		100
Cystite interstitielle/ syndrome de la douleur vésicale						

TABLEAU 7

Soixante-neuf (69) maladies rapportées par des commentaires/témoignages ne concernaient que 4 témoignages ou moins par maladie.

Soixante-quatre (64) maladies ont donné au moins un résultat positif alors que 5 maladies ont donné uniquement des résultats négatifs. Dans les parenthèses qui suivent le nom de la maladie, les résultats sont exprimés dans l'ordre suivant : résultats positifs ; résultats négatifs.

Maladies (69) avec résultats positifs et/ou négatifs : algodystrophie (3;0) ; goutte (3;0) ; maladie de Still (1;0) ; érithermalgie (1;0) ; ostéochondrite (1;0) ; ostéopénie (1;0) ; ostéoporose (1;1) ; dystonie (2;0) ; dysphasie (2;0) ; neuropathie (2;1) ; maladie d'Alzheimer (1;0) ; problème neurologique (1;0) ; sclérose latérale amyotrophique (1;0) ; polymialgie rhumatismale (2;2) ; pseudopolyarthrite rhizomélique (1;1) ; acné (3;0) ; maladie de Verneuil (3;0) ; prurit (3;0) ; problèmes de peau non spécifiés (3;0) ; angiœdème chronique récurrent, idiopathique (1;0) ; lichen scléreux (1;1) ; neurodermatite (1;0) ; conjonctivite chronique (1;0) ; maladie de Behçet (1;0) ; polychondrite (1;0) ; maladie de Dupuytren (1;0) ; sténose lombaire (1;1) ; fasciite (1;1) ; épicondylite (1;1) ; problèmes de disques vertébraux (3;1) ; toux chronique (1;0) ; acouphènes (2;0) ; bronchiectasie (1;0) ; bronchiolite (1;0) ; étourdissements, vertiges (2;0) ; hypoacousie pour une oreille et hyperacousie pour l'autre (1;0) ; colique lymphocytaire (1;0) ; tunnel carpien (3;0) ; bosse de bison (2;1) ; syndrome d'Ehlers-Danlos (2;0) ; hypertension artérielle (2;0) ; hépatite (2;2) ; maladie de Hashimoto ou thyroïdite (2;2) ; stéatose hépatique (1;1) ; œsophagite éosinophilique inflammée (1;0) ; rectocolite hémorragique (3;0) ; dépression (3;1) ; ménopause, bouffées de chaleur, SPM (4;0) ; endométriose (2;0) ; vaginites (1;1) ; anémie (2;1) ; fasciculation (secousses musculaires) (1;0) ; maladie de Lyme (1;0) ; œdème des jambes (1;0) ; purpura rhumatoïde (1;0) ; thrombopénie (baisse des plaquettes sanguines) (1;0) ; varices (1;0) ; infections urinaires (2;1) ; nerf sciatique (2;0) ; kyste de Baker (1;3) ; névrome de Morton (1;0) ; crampes dans les jambes (1;0) ; maladie de Wegener (2;0) ; lupus (1;1) ; rhizarthrose (0;1) ; pseudopolyarthrite rhizomélique (0;1) ; névralgie pudendale (0;1) ; uvéite bilatérale (0;1) ; myosite (0;1).

Observations tirées de l'analyse de l'ensemble des commentaires/témoignages

1) L'extrême diversité et la gravité potentielle des nombreuses maladies chroniques qui affectent nos concitoyens est frappante et ces informations concernant 102 problèmes de santé chroniques répertoriés à partir de 1 313 résultats sont d'un intérêt certain. Entre autres, elles peuvent aider à identifier un problème de santé non diagnostiqué et de ce fait encourager des gens à chercher une aide appropriée ; il y a eu des cas où c'est la lecture d'un témoignage qui a permis à des individus de reconnaître qu'ils avaient les mêmes symptômes et de faire les démarches pour obtenir enfin le diagnostic d'une maladie dont ils souffraient souvent depuis des décennies alors qu'on leur affirmait qu'ils éprouvaient simplement des problèmes d'angoisse et/ou psychologiques.

2) Plusieurs sont inquiets de constater que la seule thérapie qui leur est généralement offerte pour traiter leur maladie inflammatoire chronique est la prise de médicaments anti-inflammatoires ; ces médicaments s'avèrent souvent peu efficaces pour contrôler leurs douleurs à moyen et à long terme et ils n'induisent jamais la

rémission des maladies inflammatoires chroniques parce que seuls les symptômes sont traités et non la cause de la maladie ; de plus, ces médicaments doivent être consommés à vie, ce qui augmente les risques d'effets secondaires éprouvants, voire dangereux.

3) Une alimentation anti-inflammatoire telle que la diète hypotoxique peut réellement prévenir et traiter avec efficacité les maladies inflammatoires chroniques ; les médecins, faute d'une formation en ce sens, ne transmettent généralement pas ce genre d'information à leurs patients ; il arrive même qu'un médecin ne pose aucune question, quand il ne devient pas agressif, lorsque son patient l'informe que son état de santé s'est beaucoup amélioré depuis qu'il a modifié sa diète. Heureusement, à mesure que la diète hypotoxique fait ses preuves, des patients toujours plus nombreux mentionnent que leur médecin est enchanté de l'amélioration de leur état de santé et qu'il les encourage à respecter leur diète et au besoin revoit leur médication, allant jusqu'à l'arrêter lorsque cela est indiqué.

4) La diète hypotoxique peut induire des réponses qui varient selon les prédispositions génétiques des individus et leurs caractéristiques propres ; alors que certains répondent de façon positive en quelques jours ou quelques semaines, même dans des cas où leur état de santé était lamentable, d'autres doivent patienter pendant de longs mois, certains pendant plus d'une année, avant de pouvoir observer une amélioration sensible, alors qu'une proportion d'environ 15 à 20 % des individus font face à un échec.

5) Au début de la diète, certains ont connu une période de deux à trois semaines durant lesquelles leurs douleurs ont augmenté ; une telle réaction n'est pas surprenante puisque la digestion du gluten peut donner naissance à des substances opioïdes (exorphines du gluten) semblables à de la morphine et qu'alors la privation de cette substance opioïde peut induire une période de sevrage.

6) Environ 24 % des individus affectés par une infection ORL chronique (yeux, oreilles, nez, gorge) ont obtenu la guérison de leur infection en éliminant uniquement les produits laitiers de leur

alimentation; à l'inverse, d'autres, en plus de respecter parfaitement les règles de la diète hypotoxique, ont dû identifier et éliminer d'autres aliments auxquels ils étaient sensibles pour obtenir la mise en rémission ou du moins une amélioration importante de leurs symptômes.

7) Quelques personnes, pour la plupart affectées très durement par une maladie inflammatoire chronique parfois peu fréquente, ont constaté qu'éliminer complètement les protéines d'origine animale, en plus de bien respecter les règles de l'alimentation hypotoxique, était essentiel pour obtenir une amélioration notable et même obtenir la rémission de leur maladie.

8) Des maladies telles que la spondylarthrite ankylosante, l'ataxie due au gluten et même la maladie cœliaque sont diagnostiquées parfois tardivement, après de longues périodes d'investigation qui peuvent atteindre de 10 à 40 ans.

9) Plusieurs individus doivent éviter l'ajout de sucre même complet (miel, sirop d'érable, sucanat) au même titre que le gluten et les produits laitiers pour ne pas compromettre les résultats positifs de la diète hypotoxique. Quelques personnes ont affirmé réagir négativement même aux fruits frais.

10) En parcourant l'ensemble des témoignages, il ressort qu'il est très fréquent que les individus affectés par une maladie inflammatoire chronique développent une ou plusieurs autres maladies de cette grande famille de maladies inflammatoires chroniques.

11) La majorité de ceux qui témoignent au sujet de leur(s) maladie(s) inflammatoire(s) chronique(s) mentionnent qu'ils souffrent de problèmes intestinaux – constipation, diarrhée, maux de ventre, gaz, gonflement, reflux gastrique – qui remontent souvent à leur enfance. Certains ont reçu un diagnostic de syndrome du côlon irritable. Les travaux de recherche récents issus de la métagénomique microbienne ont démontré, d'une part, l'influence positive d'un microbiome intestinal équilibré sur le maintien de la santé et, d'autre part, que la dysbiose (déséquilibre du microbiome intestinal) a une influence déterminante sur le développement des

maladies inflammatoires chroniques. Ces nouvelles données scientifiques permettent de faire le lien entre les problèmes intestinaux et le développement de ces maladies.

12) Le syndrome de fatigue chronique et la rectocolite ulcéro-hémorragique ont répondu positivement à la diète hypotoxique, selon des témoignages que j'ai reçus, alors que ces deux problèmes de santé n'ont pas répondu à la diète hypotoxique lors des travaux du Dr Seignalet.

13) Peu de gens ont précisé s'ils respectaient ou non la cuisson à basse température des protéines animales ; toutefois, ceux qui ont abordé ce sujet ont affirmé que consommer de la viande et des poissons cuits à température élevée réveillait leurs douleurs.

14) Les conséquences des écarts alimentaires présentent une large variabilité selon les individus. Ainsi, faire des écarts alimentaires, même peu importants, peut engendrer chez certains des réactions douloureuses exacerbées, alors que d'autres affirment faire de petits écarts sans trop de conséquences, à la condition que cela ne dépasse pas une ou deux fois par semaine. Selon l'ensemble des témoignages, les douleurs résultant d'un écart alimentaire peuvent se produire le plus souvent en quelques heures (une douzaine d'heures est fréquent) alors que dans le cas du gluten, cela peut varier entre 1 et 3 jours. Chez les plus sensibles, des écarts alimentaires peuvent nécessiter une semaine pour retrouver un fonctionnement intestinal normal, principalement après la consommation d'aliments contenant du gluten.

Parce que les écarts se produisent généralement lorsque la douleur a disparu par suite de l'adoption de la diète hypotoxique, et parce que les conséquences négatives résultent généralement de la consommation d'un aliment qui avait été éliminé, on peut mieux cerner comment s'exprime l'intolérance induite par tel ou tel aliment en fonction des différences individuelles. Par exemple, il est apparu que chez les personnes qui souffrent de fibromyalgie, le sucre surtout et en second lieu les produits laitiers et le gluten peuvent provoquer des spasmes musculaires lors des écarts, ce qui est peu courant chez les autres « témoignants ». Pour leur part, les personnes atteintes de sclérose en plaques semblent particulièrement sensibles aux aliments interdits dans la diète hypotoxique et rapportent devoir respecter la diète à 100 % pour obtenir des résultats positifs appréciables. Dans leur cas, les sensations de brûlures aux jambes, de raideur dans les membres, et une augmentation de la fatigue réapparaissent rapidement lors des incartades alimentaires. De façon générale, les autres individus qui montrent une grande sensibilité aux moindres écarts alimentaires sont ceux atteints de sclérodermie, de psoriasis, du syndrome de Gougerot-Sjögren et de neuropathie. Dans la grande majorité des cas, les manifestations les plus fréquentes engendrées par les écarts alimentaires sont dans l'ordre : les maux de ventre, les ballonnements, la diarrhée, la constipation (selles très dures surtout causées par le gluten), les douleurs articulaires, l'insomnie, la fatigue, les migraines. En fait, de nombreuses personnes admettent que les écarts ont des conséquences négatives qui dépassent de beaucoup les petits plaisirs ressentis. Le pire obstacle pour la grande majorité de ceux qui suivent la diète hypotoxique, ce sont les repas pris au restaurant, et ce, particulièrement en voyage – très peu de personnes réussissent à respecter parfaitement leur diète en voyage. Des écarts, ne serait-ce qu'une fois par jour pendant plusieurs jours, peuvent avoir des conséquences négatives pendant plusieurs semaines au retour des vacances.

5. La cystite interstitielle, un syndrome complexe

La cystite interstitielle, appelée plus récemment le syndrome de la vessie douloureuse, semble difficile à traiter. Les articles scientifiques consultés reconnaissent que le syndrome de la vessie douloureuse résiste fréquemment aux traitements médicaux conventionnels et que la médecine actuelle ne dispose pas d'outils efficaces pour les cas récalcitrants. D'après les témoignages reçus, la diète hypotoxique améliore généralement la condition des personnes atteintes par ce syndrome, mais dans la majorité des cas elle ne suffit pas à elle seule à mettre en rémission les cas récalcitrants.

Apparemment le stress, plus encore que dans n'importe quelle autre maladie chronique, joue un rôle majeur dans la chronicité de cette maladie. En me basant sur l'ensemble des témoignages reçus, je conseillerais quelques démarches qui semblent fructueuses.

1) Respecter avec rigueur les règles de la diète hypotoxique et tenir un journal de bord dans lequel vous indiquerez tous les aliments, y compris les épices, que vous avez consommés durant la journée, et le lendemain matin décrire avec précision comment vous vous sentez (qualité du sommeil, douleurs, etc.). Après un à deux mois, vous devriez avoir réussi à identifier les aliments, autres que ceux éliminés par la diète hypotoxique, auxquels vous pourriez être sensibles et qui peuvent favoriser la chronicité du syndrome. Selon certains témoignages, il semble que boire de la tisane à la guimauve puisse aider à calmer la douleur. Un remède de gemmothérapie, soit le *Ribes nigrum*, qui a une action anti-inflammatoire, aiderait également à calmer la douleur (12 gouttes deux fois par jour) selon l'homéopathe Valérie Berthelette. On retrouve ces produits dans des magasins de produits naturels, tels Avril et Rachelle-Béry.

2) Éliminer l'alcool (le vin fait partie de ce groupe), tous les sucres ajoutés (même les sucres bruts qui sont normalement acceptables en petites quantités). Pendant le premier mois, éliminez également les fruits : vous pourrez alors vérifier leur influence sur votre condition et ajuster votre diète en conséquence.

3) D'après quelques témoignages reçus sur mon blogue, des thérapeutes en médecines complémentaires, qui ont développé une expertise dans le domaine de la cystite interstitielle, peuvent aider de façon efficace (ostéopathes, physiothérapeutes et homéopathes). À ce sujet, j'ai contacté Mme Valérie Berthelette (www.famillesante. ca/p_Valerie-Berthelette.html), une homéopathe de Granby qui était fortement recommandée par une lectrice dont la cystite interstitielle avait été rapidement mise en rémission par ses soins. Cette patiente affirmait de plus que la diète hypotoxique lui permettait maintenant de se prémunir contre le retour du syndrome de la

vessie douloureuse. Il semble effectivement que les personnes qui ont connu ce genre de problème de santé restent prédisposées à subir des récidives si elles ne sont pas très attentives à leur alimentation et particulièrement aux aliments auxquels elles sont sensibles.

Selon Mme Berthelette, une homéopathe unisiste (parce qu'elle ne prescrit qu'un remède à la fois) qui a développé une expertise dans le traitement du syndrome de la cystite interstitielle, le tiers de ses patientes (ce sont surtout des femmes) jusqu'à maintenant ont réussi à se débarrasser complètement de ce syndrome en un maximum d'un mois ; un second tiers a amélioré sa condition d'au moins 50 % et le dernier tiers n'a observé que peu ou pas d'amélioration. Selon Mme Berthelette, l'échec du traitement serait dû au fait que les patientes se sont découragées avant la fin. En fait le traitement de la cystite interstitielle exige de une à cinq consultations dépendamment de la réponse de la patiente. Les remèdes homéopathiques prescrits sont faits à base de plantes, de métaux ou de minéraux et leur choix dépend avant tout du terrain de la patiente ; les remèdes varient donc selon les particularités propres à chaque individu. D'après Mme Berthelette, le stress et les symptômes émotionnels et psychologiques ont une influence non négligeable dans le développement et la persistance du syndrome.

4) Comme le stress et les symptômes émotionnels semblent jouer un rôle important dans le déclenchement des symptômes, la méditation, la visualisation positive et des exercices physiques sont des habitudes de vie susceptibles d'aider réellement les personnes qui souffrent de cystite interstitielle.

6. Un témoignage qui met en évidence le mode d'action de la diète hypotoxique

Témoignage de Gisèle (scoliose-arthrose sévère)

Le 28 janvier 2013

J'ai 59 ans et j'ai une scoliose qui a été diagnostiquée à 12 ans. Je suis atteinte d'arthrose sévère et je souffrais d'inflammation aux tendons et à la bourse du grand trochanter (os de la hanche), d'une petite déchirure à la hanche et d'un glissement de la vertèbre L4 sur L5. Quand j'ai commencé le régime hypotoxique à la fin août 2011, je ne pouvais plus bouger lorsque je me couchais le soir dans mon lit. En dernier, même sans bouger, la douleur était atroce. Même si j'ai eu des effets positifs assez rapidement, cela a pris cinq mois avant que je puisse me coucher sur le côté gauche sans douleur, et cela seulement pour quelques secondes. Maintenant après 17 mois, je peux bouger, me tourner de tous les côtés comme toute personne normale sans aucune douleur. J'ai encore quelques petits maux de temps à autre (aux jointures des orteils avec le pied) mais je suis certaine qu'ils vont disparaître à tout jamais avec le temps.

Au début du régime je suis devenue ultrasensible au blé et aux substances laitières. J'étais convaincue que je suivais le régime à la lettre et vlan! la douleur insupportable était revenue. Le chiro m'a dit que j'avais certainement triché. Cela m'a vexée, je prenais note de tout ce que je mangeais et je n'avais pas triché. Pourquoi je vous conte cela? Parce que je suis allée à l'épicerie après ma visite chez le chiro pour acheter des épices. C'est là que j'ai compris que j'avais triché sans le savoir. J'ai toujours acheté les épices les moins dispendieuses en sac. Ma surprise fut très grande de voir que le thym contenait du blé, dans «ingrédients» c'était écrit: «thym, blé». Il faut vraiment lire toutes les étiquettes, faire ses bouillons soi-même, etc. La meilleure chose à faire est de noter chaque jour ce que l'on mange et nos symptômes. Comme ça on peut déterminer si un élément cause problème. Bon courage!

Gisèle

Le 11 mai 2016, Gisèle m'a envoyé des nouvelles informations: «Après cinq ans de régime hypotoxique, je vais très bien et je vis toujours sans douleur sauf si je triche. Sur une échelle de 1 à 10, 10 étant la douleur ressentie avant le régime, ce n'est jamais plus de 1,5 mais plus souvent 1. Si je ne triche pas c'est 0, zéro douleur. Moi qui ne dormais pas autrefois, je peux maintenant dormir 7 à 8 heures et si jamais je me réveille durant la nuit, je me rendors aussitôt. Et oui, je peux me coucher sur le côté. Tout cela est derrière moi. Je peux même jardiner mais pas plus de deux heures par jour. Grâce à vous je peux bouger et m'étirer dans mon lit, marcher, sauter et danser, et tout cela sans douleur. Je suis actuellement des cours de danse en ligne et je participerai bientôt, grâce à une amie, à un spectacle où je danserai le cancan. Merci mille fois, Gisèle Proulx»

Le témoignage de Gisèle Proulx permet de démontrer que l'efficacité de la diète hypotoxique repose avant tout sur son pouvoir anti-inflammatoire. La scoliose (une déviation permanente de la colonne vertébrale, liée à une rotation des vertèbres) a favorisé à la longue une arthrose sévère en raison principalement du déséquilibre de la colonne provoqué par la scoliose. Après 17 mois de régime hypotoxique, Gisèle avait presque éliminé la douleur et cinq ans après le début du régime, sa douleur est à zéro lorsqu'elle ne triche pas. Elle participera bientôt à un concours de cancan, n'est-ce pas magnifique?

Pourtant la scoliose de Gisèle est toujours bien présente. Ce qui a changé, c'est que l'inflammation est disparue peu à peu au niveau de chacune des articulations apophysaires des vertèbres, des disques intervertébraux, des tendons, des ligaments et des muscles qui sont rattachés à la colonne vertébrale. À mesure que l'inflammation disparaissait, la douleur disparaissait. Lorsque l'inflammation disparaît, les tissus qui participent aux articulations cessent de se détériorer et peuvent, s'ils n'ont pas été trop endommagés par l'inflammation chronique, se régénérer peu à peu. Aux endroits où il y a encore du cartilage vivant, il peut lentement se reconstituer et devenir moins fibreux et plus souple, ce qui facilite grandement les mouvements articulaires. C'est la même chose pour les tendons et ligaments qui n'ont pas été trop affectés par l'inflammation ainsi que pour les muscles. Tous les tissus qui participent aux articulations, le cartilage, les tendons, les ligaments, les muscles et les os, jouent un rôle important dans les mouvements articulaires; de plus, des muscles bien développés par l'exercice et des os en santé protègent les articulations lors des mouvements.

Le fait que Gisèle, en dépit de sa scoliose et d'une arthrose sévère, puisse maintenant mener une vie pratiquement normale et sans douleur démontre bien que la diète hypotoxique agit en mettant fin graduellement aux phénomènes inflammatoires chroniques. Parallèlement, avec la disparition de l'inflammation, une alimentation bien équilibrée et ciblée, qui respecte les caractéristiques personnelles de chacun, va favoriser la régénération des tissus en fonction de leurs caractéristiques propres (certains tissus se renouvellent plus lentement que d'autres) et du degré de destruction que les tissus ont subie en raison de la chronicité de l'inflammation. Une chose est certaine, notre organisme est souvent bien plus intelligent que nous et il fait tout ce qu'il peut pour corriger les conséquences de problèmes physiques et physiologiques particuliers et/ou de nos mauvaises habitudes de vie. Il nous prévient par des messages de douleur que nous devons changer nos comportements inadéquats. Être à l'écoute de son corps et faire de l'exercice sont des moyens complémentaires très efficaces de protéger sa santé ou de la recouvrer.

Conclusion

Consigner les commentaires/témoignages obtenus à partir de mon blogue pour faire ressortir tous ceux qui faisaient état des résultats, positifs et/ou négatifs, a constitué tout un défi qu'une informaticienne a relevé. Ce travail a permis, d'une part, d'évaluer de façon qualitative les effets de la diète hypotoxique et, d'autre part, d'apporter une foule d'informations qui élargissent les connaissances sur les multiples façons dont les gens répondent à cette diète en fonction de leurs caractéristiques propres, de celles de leur(s) maladie(s) et des efforts qu'ils sont prêts à investir pour respecter les bases de la diète.

Même si à peu près aucun contrôle n'était appliqué aux commentaires/témoignages envoyés librement sur mon blogue par les lecteurs, l'efficacité de la diète est clairement démontrée par le travail d'analyse effectué et se rapproche, bien qu'à un niveau légèrement inférieur, des résultats globaux consignés par le Dr Seignalet. Les nombreuses discussions que j'ai eues lors de conférences ou de rencontres tendent à confirmer que la principale cause des échecs est la difficulté de se priver totalement d'aliments qui sont addictifs, tels les produits laitiers et ceux contenant du gluten. La seconde cause d'échec semble être une intolérance à un ou quelques aliments autres que ceux interdits par la diète hypotoxique, surtout lorsque ce ou ces aliments sont consommés sur une base régulière. Par exemple, des personnes qui suivent la diète ont rapporté que le fait d'avoir éliminé le café, les légumineuses ou encore le chocolat avait permis de mettre fin à leurs douleurs.

Les nombreux enseignements tirés de l'analyse des commentaires/témoignages devraient répondre aux multiples questions que se posent nombre de personnes au sujet de la diète hypotoxique et des maladies inflammatoires chroniques. Les quelques témoignages qui suivent, reproduits avec l'accord de leurs auteurs, sont éloquents quant à l'efficacité de la diète hypotoxique et de l'empathie que leurs auteurs manifestent envers leurs semblables qui souffrent de maladies chroniques.

Je tiens à souligner le sérieux, la compétence, la générosité, le sens du partage et la reconnaissance que les lecteurs ont démontrés sur mon blogue tout au long de ces six années d'activité et je les en remercie du fond du cœur. Je peux dire que tout cela est réconfortant et prometteur pour l'avenir : la relève est assurée.

8. Des témoignages plus exceptionnels les uns que les autres

Arthrose

21 juin 2012

Chère madame Lagacé, je veux à mon tour vous remercier du fond du cœur et apporter mon témoignage sur les bienfaits inespérés que m'a apportés le régime hypotoxique. J'ai 53 ans. Il y a 12 ans, au moment où j'ai cessé de fumer, j'ai décidé de profiter de ce changement pour améliorer mon hygiène de vie, incluant plus d'exercices et une meilleure alimentation. Modestement, je peux dire que j'ai fait tout ce que je pouvais : piscine trois fois par semaine, 40 minutes minimum de marche chaque jour, une ou deux séances de yoga par semaine. Pour l'alimentation, même si je mangeais déjà relativement bien, j'ai décidé de devenir complètement végétarienne, bio le plus souvent, et j'ai pratiquement éliminé le sucre ainsi que presque tous les aliments préparés. J'ai donc augmenté un peu les céréales, les grains entiers évidemment, mais surtout les produits laitiers car je voulais m'assurer de conserver une part de produit animal (pour la vitamine B12 ?).

Mais voilà malgré toutes ces bonnes habitudes que j'ai suivies avec discipline, mon état de santé n'a cessé de se dégrader, et ceci de manière encore plus significative ces 3 ou 4 dernières années : ballonnement, rétention d'eau, douleurs articulaires aux hanches et aux genoux, pieds affaissés nécessitant des orthèses plantaires, orteils marteaux, douleurs aux mains et aux épaules, raideurs musculaires. Mon état de fatigue grandissante m'a amenée à cesser toute activité après le travail, alors que jusqu'à 45 ans je suivais régulièrement des cours deux soirs par semaine, en plus de travailler à temps plein. J'en étais rendue à devoir absolument me coucher à 9 h le soir et trouvais néanmoins pénible de me lever à 6 h 30, j'étais de plus très irritable. La chaleur m'accablait au point de me rendre totalement léthargique. J'étais à vrai dire assez déprimée de cet état de fait et j'ai cherché ce qui pourrait m'aider. Pour la fatigue, mon médecin m'a répondu une première fois « dans 90 % des cas c'est psychologique » et m'a proposé une autre fois d'essayer des suppléments de fer – mais j'ai cessé d'en prendre quand j'ai appris que le fer était associé à la maladie de Parkinson. Quant aux deux diététistes que j'ai consultées, elles ne trouvaient rien à redire sur mon alimentation – bien que malgré l'exercice j'aie pris 15 kg en 7 ans ! Elles m'ont toutes deux conseillé d'augmenter les protéines et de prendre des collations – surtout protéinées – pour contrer la fatigue et les fringales incontrôlables qui survenaient au moment de l'arrivée à la maison, après le travail. Cela ne m'a pas aidée, mais j'ai poursuivi en espérant que cela ralentisse la détérioration de mon état. Avant de lire votre livre, je m'étais résignée à penser que c'était cela « vieillir », que c'était à cause de la ménopause et que mon hérédité ne jouait tout simplement pas en ma faveur. Je pensais qu'il n'y avait rien à faire et qu'à moins d'un miracle, je ne pourrais rien pour la douleur articulaire et musculaire, que je ne pourrais jamais maigrir non plus et que je devais me résigner à restreindre mes activités parce que j'avais besoin de beaucoup de sommeil.

Tout cela, j'en parle maintenant au passé. Le changement dans mon cas est si radical que si ce n'était des multiples témoignages, je penserais être victime d'une hallucination ! Je n'ai plus aucune douleur articulaire, ni de raideur musculaire, je n'ai plus besoin d'orthèse dans mes chaussures (j'en portais depuis 2003), je dors de 10 h 30 à 5 h 30 et jamais je n'ai été aussi alerte et en forme. Cette semaine, je suis allée faire des courses après le travail et j'ai marché deux heures sous le soleil à une température de près de 30 degrés sans problème, ce qui aurait été impensable avant. Je n'ai plus aucun moment de compulsion alimentaire, je me sens très bien avec peut-être la moitié des protéines que je me forçais à avaler, et il va sans dire que je n'éprouve que rarement le besoin de collation (j'ai perdu 7 livres à date, en 3 semaines). Tout s'est amélioré très rapidement, en moins d'une semaine, après que j'ai complètement arrêté le lait, le blé et les céréales apparentées au blé. Il est certain que c'était très facile pour moi de m'adapter à ce régime car à 90 % c'était déjà ce que je faisais, et je crois aussi que mes autres bonnes habitudes ont contribué à cette transformation spectaculaire. Aussi paradoxal que cela puisse paraître, on pourrait dire que malgré mon état calamiteux j'avais une santé extraordinaire et je ne le savais pas ! Ayant moi-même une formation scientifique, j'ai été impressionnée par la rigueur et la clarté de ce que vous exposez dans votre livre ainsi que par les multiples références aux articles scientifiques. C'est pourquoi je n'ai pas hésité une seconde à « essayer ça ». J'espère que la lecture de mon témoignage encouragera des personnes qui n'ont pas nécessairement de diagnostic médical précis et qui pensent simplement que la fatigue et toutes ces douleurs sont « normales » quand on passe la cinquantaine. Le livre sur les effets néfastes du blé que je viens tout juste de lire démontre également que plusieurs personnes ont, comme moi, connu un résultat qui peut être rapide et complètement époustouflant. Je vous remercie encore et encore !

Johanne

Maladie de Crohn

27 mai 2015

Bonjour madame Lagacé,

En 1994, j'ai été reçu un diagnostic de maladie de Crohn. J'ai longtemps pris de l'asacol, puis de la prednisone et finalement du purinethol. J'avais de la difficulté à m'alimenter, à conserver mon poids, j'ai été opérée plusieurs fois pour des fistules. À tous les médecins que je rencontrais, je demandais ce que je devais modifier dans mon alimentation, car j'étais convaincue que le lien était là. Tous me disaient de privilégier une alimentation hyporésiduelle de modérée à stricte, suivant mon état. Cette diète est constituée de pain blanc, de pâtes blanches, de jus, de bouillon et du moins de fibres possible. Ma condition empirait (douleur, fièvre constante, perte de poids, nausées, diarrhées…), je suis passée au methotrexate et j'ai dû rencontrer un chirurgien qui voulait me retirer le gros intestin au complet. J'ai refusé et cherché d'autres alternatives. J'ai rencontré une acupunctrice qui m'a beaucoup aidée, mais je sentais que j'étais de nouveau en train de faire une rechute quand je suis tombée par hasard sur le livre de madame Lagacé. Je me suis dit que je n'avais rien à perdre et j'ai décidé d'essayer la diète de façon très stricte pendant dix jours juste pour voir. Au bout de quelques jours, j'ai senti mon ventre se décontracter. La douleur et les diarrhées avaient disparu. Puis, je suis allée au restaurant et j'ai mangé un risotto qui contenait un peu de fromage. Le lendemain, je n'allais pas bien. J'ai alors compris que ça fonctionnait. Honnêtement j'étais découragée de devoir mettre une croix sur les fettucines Alfredo, la crème glacée, le fromage, le yaourt, le pain… Qu'est-ce que j'allais bien pouvoir manger ? Je me suis tranquillement adaptée et à mon rendez-vous suivant chez le gastroentérologue, ce dernier était surpris de mes résultats sanguins et de ma grande forme. Il m'a dit de continuer. Au bout d'un an, nous avions diminué ma médication d'asacol de moitié (je prenais la dose maximale depuis des années) !

L'automne dernier, mon gastroentérologue a pris sa retraite et a transmis mon dossier à un jeune médecin qui voulait absolument me faire passer une colonoscopie. Je n'en avais pas eu depuis plus de 10 ans, car mon gros intestin était tellement rétréci à cause de l'inflammation et des tissus cicatriciels que le coloscope ne passait plus. Il a donc insisté, d'autant plus qu'il ne croyait pas trop à la rémission dont je lui parlais et qui était reliée à mon changement d'alimentation. Il m'a par contre fait arrêter complètement l'asacol, disant que les dernières recherches démontraient que ce médicament n'était d'aucune utilité dans le traitement de la maladie de Crohn. J'ai arrêté sans problèmes. J'ai aussi passé l'examen en janvier. Tout s'est bien passé, il a pu voir ce qu'il voulait, prendre des biopsies, constater par lui-même. Cette semaine, je l'ai rencontré pour mon suivi : il était sidéré ! Plus aucune trace de Crohn, aucune inflammation, aucun symptôme et même une prise de poids ! D'un commun accord, nous avons convenu d'arrêter complètement toute ma médication. Je suis officiellement en rémission. Moi je le sais depuis trois ans déjà, mais c'est maintenant officiel et il m'a dit de continuer ce que je faisais.

Voilà ! Je suis la preuve vivante qu'on peut vaincre cette foutue maladie avec un peu de volonté. Et en passant, on s'habitue à tous les changements alimentaires et on se trouve de nouveaux aliments favoris. Quand quelque chose me manque, j'essaie de me rappeler la douleur que j'éprouvais et je me dis que ce n'était pas assez bon pour que je revive ça. Aujourd'hui, je trouve que le fromage sent la vache…

Merci madame Lagacé de m'avoir littéralement rendu ma qualité de vie !

Josée Alain

Enfant avec un problème de concentration et des difficultés d'apprentissage alors que sa mère présentait des ennuis de santé

Le 11 mars 2014

Bonjour madame Lagacé,

Je désire partager aujourd'hui mon expérience ainsi que celle de mon fils concernant le régime hypotoxique. Comme une grande partie des résultats obtenus ne relève pas de maladies inflammatoires, je crois que cela pourrait vous intéresser et être aussi bénéfique à plusieurs autres personnes.

Je tiens tout d'abord à vous avouer bien honnêtement que j'ai débuté la diète en janvier 2013 pour accompagner mon fils qui présentait à l'école des problèmes de concentration et des difficultés d'apprentissage. Comme l'école conseillait fortement la médication et que je ne privilégie pas cette avenue, j'ai décidé, suite à des lectures qui suggéraient que le gluten et les produits laitiers pouvaient parfois causer des problèmes d'apprentissage chez les enfants, d'essayer d'éliminer ces aliments de notre alimentation. J'espérais «secrètement» que ça ne fonctionne pas car cela implique beaucoup de changements et apporte aussi parfois beaucoup de jugements de son entourage. Après un mois, si je ne voyais aucun changement, je reprenais notre alimentation traditionnelle. Mais après un mois, même si personnellement je n'avais pas de problèmes de santé «majeurs», les changements ont commencé à se manifester autant pour moi que pour mon fils, nous avons donc persévéré!

En mars 2013, deux mois après avoir commencé la diète, le professeur de mon fils m'a dit: «Il est vraiment intégré, ça va bien, il est beaucoup plus concentré, à son affaire...» En effet, déjà en si peu de temps, j'avais vu des changements chez mon fils, au niveau comportemental et au point de vue de la concentration. Les devoirs qui étaient une réelle corvée le soir, qui s'éternisaient à n'en plus finir, se faisaient maintenant beaucoup plus rapidement, entre autres choses.

Pour ma part, après un an de diète, je profite d'une nouvelle qualité de vie. Je réalise maintenant que même si je n'avais pas de graves problèmes de santé, j'étais quand même ennuyée par différents problèmes qui s'additionnaient et qui hypothéquaient graduellement ma santé. Je tiens à vous dire que, par contre, je n'aurais jamais eu le courage de faire cette diète sans la farine tout-usage «La Merveilleuse» de Cuisine l'Angélique. Je cuisine beaucoup, j'ai une garderie, et je ne me voyais pas arrêter de cuisiner mes recettes de pâtisserie traditionnelles. Cette farine a été un des outils qui m'ont vraiment permis de persévérer et de nous faire réaliser que s'alimenter sans gluten est tout aussi délicieux en plus d'être bénéfique pour la santé.

Pour ma part, la diète sans gluten ni produits laitiers a mis fin complètement aux spasmes douloureux associés à mon syndrome de jambes sans repos lorsque je me couche le soir. Ce syndrome était vraiment insoutenable par moments et ne plus en souffrir et être capable de rester assise 7 heures en avion, par exemple, sans souffrir du mal de jambes, c'est un grand plus dans ma vie. Depuis l'âge de 22 ans, dès ma première grossesse, je me suis mise à avoir plusieurs varices. J'avais même été piquée pour ce problème, ce qui est très douloureux d'ailleurs comme opération. Mes varices sont disparues. Parallèlement, depuis ma première grossesse, mon taux de fer, malgré la prise de suppléments, était trop bas et je frôlais toujours l'anémie, ce qui m'occasionnait beaucoup de fatigue et autres problèmes. En 2008, lors de ma prise de sang, le résultat de ma ferritine était à 10, alors que la valeur de référence était entre 15 et 200. Le 15 juillet 2013 : ferritine 11,1 par rapport à la valeur de référence entre 11 et 306 ; au début de la diète en janvier 2013, le résultat était de 4,4, valeur de référence entre 11 et 306. Pour la première fois, depuis près de 18 ans, je vois que j'assimile le fer. Probablement que mon intolérance au gluten et aux produits laitiers avait un réel impact sur cet aspect de ma santé. J'ai toujours eu beaucoup de caries dentaires. Chaque rendez-vous annuel chez le dentiste amenait son lot de nouvelles caries et d'amalgames dentaires... Cela fait deux rendez-vous que j'ai depuis que je fais la diète, et aucune carie. Pour moi, c'est tout à fait exceptionnel. Je souffrais aussi du mal des transports, qui est totalement disparu depuis que je fais la diète. Je suis même capable, maintenant, de lire à l'arrière d'une auto... Je prenais de la glucosamine car j'avais des douleurs aux articulations. Rien de majeur pour que je veuille débuter une diète simplement pour ce symptôme, mais maintenant je n'ai plus aucune douleur articulaire et je ne prends plus du tout de glucosamine. Finalement, lorsque je reprends des produits laitiers (très rarement) j'ai automatiquement le nez qui coule et un mal de gorge qui amène immédiatement une légère extinction de voix.

Merci du fond du cœur pour tout ce que vous faites pour la santé des gens ! Je ne peux expliquer scientifiquement tous les bienfaits que je vis depuis que je suis la diète, mais mon témoignage est bien réel et je ne retournerais en arrière pour rien au monde !

Marie-Lou

Polyarthrite rhumatoïde

2 janvier 2015

Bonjour Jacqueline,

Comme toutes les fins d'année, j'ai fait un petit bilan de l'année écoulée et je dois dire que pour moi le meilleur est arrivé. En 2014, j'ai fait la découverte de votre régime hypotoxique suggéré spontanément par un médecin lorsque je lui ai parlé de ma polyarthrite rhumatoïde diagnostiquée il y a 12 ans déjà. J'ai tout de suite été intéressée de tenter l'expérience. Du jour au lendemain, j'ai changé et bouleversé ma manière de manger, que par ailleurs je pensais être tout à fait saine avec des céréales complètes, du lait, etc.

Après seulement dix jours, je sentais les premiers bienfaits au niveau intestinal d'abord. Puis je me suis aperçue que les douleurs articulaires avaient diminué, puis disparu. Mes doigts, mes poignets, mes épaules, mes pieds redevenaient souples et sans douleur. J'avais du mal à y croire. Je pensais que cela pouvait être le résultat du hasard, une bonne période ou simplement une rémission spontanée. Peu à peu j'ai diminué ma médication (méthotrexate) sans la laisser encore complètement. Ma rhumatologue souhaitait que j'attende six mois pour ce faire. Mes résultats sanguins, deux depuis le début de mon régime, ont été excellents. Aucune trace d'inflammation. Cela fait maintenant huit mois depuis début de mon régime. Mon mari s'y est mis aussi surtout pour son psoriasis. Il a aussi eu un résultat positif sans que cela soit une rémission complète pour le moment. À deux nous continuons avec notre nouvelle alimentation et nous en avons parlé beaucoup autour de nous. Beaucoup de gens sont interpellés par notre témoignage et se montrent intéressés.

Merci à vous de faire connaître et de partager votre expérience personnelle et de nous tenir au courant des avancées de la recherche. Tout cela est passionnant. Dans l'attente de votre nouvel ouvrage, je vous envoie mes remerciements les plus chaleureux.

Silvia – Haute-Savoie, France

Polyarthrite rhizomélique, perte de mémoire et confusion (dame de 82 ans)

15 mai 2016

Bonjour madame Lagacé,

Je tenais à vous donner un retour de l'efficacité de vos conseils concernant le cas de ma mère qui a 82 ans. Cette dernière a reçu un diagnostic de polyarthrite rhizomélique il y aura maintenant trois ans en juin 2016, suite à une crise subite. Cette maladie touche les grosses articulations, épaules et hanches en particulier. Elle ne pouvait absolument plus se lever de sa chaise. Un jour, elle est tombée, et il y a eu plusieurs incidents de ce genre par la suite. Un rhumatologue lui a prescrit de la cortisone, mais elle ne désirait pas poursuivre à long terme cette médication car elle était au courant de ses effets secondaires. Au bout de six mois d'un traitement dégressif, elle avait moins de symptômes et elle a arrêté la cortisone, mais les symptômes sont revenus assez vite. Six mois plus tard, elle n'allait pas bien du tout. Elle avait énormément de mal à descendre les escaliers, à se lever de sa chaise, et aussi très important, elle était très confuse. Elle avait de gros problèmes de mémoire, impossible de retrouver les choses et elle pensait qu'elle préparait Alzheimer.

Lors de ma visite en décembre 2014, j'étais inquiète, me demandant si elle allait pouvoir rester seule dans sa maison pleine de marches. Nous avons parlé de tout ça pendant les fêtes de Noël et le premier janvier 2015 elle a commencé l'alimentation hypotoxique. Elle avait déjà mangé très sainement quelques années auparavant pendant plusieurs mois pour faire une détoxination avec une naturopathe, ça a donc été facile pour elle de manger sans gluten, ni produits laitiers, ni œufs. De plus elle a eu une volonté sans faille, vraiment très très peu d'écarts. La perspective de redevenir autonome et d'avoir les idées plus claires l'encourageait. Les progrès ont été lents mais très réguliers. Déjà en avril il y avait vraiment régression des symptômes, et de mois en mois elle a gagné sur la maladie. Elle a retrouvé toute sa tête et j'ai pu lui montrer à se servir de son ordinateur. Depuis, elle fait ses comptes sur internet, lit, tient ses papiers, alors qu'un an et demi auparavant c'était mission impossible. À la fin de juin 2016, ça fera un an et demi qu'elle suit la diète hypotoxique et je voudrais dire aux personnes qui trouvent cela long que même après un an on continue de faire des progrès. Elle vient de se faire opérer d'une arthrose du genou et elle a une santé insolente. Elle a cicatrisé très vite, ce qui a beaucoup étonné les soignants qui étaient stupéfaits de voir le genou dégonfler aussi vite et tout se remettre en ordre rapidement. Je sais, grâce aux cours de naturopathie que j'ai suivis avec André Passebecq, qu'une convalescence aussi rapide, c'est très lié à l'alimentation (elle surveille aussi le sucre). Seul bémol : les antidouleurs la rendent à nouveau un peu confuse, mais elle sait que ça va aller mieux dès qu'elle pourra s'en passer.

Voilà donc notre témoignage concernant la rémission des symptômes de polyarthrite rhizomélique, de perte de mémoire et de confusion (Seignalet l'évoque dans son livre pour ceux qui cherchent des infos). Je voudrais ajouter que ma mère mange bio à 90 %, qu'elle ne boit pas l'eau du robinet car elle habite l'Aube où l'eau du robinet est très polluée par les pesticides et autres, qu'elle boit une eau minéralisée et ne prend pas ou très peu de médicaments. Bon courage à tous ceux qui souffrent !

Catherine, France

Syndrome du côlon irritable, esprit embrouillé, douleurs multiples

12 avril 2013

Tu te lèves le matin en ayant l'impression qu'un camion t'a passé sur le corps, tu te sens déprimée à vouloir en mourir, l'estomac et les intestins ne te laissent aucun répit, tu te présentes à l'urgence et le médecin te dit : Prends des belles marches, change ta vision des choses, sois plus positive, le côlon irritable c'est une mauvaise gestion de stress... Tu vois un psychologue, mais rien ne change. Depuis 30 ans mon état se détériorait d'année en année, et puis oups ! Pour la première fois, je connais la joie de vivre, l'énergie de faire du sport, de n'avoir aucun malaise quelques jours en ligne. Incroyable ! Moi qui, dès l'arrivée de novembre, déclinais peu à peu moralement et physiquement (je croyais le médecin qui me disait que c'était dû à la dépression saisonnière), étrangement, le temps pluvieux et l'hiver ne m'atteignent plus depuis que j'ai banni le sucre raffiné, certaines céréales dont surtout le blé, les produits laitiers, la cuisson rapide (surtout au micro-ondes) des aliments. Si je fais un petit écart (j'ai fait le test : boulette de viande avec chapelure au blé, sauce à spaghetti et fromage gratiné avec pain à l'ail), j'en paye le prix, croyez-moi. Après une dérogation à l'alimentation hypotoxique, la dépression surgit, les malaises intestinaux, et une grande fatigue s'installe. Maintenant, je suis très heureuse d'avoir découvert la diète hypotoxique et surtout de savoir que tout ne se passait pas uniquement «dans ma tête» selon les dires de certains médecins. Certains croient que je suis excessive dans mes choix alimentaires mais le prix n'est tellement pas élevé pour avoir, enfin, une qualité de vie ! Yolande

Mai 2016 La semaine dernière j'ai passé mon endoscopie comme tous les cinq ans puisque ma grand-mère maternelle et ma mère ont eu un cancer du côlon. Aucun polype cette fois-ci, plus aucune douleur au ventre. J'avais appris à vivre avec la douleur depuis mon enfance mais maintenant c'est chose du passé. Ma santé se porte à merveille. Je n'ai plus de douleurs aux pieds et aux jambes, je marche maintenant pour me rendre au travail. Je mange abondamment et j'ai perdu 47 lb en trois ans. La lassitude, l'esprit embrouillé ont fait place à des idées claires et de l'énergie à revendre. Ma rencontre avec vous a créé chez moi un changement radical dans mes habitudes de vie et m'a permis d'en récolter les bénéfices. Merci beaucoup, je vous en suis très reconnaissante !

Yolande

Fibromyalgie

17 mai 2012

Bonjour, je souffre de fibromyalgie depuis près de 25 ans. Il y a 4 ans j'ai commencé un régime sans gluten et sans produits laitiers et j'ai vu une amélioration spectaculaire. Avec le travail de Mme Lagacé et la lecture de ses livres, j'essaie d'étendre mon régime pour qu'il soit «hypotoxique». Avec la vie professionnelle intense que j'ai, cela n'est pas toujours facile mais une chose est certaine : chaque fois que je flanche j'ai un retour des douleurs, brûlures et fatigue, ce qui me motive à reprendre ma rigueur alimentaire. Je recommande à toute personne souffrant de fibromyalgie de faire ce régime, de faire du yoga stretching et une forme de travail intérieur pour gérer subjectivement les malaises. Le sacrifice du pain-fromage est pénible, mais cela est peu de chose face au sacrifice d'une vie bloquée par la douleur chronique. Cette lettre est pour Danielle qui demande à être encouragée.

Jocelyne Cardinal, Montréal

Rosacée, douleurs arthrosiques, cellulite, mycoses (champignons) des ongles de pieds

25 février 2015

On ne peut que s'incliner devant ces milliers de témoignages de gens qui ont changé leur vie grâce à vous madame Lagacé. Je pratique le régime hypotoxique depuis longtemps, je n'ai plus de rosacée, aucune douleur d'arthrose, la cellulite en moins, un confort digestif incroyable, et j'en passe. Moi qui avais mal au dos depuis plus de 30 ans, cela a pris 11 jours pour que tout disparaisse. Ma rosacée est disparue comme par enchantement. C'est un des premiers bénéfices que j'en ai retirés. Il m'arrivait parfois d'avoir les joues si rouges, j'avais l'air d'un clown. Je savais intérieurement que c'était causé par de l'inflammation quelque part, mais je n'arrivais pas à trouver.

De plus aussitôt que j'ai entamé ce virage, les champignons sur mes ongles d'orteils sont totalement disparus.

Je trouve ça choquant moi aussi d'entendre toutes les stupidités qui peuvent se véhiculer mais, bon, parfois la vie ne nous donne pas le choix d'essayer. Je choisis de prêcher par l'exemple et les invités à ma table sont toujours enchantés de mes plats. Je mange bien, ma cuisine est savoureuse et je suis vraiment heureuse d'avoir fait ce choix. J'ai décidé de ne plus manger de pain, drôle à dire, mais ce n'est pas absolument nécessaire dans la vie. Je découvre plein de manières de déjeuner autrement, et je n'ai jamais autant aimé manger que depuis ce virage.

Merci à vous.

Marie-Claire Leblanc

Polyarthrite juvénile et endométriose

Juin et décembre 2012

Je suis atteinte de polyarthrite rhumatoïde juvénile depuis 28 ans et je suis le régime hypotoxique, car il y a un an les nouvelles de mon rhumatologue n'étaient pas très encourageantes. J'ai entrepris ce régime en me disant que je n'avais rien à perdre et me voilà en rémission après 11 mois. Mon médecin voulait savoir ce que j'avais pu faire pour que ma condition soit aussi remarquable : c'est le régime... Mon rhumatologue veut que je continue à bien m'alimenter avec ce mode alimentaire.

J'aimerais faire connaître mon expérience à Cathy. Au niveau gynécologique je n'étais pas épargnée : plusieurs kystes, 2 fibromes de 5 cm et 7 cm et une endométriose chronique très répandue. En raison de douleurs extrêmes et de menstruations excessivement difficiles, j'ai pris la pilule anticonceptionnelle pendant 12 ans afin d'endormir l'endométriose... Lors de ma dernière échographie pelvienne du 18 septembre 2012, donc après un an et 2 mois de régime, la technicienne cherchait mes fibromes et kystes; tout était parti! Donc, maintenant j'ai arrêté la pilule anticonceptionnelle depuis 2 mois et depuis, je n'ai aucune douleur insupportable et mes menstruations sont devenues presque normales. En conclusion, j'affirme sincèrement que le régime a bien interagi sur mon arthrite et l'endométriose... Les résultats sont très surprenants et efficaces.

Mélanie

Syndrome de Gougerot-Sjögren

N.B. Le syndrome de Gougerot-Sjögren est une maladie auto-immune qui s'attaque aux glandes lacrymales et salivaires avec comme conséquences la bouche et les yeux secs.
5 juillet 2012

Bonjour,

J'ai eu un diagnostic de Gougerot-Sjögren en avril 2012. Votre conférence présentée à Chicoutimi m'a permis de comprendre l'importance de l'alimentation par rapport à mes problèmes de santé. Malgré certaines difficultés de départ, je me débrouille bien maintenant avec la diète hypotoxique. Mes problèmes de santé sont derrière moi et je ne touche plus à une pilule (cortisone, lyrica et plaquenil). Je me sens très bien. Je n'en reviens pas, je n'ai plus de problèmes de santé, je dors bien, je pète le feu et surtout je n'ai plus d'enflure et j'ai perdu beaucoup de poids en seulement 3 mois. Cette maladie auto-immune ne permet pas les incartades. Un dernier mot pour vous dire que vous m'avez motivée à ne plus prendre mon corps pour une poubelle et tous mes aliments sont maintenant choisis avec soin, je m'en porte beaucoup mieux.

Merci beaucoup Mme Lagacé et au plaisir de vous revoir, bientôt j'espère.

Debbie Brotherton, Chicoutimi

Arthrite psoriasique

10 mai 2014

Bonjour madame Lagacé,

En 2009 j'ai soudainement ressenti des douleurs aux genoux qui rendaient mes déplacements difficiles. Au fil des mois qui ont suivi, la fatigue chronique s'est installée aussi. Un an plus tard, mon rhumatologue a posé un diagnostic d'arthrite psoriasique (stade avancé) et m'a prescrit du méthotrexate. Je précise que j'ai été atteinte d'eczéma lorsque j'étais enfant et de psoriasis léger à moyen à l'âge adulte.

Ma situation s'est donc améliorée jusqu'à ce que les effets secondaires du médicament se fassent sentir, dont une nausée quasi chronique. Mon rhumatologue m'a alors suggéré de passer à Enbrel. C'est au cours de la même période que je me suis souvenue vous avoir vue à la télé et que j'ai acheté votre premier livre. Quelques jours plus tard, j'ai retiré le gluten et le lait de vache de mon alimentation. J'ai fait d'autres ajustements que vous suggérez aussi. Je note que j'ai cessé la prise de tout médicament au cours de la même période. Je voulais voir, en temps réel, où le retrait du gluten et du lait de vache mènerait.

Les premiers six mois ont été difficiles physiquement, je l'avoue, mais j'étais encouragée par les changements positifs que je constatais au fil des semaines et des mois. Quinze mois plus tard, je ne ressens plus aucune douleur ou fatigue et, à 54 ans, mon taux d'inflammation est celui d'une adolescente selon mon rhumatologue. L'inflammation logée dans mes extrémités s'est résorbée. La marche est redevenue un plaisir que je ne tiens plus pour acquis. Je continue de suivre le régime hypotoxique et j'entends modifier mon alimentation à l'avenir afin qu'elle devienne plus conforme à vos recommandations.

Merci madame Lagacé pour la rigueur de votre démarche et votre générosité. Une pensée pour le Dr Seignalet aussi. Bonne santé aux adeptes du régime hypotoxique.

Carole Saindon, Ottawa

Asthme bronchique génétique chronique, candida albicans, *amyloïdose cutanée (ou purpura) et arthrite aux gros orteils*

Novembre et mai 2016

J'ai reçu un diagnostic d'asthme bronchique génétique chronique en 1996. J'ai pris des médicaments pour ce problème. En décembre 2009, un docteur en naturopathie passe en revue mes doléances : une très grande fatigue, de la diarrhée, une humeur morose et des maux de tête et après que j'ai répondu à un questionnaire détaillé, il émet le diagnostic que j'héberge une trop grande quantité de candida albicans, un champignon à levure qui fait partie d'une flore intestinale saine, mais qui, en surpopulation, cause bien des problèmes. Il me propose une alimentation sans produits laitiers qui ressemblait au régime hypotoxique que je débute en 2009. J'élimine les produits laitiers, sauf un peu de yogourt. En 3 ou 4 mois, ce nouveau mode de vie m'apporte un mieux-être remarquable. En plus d'éliminer mes symptômes de candida albicans. Il m'arrive, à l'occasion, de me lancer dans les fromages, et j'en vois les résultats très rapidement. Du mucus plein les bronches, et de la difficulté à respirer. Un an plus tard, j'ai des améliorations auxquelles je ne m'attendais pas. L'arthrite dans mes deux gros orteils se manifeste maintenant seulement à l'occasion. J'avais du purpura sur les avant-bras (diagnostic de mon médecin de famille) ou bien de l'amyloïdose cutanée (diagnostic d'un hématologue en 2006) et je me retrouvais avec de grosses ecchymoses rouges au moindre petit accrochage. J'en ai maintenant très rarement. Moi qui étais abonnée des vaccins, je n'en ai pas reçu depuis 2009 et je n'ai pas eu de grippe depuis ce temps.

En 2011, je constate que j'oublie de plus en plus souvent de prendre mes médicaments pour l'asthme sans ressentir d'inconfort. Au printemps 2011, Jacqueline Lagacé, Ph.D. publie son livre *Comment j'ai vaincu la douleur et l'inflammation chronique par l'alimentation.* Sitôt le livre sorti, je l'achète et je suis le protocole alimentaire : élimination des céréales sauf le riz et le sarrasin, je fuis les levures, le sucre, j'évite l'alcool qui se transforme en sucre, et je prends des probiotiques en plus de ce que je faisais déjà. C'est la lecture du livre de madame Lagacé qui a allumé la lumière nécessaire pour que je remette en question l'information que j'avais reçue lors de mon diagnostic établi par deux spécialistes de deux hôpitaux différents. Dans son livre, l'asthme faisait partie de la liste des maladies qui répondent au régime hypotoxique. Je me dis alors : « Se pourrait-il que de façon progressive et non spectaculaire mon asthme soit en rémission ? » Le 25 juillet 2011, je diminue ma prise d'Advair jusqu'à arrêter complètement. En janvier 2012, mon médecin traitant, le docteur Jean Desmarais, m'envoie passer un test de dépistage de l'asthme à l'hôpital Sacré-Cœur. Ce test vient confirmer que je ne fais plus d'asthme.

Nous voici en 2016 et je ne ressens plus de douleurs d'arthrite dans mes gros orteils. Je n'ai plus du tout de purpura aux avant-bras. Ma santé se maintient très bonne et je l'entretiens par du yoga et des marches quotidiennes quand la température n'est pas trop glaciale. Une impression de miracle.

Lucie Lafrenière

Spondylarthrite ankylosante

28 novembre 2014

Bonjour Jacqueline,

Je tiens à vous remercier du fond du cœur pour votre immense travail. Sans vous, ma vie ne serait pas la même. Et je partage mon témoignage, si cela peut encourager d'autres personnes. J'ai 42 ans et je souffre de spondylarthrite ankylosante. Cela a débuté avec des douleurs intenses au niveau des articulations sacro-iliaques (hanches) vers l'âge de 30 ans. Cela a augmenté avec les années, et après environ 10 ans de douleur, j'ai finalement reçu le diagnostic de spondylarthrite ankylosante (en février 2012). Les deux dernières années, la douleur était présente 24 heures sur 24. Il m'était rendu très difficile de marcher, monter les escaliers et m'occuper de mes deux jeunes enfants de 3 et 4 ans. Je pleurais parfois en m'endormant le soir tellement la douleur était insupportable.

La médication (des anti-inflammatoires) n'avait qu'un effet temporaire, et malgré les doses maximales je n'étais soulagée que partiellement. Je devais changer aux 3 ou 4 mois d'anti-inflammatoire car ils devenaient rapidement inefficaces. La prochaine étape était, je le savais, des médicaments beaucoup plus forts et avec lesquels j'aurais été immunosupprimée. C'est à ce moment que j'ai entendu parler de votre livre.

Le 25 novembre 2012 je commençais le régime hypotoxique. Il m'a fallu persévérer 5 mois avant de ressentir les bienfaits de cette nouvelle alimentation et de pouvoir arrêter complètement mes anti-inflammatoires. Cela a été très difficile au début et, habitant en région éloignée, les produits spécialisés étaient quasi inexistants... Je peux vous dire qu'aujourd'hui, deux ans après, je ne reviendrais jamais en arrière. Je peux faire tout ce que je veux, je n'ai pratiquement plus aucune douleur, c'est incroyable. Je me surprends encore à monter les escaliers en courant et à me faire la réflexion : « Je n'ai même pas eu mal ? » Cela aurait été impensable avant. Quand il m'arrive de tricher, volontairement ou non, j'en ressens les effets dans mon corps et la douleur revient en un ou deux jours. Ce qui fait que je n'ai plus aucun intérêt pour les aliments interdits, puisque ceux-ci sont maintenant associés à la douleur.

Alors à tous ceux qui souffrent, et qui se demandent si le régime fonctionnera pour eux, ne désespérez pas ! Il y a de la lumière au bout du tunnel...

Annie, Chibougamau

Sclérodermie

5 octobre 2014

Bonjour,

Je suis atteinte de sclérodermie, maladie dont les premiers symptômes ont commencé à se manifester il y a plus de 15 ans. Je suis suivie sur une base régulière en rhumatologie depuis ce temps, sans traitement spécifique. On me prescrit des examens à chaque année pour surveiller si la maladie progresse. J'étais également suivie par une naturopathe. Lors de mes bilans sanguins, des signes de processus inflammatoires étaient toujours présents, et ce depuis plusieurs années. J'ai aujourd'hui 47 ans et j'ai commencé à suivre le régime hypotoxique en 2011. Trois mois après avoir débuté, j'ai eu une très agréable surprise avec les résultats de mon bilan sanguin annuel : absence de signes de processus inflammatoire actif, notamment une vitesse de sédimentation entièrement normale. C'était un petit miracle, surtout dans le contexte où la médecine traditionnelle ne m'avait apporté aucune amélioration et aucun espoir de mettre ma maladie en rémission. Mon médecin de famille était enchanté des résultats et m'a encouragée à poursuivre ma démarche. Ma rhumatologue demeurait sceptique.

Quelques semaines après avoir commencé le régime hypotoxique, j'ai pu observer une augmentation de mon niveau d'énergie alors que l'amélioration de mon bilan sanguin confirmait que je pouvais jouer un rôle réel face à ma maladie. De nouvelles démarches m'ont amenée à opter pour le végétalisme, avec une alimentation composée de 65 % (hiver) à 80 % (été) d'aliments crus. L'adoption d'un régime végétalien s'est traduite par une augmentation encore plus grande de mon niveau d'énergie, par une augmentation de ma souplesse et par la disparition quasi complète de mes problèmes de reflux gastro-œsophagien. Les signes d'inflammation sont demeurés absents de mes bilans sanguins et ma rhumatologue commence à s'ouvrir à l'idée que ma diète a peut-être un impact sur ma condition...

J'ai la chance que mes organes vitaux ne soient pas atteints par la maladie et de demeurer entièrement fonctionnelle dans mes activités de la vie quotidienne. Je suis convaincue que le régime hypotoxique et l'élimination complète des protéines animales de mon alimentation contribuent à freiner le développement de ma maladie, dont j'espère encore une rémission complète... pourquoi pas ? Le seul inconvénient qui persiste est la présence de dépôts de sels calciques au niveau de mes doigts. J'ai espoir que mes démarches finiront par venir à bout de ce problème.

Après plus ou moins trois ans de régime hypotoxique, je suis aujourd'hui capable de dire merci à ma maladie. En effet, elle aura été le passage obligé pour me permettre de prendre conscience de tant d'aspects qui sont en lien avec la santé et de changer, nettement pour le mieux, mes habitudes de vie.

Martine S., Laval

Fasciite plantaire, épine de Lenoir, mains engourdies

Décembre 2014 et mai 2016

Fasciite plantaire depuis plus de trois ans, en plus d'une épine de Lenoir due à l'inflammation chronique du fascia ; orthèse moulée le jour et souple la nuit, neuf anti-inflammatoires, glace et exercices quotidiens, injection de cortisone : rien n'a réglé mon problème. Le régime hypotoxique a enlevé toutes mes douleurs en moins de six mois – mais j'avais des résultats après quelques jours. Plus besoin d'aide à la marche le matin après deux semaines. J'ai 37 ans et je n'ai jamais aussi bien marché. J'ai recommencé à faire du sport. Malgré la présence de l'épine de Lenoir, je peux marcher sans avoir mal ; je peux même faire de grosses journées de travail debout sur le terrain sans éprouver de douleurs à la marche le lendemain. De plus, je n'ai plus les mains engourdies ni d'enflures au ventre. En bonus, j'ai perdu

15 livres et je ne me lève plus la nuit pour aller aux toilettes. Cette diète a transformé ma vie (et mon garde-manger). Le plus dur, c'est de trouver les équivalents et de changer les habitudes ! Je me permets de tricher à l'occasion, lorsque je vais au resto avec des amis, sans éprouver trop de malaises (ballonnement, diarrhée). Ça fait maintenant deux ans que je m'alimente hypotoxique et j'adapte facilement la plupart des recettes.

Nancy Gaudet, Saint-Hubert

Angiœdème et urticaire récurrente chronique et idiopathique

N.B. Il s'agit d'une maladie inflammatoire orpheline qui affecte toutes les muqueuses de l'organisme.

Mai 2016

En ce fameux jour du 6 août 2009, ma vie a changé complètement et soudainement. Je me réveille avec des réactions que je croyais allergiques, des plaques rouges brûlantes qui ravageaient tout mon corps, l'intérieur comme l'extérieur. En état de choc, de douleurs et surtout de non-compréhension de la situation, je me retrouve à l'urgence. Les médicaments intraveineux, les compresses d'eau froide et de glace arrivaient à peine à me soulager. Un monstre volcanique prenait possession de mon corps. À partir de ce moment-là, ma vie a complètement changé et mon corps me lâchait petit à petit. Des arrêts de travail et des visites fréquentes à l'hôpital deviennent ma routine. Je suis dès lors prise en charge par le corps médical de la médecine interne, et voilà que je reçois le diagnostic d'*angiœdème et urticaire récurrente chronique et idiopathique*. Les réactions sévères étaient quotidiennes avec des symptômes anaphylactiques (toux, essoufflement, enflure du visage, serrement de la gorge), sensation de brûlures de toute partie muqueuse (c.-à-d. de l'intestin et des parties génitales), etc. Évidemment, d'autres symptômes douloureux et invalidants (neuropathie périphérique, polyarthralgie, douleurs osseuses généralisées, fatigue extrême, tremblements, troubles de concentration, méthémoglobinémie) se sont ajoutés à cause des effets secondaires des médicaments et différents types de traitements d'immunosupresseurs (corticostéroïdes, antihistamines, Zantac®, Celebrex®, Singulair® (montelukast), Néoral® (cyclosporine) ; Cell Cept® (mycophenolate mofetil) ; Dapsone® (diaminodiphenyl sulfone) ; Xolair® (omalizumab).

Je n'avais aucune qualité de vie. Ce furent des moments très difficiles pour moi d'autant plus que j'étais une jeune maman de deux beaux garçons âgés de 5 et 7 ans au moment du diagnostic. La page de «femme de carrière dans une grande compagnie pharmaceutique» se fermait petit à petit. Désespoir et dépression étaient donc tout naturellement au rendez-vous.

En janvier 2012, mon médecin de famille me tend le livre de Mme Jacqueline Lagacé et me recommande de l'essayer. Étant une scientifique curieuse et une biochimiste rationnelle, avec de l'expérience pharmaceutique (recherche et développement, réglementaires et conformité), personne ne me peut me persuader de quoi que ce soit à moins d'être étudié, validé, documenté et étayé par des études scientifiques. Une alimentation «mode» ne pourrait me convaincre! Alors, durant deux mois, je me lance dans l'étude de ce livre qui, sans le savoir à ce moment-là, allait me redonner ma vie.

Chaque page me laissait ébahie en découvrant les effets néfastes de l'alimentation moderne sur notre corps. Ce livre me ramenait aux années précédentes lorsque j'avais eu de l'asthme, des bronchites, du reflux acide, etc. Bref, j'étais ébranlée par ces découvertes, et la scientifique en moi était plus que convaincue d'adopter cette alimentation hypotoxique.

Je la débute le 15 mars 2012. Deux semaines après, à ma belle surprise, je commençais à diminuer mes doses de Benadryl! C'était le bonheur total et la naissance de nouvelles lueurs d'espoir. Je commençais à monter vers ma chambre sans aucune réaction sévère, à faire l'épicerie toute seule, etc. Imaginez-vous que, après deux mois, j'ai pu faire le tour de l'Île de Montréal avec ma petite famille, difficilement certes, avec des enflures et beaucoup d'arrêts, mais avec la persévérance et l'amour de mes bien-aimés, j'ai pu finir le tour! C'est ainsi que je gagnais des petites batailles, jour après jour. J'étais devenue à l'écoute de mon corps, et ne lui donnais que ce qui le nourrissait, d'énergie et de vitalité. J'ai poussé plus loin et j'ai incorporé le vivant. J'ai aussi remarqué que le fait d'enlever tout aliment de source animale me faisait gagner plus d'énergie afin de pouvoir élever mes garçons et remplir mes responsabilités de maman.

Étais-je prête à arrêter les médicaments? Tout simplement non. Mon corps en avait encore besoin. Je crois fermement que nous devons prendre une approche globale et inclure toute source de guérison que la vie a à nous offrir. Mes médecins spécialistes me gardaient en vie et essayaient par tous les moyens de me guérir. Cependant, j'éprouvais le besoin de prendre en charge mon corps. J'ai adopté en parallèle l'approche holistique de méditation et de yoga, et je faisais de l'exercice selon mes capacités. Le chemin de ma rémission prenait son cours, tranquillement, à petits pas. Ce n'est qu'après deux ans et demi que j'ai pu arrêter tous mes traitements avec l'accord et sous la surveillance de mon corps médical. Ma dernière injection de Xolair® fut en mai 2014 et une diminution graduelle des autres médicaments jusqu'à leur arrêt complet quelques mois après.

Je souris à la vie et je veux partager à mon tour les bienfaits de l'alimentation hypotoxique auprès du grand public. Mon intérêt et ma passion pour cette saine alimentation m'ont amenée à en approfondir les bases scientifiques et à inventer de nouvelles recettes savoureuses. Je crois au plus profond de mon être que toute situation a sa raison d'être. Évidemment, être une mère de famille était un défi face à cette alimentation. Je me devais de cuisiner des recettes, avec le peu d'énergie que j'avais, qui plaisent à mon mari et surtout à mes juges difficiles, mes deux amours. Le destin suit son cours et je gagne le championnat amateur de cuisine santé de Montréal de l'Expo manger santé et vivre vert 2014 pour une recette hypotoxique et végétalienne. Ma nouvelle mission de sensibiliser et d'éduquer le grand public à se prendre en main grandit de jour en jour. Je deviens conférencière et spécialiste en alimentation hypotoxique, cette alimentation saine dans un corps sain, tout simplement.

Je suis en rémission, mais sur le chemin de la guérison. Il faut toujours garder espoir, n'est-ce pas? L'angiœdème est présente, mais elle est sous contrôle avec l'adoption d'une vie équilibrée et une alimentation saine, et ce, sans aucun médicament depuis un an et demi déjà. J'ai une belle qualité de vie dont je ne rêvais pas il y a quelques années. Je remercie ma famille, mon équipe médicale et toutes les personnes qui ont contribué à ma rémission. Du fond de mon cœur, je vous remercie Mme Lagacé d'avoir partagé vos années de recherche et de connaissances, d'avoir aidé des milliers de personnes à soulager leurs douleurs et à améliorer leur qualité de vie. Je vous remercie surtout de votre soutien, de votre sagesse et de vos conseils judicieux durant mon cheminement, qui continue. Sachez que vous faites une grande différence dans la vie des gens.

À tous ceux qui sont en quête d'une santé optimale, ou qui ont des douleurs, et qui ont décidé de suivre l'alimentation hypotoxique, je lève mon chapeau!

À tous ceux qui sont sceptiques, ou qui résistent à faire ce changement, ou qui ne volent pas de résultats immédiats, je donne mon histoire.

Rosemary

Maladie d'Alzheimer

23 janvier 2012

Bonjour,

Je trouve important de vous relater l'expérience que ma famille vit actuellement depuis que ma mère, une femme de 86 ans particulièrement vive et alerte, a adopté le régime hypotoxique, le 3 juillet 2011. Elle a fait également suivre ce régime alimentaire à mon père en se disant que cela ne pouvait pas lui faire de tort. Ce dernier, qui est âgé de 87 ans, a reçu, suite à des examens réalisés au département de gérontologie de l'hôpital Cité de la santé, un diagnostic d'Alzheimer en janvier 2006. Depuis ce temps, sa maladie a évolué progressivement avec le résultat qu'il se renfermait sur lui-même et était souvent confus au point d'être incapable, à plusieurs occasions, de trouver la cuisine et la salle de toilette dans un petit appartement de trois pièces. Lui qui avait toujours été très attentionné envers les membres de sa famille interagissait de moins en moins avec nous. Lorsqu'il a été victime d'un infarctus en janvier 2011 et pendant son hospitalisation, il s'est comporté à l'hôpital de façon incohérente et même à plusieurs reprises assez agressive. Ils ont dû l'attacher.

À la fin du mois d'août 2011, soit environ un mois et demi après le début du régime hypotoxique, mon père a recommencé lentement à parler et à dire à ma mère que la mémoire lui revenait, il disait que ses souvenirs se replaçaient dans sa tête, des souvenirs qu'il croyait avoir oubliés.

Auparavant, quand je lui parlais au téléphone, il me semblait de plus en plus confus. Nos conversations étaient de plus en plus limitées. Maintenant, j'ai l'impression d'avoir retrouvé mon père au bout du fil ; il fait même des blagues. Lorsque je l'ai reçu à dîner dernièrement, il m'a dit en riant, alors que j'étais occupée à servir les invités : « Assis-toi, je suis venu pour jaser avec toi. »

L'automne dernier, ma mère a eu une véritable surprise lorsque, pour la première fois, il a quitté par lui-même la salle à dîner de la résidence pour personnes âgées qu'ils habitent pour se rendre sans aide à la salle de toilette et revenir sans problème.

Un autre élément de surprise est qu'alors qu'il était très courbé et marchait à petits pas avec difficulté, il s'est beaucoup redressé et marche maintenant presque normalement pour un homme de son âge.

Le 5 janvier dernier, il a fait une autre crise cardiaque et, là encore, son attitude positive et cohérente a surpris toute la famille comparativement à ce qui s'était passé à la même période l'an dernier. En fait, mon père s'est soucié davantage de la santé de ma mère et il nous a fait rire aux larmes. La cardiologue qui l'a soigné a dit à ma sœur que si on ne l'avait pas informée que mon père souffrait d'Alzheimer, elle ne s'en serait pas rendu compte.

Autre chose que j'aimerais ajouter. Nous ne voulions plus laisser mon père seul. Quand ma mère avait des activités extérieures qui pouvaient se prolonger, nous avions commencé à prendre l'habitude de venir à tour de rôle tenir compagnie à mon père. De cette façon ma mère pouvait se divertir en toute quiétude. Maintenant, elle le laisse seul. Il va même la rejoindre et la retrouve dans la complexité des lieux de la résidence, et ce, après avoir fait sa toilette, s'être habillé et choisi des vêtements adéquats... chose qu'il ne faisait plus sans de forts encouragements de la part de ma mère.

Nous ne pouvons affirmer que notre père est à nouveau l'homme qu'il était avant sa maladie, mais tous les membres de notre famille ont constaté les progrès incroyables qu'il a faits au cours de l'année 2011, depuis que ma mère lui fait suivre le régime hypotoxique. Par contre, je tiens à préciser qu'il n'a jamais arrêté de prendre ses médicaments. Mais la maladie n'a pas progressé comme on nous l'avait prédit.

En prime, ma mère, qui ne pouvait plus fermer les mains en raison d'une arthrose sévère, en est maintenant capable et elle en est très fière. Je peux vous dire qu'elle fait activement la promotion de vos livres dans la résidence.

Pour finir, j'aimerais aussi vous parler de ma belle-sœur Suzanne. Elle était affligée de grosses migraines. Depuis qu'elle suit le régime hypotoxique, ses maux de tête ont disparu. Si pour une raison ou une autre elle mange autre chose que les aliments recommandés, les migraines reviennent. Dès qu'elle revient au régime, elle va bien. Voilà une autre férue du régime hypotoxique.

Lyne

Cystite interstitielle, allergies, migraines, rosacée, démangeaisons du cuir chevelu

Mai 2016

« Que ta nourriture soit ton médicament et que ton médicament soit dans ta nourriture. » Hippocrate

Je m'appelle Priscilla, j'ai 35 ans et je souhaite livrer ici un témoignage en faveur de l'alimentation hypotoxique, dont je suis adepte depuis février 2015. Pourquoi ? Parce que j'ai enfin réussi à soigner et à contrôler en partie les douleurs engendrées par la maladie handicapante dont je souffre depuis l'adolescence : la cystite interstitielle. J'ai aussi réussi à diminuer quantité de petits soucis de santé : allergies, migraines, rosacée, démangeaisons du cuir chevelu. J'ose espérer que mes propos vous convaincront qu'il est possible de changer le cours de sa vie, de diminuer, voire de soulager complètement ses souffrances, et d'augmenter sa qualité de vie lorsque l'on souffre de certains problèmes de santé pour lesquels la médecine traditionnelle ne semble à ce jour offrir aucun remède salutaire. J'espère que je réussirai à allumer la flamme de l'espoir et que vous aurez aussi le goût et le courage de vous nourrir sainement et différemment. Je vous confie donc brièvement ma petite histoire, qui me semble un long pèlerinage.

J'ai souffert de ce qui s'apparentait à des infections urinaires à répétition durant toute mon enfance et mon adolescence. J'ai donc pris à outrance de grandes quantités d'antibiotiques, mais jamais mon problème ne trouvait de solution viable. J'ai erré de médecin en médecin, de test d'urine en culture plus poussée, de plus petits malaises en douleurs très intenses, sans jamais saisir ce que pouvait bien être mon réel problème ! Il en fut ainsi durant plus de 10 ans.

En 2003, je suis tombée sur une médecin de famille très soucieuse de ses patients et consciencieuse. C'est grâce à cette dame que j'ai enfin pu mettre un nom sur mes maux. Après le début de mes études universitaires et après avoir investigué le problème de façon plus approfondie auprès d'un urologue, le diagnostic est tombé : maladie rare, incurable, encore très méconnue par la science et pouvant être très handicapante. J'ai eu la sensation que ma vie venait de s'arrêter là, dans un cabinet de médecin. Les années qui suivirent furent difficiles physiquement, émotionnellement et psychologiquement : les effets secondaires liés à la prise de médicament ont été considérables, j'ai réussi par miracle à terminer mes études en enseignement, j'ai survécu au milieu de l'éducation quelques années seulement avant d'être en arrêt de travail, j'ai eu un épisode de dépression mineure et de troubles du sommeil aigus, j'ai vécu un divorce, et c'est sans parler de tous ces maux de ventre, douleurs vésicales et envies urgentes et fréquentes d'aller uriner qui me pourrissaient l'existence. De nature positive et optimiste, je me suis retrouvée déprimée et déprimante. J'ai perdu des amis, vécu l'incompréhension de mes proches et j'ai eu toutes sortes de difficultés au travail. J'ai décidé de ne plus voir de médecin urologue, puisque leurs propos et leurs actions étaient toujours vides de sens, lourds et déprimants.

En 2014, après un évènement particulièrement stressant, j'ai vécu un épisode extrêmement douloureux de cystite interstitielle qui m'a amenée aux urgences, où l'on m'a administré de la morphine pour calmer mon mal. C'était la seule solution, selon les médecins. En plus, on a découvert deux kystes ovariens. Je me voyais déjà en invalidée chronique, incapable de poursuivre le moindre rêve, de réaliser mes projets de vie. Je paniquais, j'angoissais et j'ai prié pour qu'il survienne quelque chose, n'importe quoi, une solution, une pilule magique. J'ai été exaucée : durant mon congé de maladie, une amie souffrant de colite ulcéreuse m'a prêté des ouvrages. Elle m'a notamment recommandé de lire l'ouvrage de Jacqueline Lagacé sur la douleur chronique et l'alimentation. Puis, elle m'a parlé de son cheminement et des bienfaits de la diète hypotoxique. Il n'en fallait pas plus pour me convaincre, car cette amie a un bon jugement et je sais qu'elle avait beaucoup souffert par le passé à cause de la maladie.

Les semaines suivantes, j'ai lu religieusement l'ouvrage de Mme Lagacé. J'ai d'abord décidé de suivre la diète modérément et de voir les résultats par la suite. Puis, j'ai fait le ménage de mon garde-manger et de mon frigo et, graduellement, j'ai modifié toutes mes habitudes alimentaires. Plus je lisais, plus j'étais convaincue et plus je me sentais interpellée par cette solution naturelle qui s'offrait à moi. Mon alimentation me semblait dorénavant toxique, chimique, néfaste. J'ai acheté trois livres de recettes gourmandes, j'ai convaincu mon conjoint de me soutenir dans cette aventure – c'était ça ou je redémarrais ma vie toute seule ! – et j'ai eu l'esprit très curieux et ouvert pour entamer ce long processus qui est de modifier son alimentation. J'ai consulté des blogues culinaires pour avoir accès à davantage de ressources et j'ai même modifié des recettes pour les adapter à l'alimentation hypotoxique. Je voulais aussi en finir avec la médication, qui coûtait cher et qui entraînait plusieurs effets secondaires, en plus de ne pas me soigner véritablement. Je suis aussi allée consulter une nutritionniste qui m'a conseillée afin que mon organisme ne manque de rien.

J'ai fait les choses lentement, mais sûrement, si bien qu'après quelques semaines, je me sentais déjà mieux. J'ai tenu un journal alimentaire de façon rigoureuse au début afin d'identifier les aliments qui me causaient de l'inflammation aux parois vésicales (l'alcool, le café, le thé et certains fruits et noix, par exemple, ne me conviennent simplement pas). Bref, j'ai d'abord assimilé les grands principes de l'alimentation hypotoxique – nourriture saine, naturelle, sans gluten, sans produits laitiers, sans sucres raffinés et sans produits transformés – pour graduellement parvenir à respecter les modes et températures de cuisson suggérés. Le défi était de taille et ce ne fut pas du tout aisé : j'ai éprouvé des déceptions, des proches me trouvaient un peu folle et certains amis ne m'invitaient carrément plus jamais à manger chez eux ! Après environ 6 mois de hauts et de bas, mes efforts furent récompensés : je connaissais enfin une rémission, une vraie ! Je me suis alors permis de tricher de temps en temps, histoire de valider si ça valait le coup de poursuivre dans la même voie. Et hop, les douleurs sont revenues en force ! Il en est ainsi dès que je triche. Je dois avouer que je me permets quelques écarts à l'occasion, mais plus souvent qu'autrement, je respecte ma diète. Ma plus grande difficulté est de respecter les modes et températures de cuisson, alors mon défi est de travailler cet aspect.

Aujourd'hui, je suis fière de déclarer que j'ai adopté un mode de vie sain et santé qui me permet de mener une belle vie et de me soigner de façon naturelle. J'ai découvert des aliments qui nourrissent véritablement mon corps sans l'engorger de substances et additifs chimiques, je ne prends plus aucune médication depuis plusieurs mois et je peux enfin songer à avoir un enfant. Je ne souffre plus en permanence, je contrôle les symptômes de la cystite interstitielle à 80 % et je ne retournerais en arrière pour rien au monde.

Priscilla Girard

Les troubles du spectre de l'autisme (TSA)

12 décembre 2012

Il y a un an très exactement, après avoir effectué une recherche approfondie sur Internet, je me suis lancée dans un changement complet de mode de vie, dans l'espoir d'améliorer la santé et le bien-être de mes enfants de 12 mois et demi et 3 ans. Le plus vieux avait reçu deux mois plus tôt un diagnostic de trouble du spectre de l'autisme avec anxiété, alors que le cadet présentait tous les signes, sans toutefois avoir reçu de diagnostic officiel vu son jeune âge. À la suite de mes recherches, j'ai complètement modifié notre alimentation. J'en ai retiré le gluten, la caséine (présente dans les produits laitiers), le soya, le sucre raffiné, les organismes génétiquement modifiés, les colorants et les additifs chimiques. Et ce qui s'est passé ensuite relève presque du miracle.

En seulement trois jours, mon plus jeune garçon s'est mis à sourire, alors qu'il ne l'avait pas fait depuis l'âge de six mois (moment où il avait reçu un vaccin et où j'avais introduit la nourriture), et son contact visuel est revenu. Cinq jours plus tard, après avoir été constipé pendant 60 jours, il a définitivement cessé de l'être. Une autre journée a passé et il babillait. Encore deux autres semaines se sont écoulées et son développement moteur est passé de sévère à «dans la moyenne»; il ne restait plus simplement en position assise mais, subitement, il s'était mis à ramper, à marcher à quatre pattes, à se lever en prenant appui sur les meubles et à marcher latéralement, avec appui encore une fois. La physiothérapeute qui le suivait, complètement renversée par notre histoire, a mis fin du jour au lendemain aux thérapies qui duraient depuis des mois. Mon fils s'est mis à pointer les parties de son corps, à attirer l'attention, à manifester ses besoins et ses émotions. Il est devenu présent, affectueux, drôle. Les battements de bras (flapping) qui le caractérisaient ont diminué au fil des semaines jusqu'à disparaître complètement, après quatre mois de régime.

Quant à mon aîné, qui ne parlait toujours pas à presque trois ans et demi, sa langue s'est déliée quelques semaines à peine après le changement d'alimentation. Un jour, au retour de la garderie, il s'est mis à me raconter sa journée dans les moindres détails, alors qu'auparavant on avait de la difficulté à obtenir un seul mot de sa part. La même semaine, j'ai eu droit à un «je t'aime maman» bien senti, le premier et le plus beau! Une foule d'autres progrès – jamais subtils, toujours spectaculaires – se sont produits : mon fils a commencé à s'habiller seul, il est devenu propre du jour au lendemain, il a cessé ses stéréotypies, a perdu ses rigidités et recherchait constamment le contact d'autrui et les échanges sociaux alors qu'auparavant il les fuyait. Rapidement, toutes les thérapies (physiothérapie, orthophonie, ergothérapie) ont pris fin. Au terme de cette année de complète métamorphose, mon fils, qui aurait théoriquement dû recevoir des services de réadaptation avec une éducatrice spécialisée, a passé des «tests» qui démontraient qu'il se situait maintenant dans la moyenne de son groupe d'âge, et ce, dans chacune des sphères de son développement. Son dossier a donc été fermé et cela nous confirmait que nous n'étions pas fous, que des gens totalement objectifs constataient eux aussi la métamorphose.

Le changement d'alimentation a fait des miracles, rien de moins. Mais je dois préciser une chose : quelques semaines après avoir adopté le régime et constaté ses énormes bienfaits, nous avons également entrepris, sous la supervision d'une naturopathe extraordinaire, une approche biomédicale qui prônait – en plus du retrait de la caséine, du gluten, du soya, du sucre raffiné et des aliments transformés – le retrait des intolérances alimentaires, la supplémentation en vue de pallier les carences, le traitement du *Candida albicans* dans les intestins et, enfin, la chélation des métaux lourds (les autistes, dont le métabolisme est compromis, sont incapables de les éliminer naturellement de leur corps).

Afin de les traiter de façon ciblée, nos enfants ont passé quatre tests, dont un test de sang qui montrait à quel point leur système gastro-intestinal était enflammé et poreux. En conséquence, il laissait passer des macromolécules de nourriture qui se promenaient librement dans leur sang, expliquant en partie leurs troubles neurologiques. Ainsi, nous avons pu constater « scientifiquement » que même si nos enfants étaient jeunes, leur système pouvait déjà être fragilisé et réagir fortement à notre alimentation moderne, et plus particulièrement au gluten, à la caséine et au soya. Cela me confirmait également tout ce que mes recherches m'avaient enseigné : l'autisme ne prend pas naissance dans la tête, mais bien dans le ventre.

Aujourd'hui, maintenant que nous avons entièrement réparé la muqueuse intestinale de nos garçons, que nous avons éliminé les pathogènes et mauvaises bactéries, réensemencé avec de bonnes souches et chélaté les métaux lourds, il ne nous reste plus qu'à poursuivre nos bonnes habitudes alimentaires. Pour mon conjoint et moi, il est hors de question de revenir à notre alimentation d'avant.

Ce témoignage n'est qu'un bref résumé de notre expérience. Je travaille présentement très fort à la rédaction d'un livre, parce que je tiens à partager cette histoire avec le plus de gens possible. J'ai ramené deux enfants – mes enfants – à la vie, maintenant ma mission consiste à aider ceux qui seront tentés de suivre ma trace.

Je termine avec une statistique qui n'a rien de réjouissant : l'incidence de l'autisme a augmenté de 600 % dans les pays industrialisés au cours des 20 dernières années (David Suzuki, *The Nature of Things*). Faut-il simplement être horrifié par cette statistique ? Non. Il faut faire quelque chose avant qu'il ne soit trop tard. Et vite.

N.B. J'ai aussi reçu quelques témoignages de parents qui avaient également obtenu de très bons résultats avec leur enfant atteint de TDAH (trouble du déficit d'attention avec ou sans hyperactivité) en suivant le régime hypotoxique.

Nathalie Champoux

Nathalie Champoux a publié aux Éditions Fides en septembre 2015 le livre *Être et ne plus être autiste ou comment notre famille a vaincu l'autisme... naturellement*. Son ouvrage raconte en détails le cheminement qui a permis à ses enfants de perdre tous leurs traits autistiques et de se développer normalement, sous l'œil attentif de professionnels de la santé spécialisés dans ce domaine.

CHAPITRE 3

La diète hypotoxique : 1001 questions, 1001 réponses

1. Introduction

Le but de ce chapitre est d'aider les lecteurs à acquérir une compréhension approfondie de la diète hypotoxique qui est en fait une alimentation ciblée anti-inflammatoire. Je ne reviendrai pas ici sur la démarche et les travaux du Dr Jean Seignalet ni sur les avancées de la recherche qui m'avaient permis de confirmer la justesse des théories de ce médecin-chercheur lors de l'écriture de mon premier livre de vulgarisation scientifique. À l'intention des nouveaux lecteurs qui souhaiteraient prendre connaissance de ces informations, ce livre est facilement accessible en format papier en librairie, en format papier et numérique sur Internet et dans les bibliothèques publiques.

Deux séries de preuves démontrent pourquoi il est devenu incontournable de s'intéresser à une alimentation anti-inflammatoire comme moyen de lutte contre l'épidémie croissante de maladies inflammatoires chroniques : 1) le recueil de milliers de témoignages souvent exceptionnels décrivant par écrit ou verbalement l'efficacité de la diète hypotoxique à résoudre les problèmes de santé chroniques ; 2) les liens maintenant établis entre une diète inappropriée, la dysbiose (déséquilibre de la flore intestinale) et le développement des maladies inflammatoires chroniques, grâce aux nouvelles techniques de la métagénomique microbienne (voir le glossaire). Il faut savoir qu'à partir de 2010 la recherche scientifique a réalisé des avancées prodigieuses qui méritent d'être vulgarisées. Au départ, il est démontré qu'en réalité nous sommes des êtres hybrides parce que nous ne pouvons survivre sans les 100 000 milliards de cellules bactériennes qui collaborent avec nos 10 000 milliards de cellules humaines alors que l'ADN bactérien constitue 99 % de tout l'ADN contenu dans notre organisme ; ces données permettent de saisir les interrelations serrées qui existent entre nous et nos microorganismes, et pourquoi les microorganismes qui vivent dans notre intestin et s'y nourrissent ainsi que l'ensemble du milieu écologique de l'intestin sont maintenant considérés comme un organe à part entière : le « microbiome intestinal ». Le terme désigne l'ensemble des microorganismes intestinaux qualifiés de microbiotes, l'ensemble de leurs gènes, et les différents tissus (second cerveau, cellules immunitaires, cellules de la muqueuse intestinale, cellules musculaires) qui font partie du milieu écologique de l'intestin.

La relation génome humain-génome microbien s'est développée au cours de l'évolution de l'homme et a fait de nous ce que nous sommes, des êtres hybrides qui possèdent deux cerveaux : le premier cerveau constitué d'environ 90 milliards de neurones est situé dans la boîte crânienne et le second cerveau qualifié également de cerveau entérique (faisant partie de l'intestin) comporte environ 200 à 500 millions de neurones ; il est concentré sous forme de ganglions le long de notre système digestif. Ces deux cerveaux et le système nerveux autonome sont reliés aux différents tissus et organes de notre organisme par l'intermédiaire d'un axe nerveux bidirectionnel microbiotes-intestins-cerveau. Cet axe nerveux bidirectionnel permet des interrelations constantes par l'intermédiaire de neurones (nerfs sensitifs et moteurs) et de molécules messages (hormones et autres neurotransmetteurs) qui permettent la communication le long de l'axe bidirectionnel entre le microbiome intestinal et le système nerveux autonome. La composition du microbiome est fortement influencée par différents facteurs de l'environnement, dont au premier chef les aliments que nous consommons trois fois par jour, 365 jours par année. Compte tenu de l'importance des interrelations entre nos deux cerveaux, notre système nerveux autonome et le microbiome intestinal, il n'est pas surprenant que ce qui se passe dans notre intestin ait une influence déterminante sur notre santé globale et notre comportement.

L'épidémie croissante de maladies inflammatoires chroniques et l'importance des connaissances nouvelles issues de la génétique, de l'épigénétique et de la métagénomique microbienne ne laissent aucun doute sur la nécessité de revoir nos habitudes de vie : nos choix alimentaires, la pratique de l'exercice physique, un meilleur contrôle du stress, la lutte contre la pollution, etc. La preuve est maintenant faite que la grande majorité des maladies inflammatoires chroniques, qu'il s'agisse de cancers, de maladies cardiovasculaires, de diabète, de maladies arthritiques, de maladies dégénératives et autres, sont en fait des maladies inflammatoires reliées en très grande partie à nos habitudes de vie. Fumer, faire de mauvais choix alimentaires, négliger l'exercice physique, ne pas se préoccuper de la lutte contre la pollution concerne chacun de nous. Une prise de conscience, personnelle et collective, doit s'opérer et nous devons exiger que les pratiques des industries agroalimentaires, pharmaceutiques et toutes celles qui ont un impact sur notre santé et la pollution de notre planète soient soumises à des réglementations qui assurent la protection et la survie des êtres vivants et de leur environnement.

2. Les éléments clés de la diète hypotoxique

L'intestin grêle représente l'organe clé sur lequel repose la théorie du Dr Seignalet. Cet organe a une importance primordiale parce qu'il est responsable de la digestion et de l'absorption de l'eau et des nutriments qui nous maintiennent en vie. C'est dans cet organe que nos aliments sont digérés à l'aide d'enzymes et autres substances que nos glandes digestives sécrètent. La muqueuse intestinale sert de barrière entre le milieu stérile intérieur de l'organisme humain et les éléments qui proviennent de l'environnement (nourriture, microorganismes). Une fois digérés, les aliments sont réduits en très petites molécules, ce qui signifie que les protéines sont scindées en acides aminés individuels ou en molécules composées d'un nombre très réduit d'acides aminés, les sucres complexes sont réduits en sucres simples et les lipides en acides gras et glycérols. La réduction des aliments en minuscules molécules comporte deux grands avantages : 1) ces molécules deviennent suffisamment petites pour passer à travers la muqueuse de l'intestin grêle, ce qui leur permet de pénétrer dans la circulation sanguine et lymphatique pour aller nourrir nos cellules ; 2) ces molécules alimentaires, parce qu'elles sont très petites, ont perdu leur antigénicité, soit la capacité d'activer le système immunitaire, ce qui évite de déclencher des réactions immunitaires inappropriées.

Les enzymes digestives constituent un autre élément clé de la diète hypotoxique. Selon la théorie du Dr Seignalet et de nombreux autres scientifiques, les gènes responsables de la production des enzymes digestives ont subi de multiples modifications qui se sont produites parallèlement aux transformations successives de l'alimentation humaine. L'évolution de l'homme se serait amorcée il y a environ 25 millions d'années, époque qui a vu apparaître les préhominiens, suivis il y a environ 8 millions d'années par les hominidés, et finalement par *Homo sapiens*, dont l'apparition remonterait à environ 200 000 ans. Parce que les études anthropologiques démontrent que les gènes de l'homme moderne sont identiques à ceux de *l'homo sapiens*, on doit reconnaître que nos gènes, et les protéines produites à partir de ces gènes, par exemple les enzymes digestives, possèdent les mêmes caractéristiques que les enzymes digestives de nos ancêtres apparus il y a 200 000 ans. D'autre part, il a été établi que la culture des céréales modernes, en particulier celle du blé, ainsi que l'élevage des animaux remontent à environ 10 000 ans. Puisque génétiquement nos enzymes digestives sont adaptées à une alimentation naturelle sans céréales et sans produits laitiers qui avait cours au moment de l'apparition d'*Homo sapiens*, il est peu vraisemblable que ces enzymes soient parfaitement adaptées à la digestion complète d'aliments qui ont commencé à être consommés par nos ancêtres il y a seulement 10 000 ans. Cette hypothèse est maintenant confirmée par la démonstration que les enzymes digestives humaines, comme c'est le cas également des enzymes des autres mammifères, sont incapables de digérer parfaitement la gliadine-α, le peptide le plus nocif et important quantitativement du gluten présent en grande quantité dans le blé moderne et les autres céréales apparentées. Il a été également démontré au cours des dernières années que les caséines du lait animal, et c'est encore plus marqué avec le lait de vache, ont une parenté génétique avec la gliadine-α du gluten. Cela explique pourquoi les caséines sont incomplètement digérées par nos enzymes digestives. Ce n'est sans doute pas un hasard si les intolérances au gluten et aux produits laitiers sont devenues plus fréquentes à partir des années quatre-vingt. À cette époque, l'industrie agroalimentaire favorisait le développement d'hybrides du blé contenant un pourcentage plus élevé de gluten alors qu'en même temps elle encourageait la multiplication d'aliments qui contenaient du blé. Parallèlement, l'industrie agroalimentaire a modifié l'alimentation des animaux de ferme herbivores à l'aide de grains, maïs et soya, provenant majoritairement de cultures OGM, lesquelles exigent constamment des quantités accrues de pesticides. Ces modifications ne sont pas sans répercussions sur notre incapacité croissante à bien digérer le gluten et les caséines des laits animaux, comme l'indique la progression constante des personnes atteintes de maladies inflammatoires chroniques : maladie cœliaque, maladies non cœliaques de sensibilité au blé, intolérance aux produits laitiers, maladies arthritiques, cas d'autisme, et autres.

Le troisième élément clé, sur lequel reposait la théorie du Dr Seignalet pour élaborer les règles de la diète hypotoxique, soulignait le rôle de la flore intestinale dans le maintien de la santé. Avec les progrès en génie génétique réalisés au cours de la dernière décennie, il est devenu incontestable qu'une flore intestinale équilibrée est indispensable au fonctionnement normal du tractus digestif, du système immunitaire et de l'ensemble de l'organisme. On sait également que les microbiotes participent à la digestion de certains aliments tout en freinant le développement de microorganismes pathogènes. Selon Seignalet, les maladies inflammatoires chroniques se développent plus particulièrement chez des individus qui ont une prédisposition génétique à développer certaines maladies chroniques lorsqu'ils consomment des aliments pro-inflammatoires (blé, caséines de lait animal, protéines animales cuites à haute température, aliments industriels transformés) qu'ils sont incapables de digérer parfaitement. Ces aliments mal digérés s'accumulent dans leur tractus digestif et entraînent un déséquilibre de la flore intestinale, ce qui favorise la croissance des microorganismes pathogènes. Ces conditions, selon Seignalet, sont susceptibles de déclencher des réactions inflammatoires qui à la longue vont affecter l'intégrité de la muqueuse intestinale. Lorsque la muqueuse intestinale n'est plus capable de remplir correctement son rôle de barrière en raison de l'inflammation qui devient chronique, elle laisse passer de trop grandes quantités de molécules microbiennes et alimentaires mal digérées. Ces molécules mal digérées, suffisamment grosses pour déclencher des réactions immunitaires inappropriées, sont susceptibles d'induire le développement de maladies inflammatoires chroniques selon les prédispositions génétiques des individus.

3. Réponses aux préoccupations des lecteurs à propos de la diète hypotoxique

Avant toute chose, il faut savoir qu'une diète anti-inflammatoire est basée sur les principes suivants : 1) consommer quotidiennement plusieurs légumes frais et variés de toutes les couleurs et viser à consommer au moins 20 % d'entre eux sous forme crue ; 2) consommer quelques fruits bien mûrs ; 3) éliminer le sucre raffiné ; 4) éliminer le gluten ; 5) éliminer les produits laitiers ; 5) consommer des quantités raisonnables de protéines animales cuites à basse température ; 6) faire des choix alimentaires qui favorisent la prise de vitamines, de minéraux et autres nutriments nécessaires au bon fonctionnement de l'organisme ; 7) favoriser la prise de vitamine D principalement à partir du soleil et des aliments comme les poissons gras, les œufs, certains champignons tels les shiitakés et les pleurotes ; 8) éviter les aliments OGM ; 9) éviter le plus possible les aliments préparés commercialement et en particulier le *junk food* ; 10) favoriser dans la mesure du possible la consommation d'aliments biologiques.

En résumé, les aliments que nous consommons affectent directement l'équilibre de notre microbiome intestinal, lequel conditionne notre santé globale et notre comportement. Les études récentes rappellent que l'exercice physique influence également la composition du microbiome intestinal, sans oublier les autres facteurs environnementaux et le stress.

Pour répondre à une question qui m'est parfois posée : la diète hypotoxique peut très bien être suivie par les végétariens et les végétaliens. Il s'agit simplement d'éliminer les aliments qui ne sont pas conformes à la diète hypotoxique comme le gluten et de remplacer la viande et les produits animaux par des protéines de qualité (céréales complètes sans gluten, différentes variétés de noix). Toutefois, ces personnes doivent veiller spécialement à ne pas manquer de vitamine B12, de vitamine D et d'oméga-3.

– Les produits céréaliers

La diète hypotoxique exige l'exclusion de tous les produits céréaliers qui contiennent du gluten, soit le blé, l'orge, le seigle, l'avoine, l'épeautre (blé), le kamut (blé), le triticale (hybride blé-seigle). Le psyllium, bien qu'il soit considéré comme un produit santé, aurait des effets indésirables, peut-être en raison de contamination par du blé, selon les commentaires reçus de la part de personnes qui souffrent de maladies inflammatoires chroniques. C'est la raison pour laquelle je ne recommande pas ce produit.

Dans les céréales de blé et apparentées, d'autres protéines que le gluten peuvent déclencher des réactions inappropriées, particulièrement des allergies. Le Dr Seignalet avait observé que les protéines du maïs n'étaient pas sans danger pour ses patients et pour cette raison, le maïs avait été éliminé de sa diète. Une autre raison d'éliminer le maïs de son alimentation est qu'il est maintenant cultivé, dans la grande majorité des cas, en tant qu'OGM (organisme génétiquement modifié). Les OGM sont obligatoirement traités avec des quantités importantes et sans cesse croissantes de pesticide Roundup, ce qui en soi justifie de les éviter.

Les fécules ou amidons : préférer la fécule de tapioca appelée aussi farine de tapioca à l'amidon de pomme de terre. L'amidon de maïs doit être évité parce que le maïs OGM est souvent contaminé par le Roundup et que ce n'est pas indiqué sur le contenant. La crème de tartre est conforme à la diète hypotoxique.

Autres additifs alimentaires permis : gomme de xanthane, gomme de guar, graines de lin, graines de chia et de chanvre. Comme le chanvre présente une certaine parenté avec le blé, surveiller une possibilité d'intolérance personnelle.

Les pains, tel le pain essénien, confectionnés avec des céréales germées contiennent encore du gluten malgré les affirmations de certains. On trouve également du blé dans de multiples produits alimentaires commerciaux, d'où la nécessité de lire attentivement la liste des ingrédients avant d'acheter un produit alimentaire préparé commercialement. Les personnes qui souffrent de la maladie cœliaque doivent être d'une extrême prudence car des quantités minimes (50 µg/ml et même parfois $\leq$ 20 µg/ml) de gluten peuvent déclencher les symptômes liés à leur intolérance à la gliadine-α.

Toutes les céréales et pseudo-céréales qui ne contiennent pas de gluten ou de maïs sont conformes à la diète hypotoxique. Il s'agit du riz blanc ainsi que des riz brun, rouge, noir, du riz sauvage, du sarrasin, du quinoa, du teff, du sorgho, de l'amarante, du tapioca et du millet. Pour connaître leurs caractéristiques et leurs valeurs nutritives, consulter le livre *Cuisiner pour vaincre la douleur et l'inflammation chronique* (Fides, 2011). Les pois chiches, les châtaignes, les gourganes, les fèves et les noix de coco servent à préparer des farines très intéressantes du point de vue de leurs qualités nutritives et de leur goût.

N.B. D'après les témoignages reçus, entre 10 et 20 % des personnes atteintes de maladies inflammatoires chroniques manifestent des intolérances à l'une ou plusieurs des céréales suivantes : sarrasin, quinoa, teff, sorgho, amarante, millet. En fait, aucun aliment ne convient à tous. La prudence et l'écoute de son corps sont de mise lorsque l'on introduit un nouvel aliment, quel qu'il soit, dans son alimentation.

– Comment juger de la conformité des préparations commerciales des mélanges de farines sans gluten

La recommandation est de lire attentivement les étiquettes pour vous assurer que tous les ingrédients sont conformes à la diète hypotoxique. On m'a demandé si la farine Robin Hood® sans gluten qui contient de la farine de riz, des fibres de betterave à sucre, de la fécule de pomme de terre et de la fécule de manioc (tapioca) est conforme à la diète. Il faut savoir qu'environ 90 % de la betterave à sucre produite aux USA est un produit OGM. Pour cette raison, je ne peux recommander ce mélange de farines.

– La cuisson des céréales selon qu'elles contiennent ou non du gluten

Il est reconnu que le gluten en tant que tel est néfaste pour une proportion non négligeable de la population. De plus, la cuisson à température élevée des céréales augmente leur nocivité lorsqu'elles contiennent du gluten. Il a été démontré en 2002-2003 que les céréales de blé et autres céréales apparentées contiennent de grandes quantités d'un acide aminé appelé asparagine. Lorsque l'asparagine est chauffée à $\geq 110\,°C$ en présence d'amidon, cela entraîne la production d'une glycotoxine appelée acrylamide, laquelle est particulièrement toxique pour le cerveau et les autres tissus qui se renouvellent lentement[1] (p. 108-112).

On me demande si la cuisson des céréales qui ne contiennent pas de gluten peut induire la production d'acrylamide. Je soutiens que les céréales qui ne contiennent pas de gluten peuvent être cuites à plus de 110°C (230°F) sans qu'il y ait formation d'un excès d'acrylamide pour les raisons suivantes :

– Le Dr Seignalet affirmait qu'il ne recommandait pas les céréales africaines parce qu'il ne les connaissait pas. On sait maintenant que ces céréales (sauf dans les cas de contamination croisée) ne contiennent pas de gluten comme c'est le cas pour le sarrasin et le riz. Les personnes atteintes de la maladie cœliaque (et dans certains cas également celles atteintes de la maladie de Crohn) doivent exiger que ces céréales soient exemptes de traces possibles de gluten.

– Le Dr Seignalet avait constaté au cours de sa pratique, tout comme d'autres scientifiques, que les céréales de blé et apparentées étaient nocives pour certaines personnes, entre autres celles qui souffrent de maladies inflammatoires chroniques. Au moment où il a rédigé son dernier livre, le Dr Seignalet n'était pas au fait de la présence de grandes quantités d'un acide aminé libre, l'asparagine, dans les céréales de blé et apparentées. De plus, il ignorait que cet acide aminé, lorsque chauffé à haute température, réagissait avec l'amidon pour former de l'acrylamide. Par contre, il savait que les protéines d'origine animale, lorsque cuites à haute température, développaient, en association avec des glucides et/ou des lipides, des glycotoxines. En se basant sur ce fait, il émettait l'hypothèse que les grains céréaliers pouvaient être nocifs parce qu'il faut les cuire à haute température pour qu'ils puissent être consommés. Sa seconde hypothèse pour expliquer la nocivité des céréales faisait intervenir le fait que les céréales modernes étaient très différentes au point de vue génétique des céréales anciennes en raison des multiples mutations et hybridations qu'elles ont subies depuis 10 000 ans, époque à laquelle ont débuté la culture des céréales et l'élevage. Il émettait donc l'hypothèse que ces modifications génétiques pouvaient être responsables de leur nocivité. Il apparaît maintenant que les deux hypothèses du Dr Seignalet étaient justes lorsqu'il est question du blé et plus précisément des céréales qui contiennent du gluten.

– Dans des écrits du Dr Jacques Fradin, de l'Institut de médecine environnementale de Paris, était notée l'observation suivante : plus la quantité de gluten est élevée dans les céréales, plus la quantité d'acrylamide est également élevée. De là, on pouvait émettre l'hypothèse que ce lien peut être expliqué par la possibilité que l'asparagine se trouve très majoritairement dans les protéines de gluten. Comment expliquer autrement ce lien ? Un article intitulé « Pyrolytic acrylamide formation from purified wheat gluten and gluten-supplemented wheat bread rolls[2] » a confirmé que l'acrylamide se formait à partir des protéines du gluten purifié, ce qui démontre bien que c'est dans les protéines du gluten que résident les excès de l'acide aminé asparagine, responsable de la formation de l'acrylamide.

– Il est donc logique de penser que les céréales qui ne contiennent pas de gluten ne contiennent pas non plus un excès d'asparagine libre ; par le fait même ces céréales ne développent pas d'acrylamide lorsque chauffées à haute température.

– L'expérience m'a confirmé que les pains préparés à partir de farines sans gluten et sans maïs cuits à haute température, contrairement aux pains de blé, ne causent pas de problème aux individus qui souffrent de maladie inflammatoire chronique, sauf dans les cas de sensibilité personnelle. Toutefois, ces cas de sensibilité à certaines céréales et/ou pseudo-céréales ne sont pas rares et pourraient atteindre 20 % des gens qui souffrent de maladie inflammatoire chronique. Il s'agit principalement du quinoa, du sarrasin, du teff et du millet. Dans le cas du millet, une explication est possible, car il a été démontré que des anticorps qui ont été produits contre la gliadine-α réagissent également contre des protéines du millet. Heureusement, seulement un nombre limité de personnes possède des caractéristiques génétiques qui vont les rendre sensibles à cette céréale. En ce qui concerne le quinoa, le sarrasin et le teff, je peux

seulement émettre l'hypothèse qu'il s'agit de sensibilités personnelles à ces céréales.

En conclusion, Seignalet avait basé ses enseignements en grande
partie sur l'observation de ses patients ainsi que sur les enseignements de prédécesseurs qui avaient fait montre également d'un sens
aigu de l'observation. Depuis le décès du Dr Seignalet, de nombreux
travaux scientifiques que j'ai cités dans mon premier livre et dans
des articles publiés sur mon blogue corroborent l'ensemble de sa
démarche. Toutefois, comme il ignorait certaines données récentes,
il ne pouvait présenter une argumentation sans faille et à mon avis
cela concerne la cuisson des céréales sans gluten.

N.B. Parmi les produits céréaliers préparés à partir de farines
contenant du gluten, ceux qui contiennent les plus grandes quantités
d'acrylamide sont les biscuits, les galettes, les craquelins, les céréales
pour les petits déjeuners, le pain et les rôties[3]. Malheureusement,
ce sont souvent de tels produits qui nous font craquer...

– Autres végétaux susceptibles de développer de l'acrylamide

D'autres végétaux, parce qu'ils contiennent de grandes quantités
d'asparagine (acide aminé), sont susceptibles de développer de
l'acrylamide lors de la cuisson à haute température :
 • les pommes de terre frites et les croustilles cuites souvent à plus
de 230°C sont à proscrire alors que les pommes de terre cuites dans
de l'eau (100°C) sont conformes à la diète hypotoxique ; les frites
maison cuites au four et badigeonnées d'huile d'olive, cuites à moins
de 230°F (moins de 110°C) sont acceptables ; la friteuse Actifry de
T-Fal n'est pas conforme à la diète car sa température de cuisson
est de 170°C ;
 • les substituts du café à base de blé tels le Postum, Caf-Lib ;
 • certains cafés torréfiés ;
 • les collations à base de maïs ;
 • les amandes **grillées**, qui en raison de la présence d'une quantité
significative d'asparagine libre, peuvent développer de l'acrylamide

en quantité importante. Pour les autres noix —noisettes, noix de macadam, pistaches et noix de Grenoble –, la cuisson à haute température n'active pas la formation d'une quantité significative d'acrylamide[4]. On recommande fortement la consommation des noix en raison de leurs qualités nutritives. Il est toutefois conseillé de les faire tremper une nuit dans de l'eau avant de les consommer pour éliminer leurs antinutriments, ce qui en facilite la digestion.

Il peut exister des variations importantes du contenu en acrylamide dans les aliments mentionnés ci-haut en fonction des facteurs suivants : le contenu en asparagine peut varier énormément selon les variétés à l'intérieur d'une même espèce de végétal (par exemple, les différentes variétés de pommes de terre ne contiennent pas toutes les mêmes quantités d'asparagine), les conditions de culture, les conditions et la durée d'entreposage, la quantité de sucre (amidon) présente dans l'aliment, le degré de température de cuisson et sa durée.

– *La cuisson des autres catégories de végétaux*

Les légumes et les fruits

Les légumes et les fruits ne développent pas de grandes quantités de glycotoxines même lorsqu'ils sont cuits à température élevée. On privilégie cependant la cuisson à température basse dans le but de préserver le plus possible leurs vitamines, leurs minéraux, leurs antioxydants et autres nutriments utiles. C'est pourquoi on recommande la cuisson à la vapeur douce : cuiseur-vapeur, bain-marie ou utilisation de marguerites. Les papillotes de légumes cuites au four sont acceptables mais il est recommandé de remplacer le papier d'aluminium par du papier de cuisson, tel le papier parchemin, car lorsque la température du four est élevée, de l'aluminium peut être transféré dans les aliments. Plusieurs légumes ont avantage à être consommés crus et une bonne alimentation devrait comporter au moins 20 % de légumes crus. Les fruits sont généralement consommés crus. Il est important de bien laver les fruits et les légumes avant de les consommer. D'après deux études scientifiques menées en 1998 et 2015[5,6], le blanchiment (trempage d'une à cinq minutes dans de l'eau bouillante) serait plus efficace que les détergents, le vinaigre et le bicarbonate pour enlever le plus possible de résidus de pesticides.

Le riz, le quinoa et les légumineuses

Tout d'abord, il est recommandé de bien rincer à l'eau courante ces aliments. Pour la quantité d'eau nécessaire à la cuisson, vous devez suivre le mode d'emploi indiqué sur l'emballage des produits. Les légumineuses demandent généralement plusieurs heures de trempage et des rincages intensifs. Selon la sorte de riz, le temps de cuisson peut varier énormément. Par contre, la cuisson du quinoa est généralement de 15 minutes, plus un temps de repos de 5 minutes avant de lever le couvercle, feu fermé. Vous n'avez pas à vous tracasser au sujet de la température de cuisson, car ces céréales ou «pseudo céréales» sont cuites dans l'eau, donc le point d'ébullition atteint un maximum de 100°C. De plus, ces aliments ne développent pas ou très peu de glycotoxines.

– *Les produits laitiers d'origine animale*

En raison des protéines qu'ils contiennent, particulièrement les caséines, tous les produits laitiers animaux de toute origine (chèvre, brebis, etc.) et leurs dérivés doivent être exclus : lait, beurre, fromages, yogourts. La seule exception est le beurre clarifié, appelé *ghee*, parce qu'il ne contient plus de protéines de lait.

Le lait sans lactose n'est pas conforme à la diète hypotoxique puisqu'il contient toujours des protéines du lait. Ce sont les protéines du lait animal qui sont responsables des intolérances et pour cette raison, elles peuvent jouer un rôle dans le développement des maladies inflammatoires chroniques chez les personnes génétiquement prédisposées. Le fait d'avoir éliminé le lactose, c'est-à-dire le sucre du lait, est avantageux seulement pour les personnes qui ne possèdent pas l'enzyme appelé lactase et qui ne souffrent pas de maladies inflammatoires chroniques. Ces personnes ont avantage à choisir ce lait sans lactose qui leur évitera les maux de ventre causés par leur incapacité à digérer le sucre du lait.

Plusieurs personnes acceptent difficilement que le lactoserum ou isolat du petit-lait ou encore les produits Ensure ne soient pas conformes à la diète hypotoxique. La raison de la non-conformité de ces produits est qu'ils sont riches en protéines de lait et que ce sont les protéines du lait qui sont susceptibles d'induire des réactions d'intolérance chez les gens susceptibles de développer des maladies inflammatoires chroniques. Il n'est pas impossible que certains puissent bénéficier de tels produits, mais pour ma part, j'ai reçu plusieurs témoignages de personnes affectées par une ou des maladies inflammatoires chroniques qui m'ont assurée que la consommation de ces produits avait aggravé leurs douleurs et leur état général. Je considère, de plus, que des produits commerciaux qui sont des concentrés de protéines de lait et autres protéinés peuvent même être dangereux pour les reins, car ils entraînent une augmentation des déchets azotés donc un travail supplémentaire pour les reins.

La liste des ingrédients contenus dans les produits Ensure comprend des concentrés de protéines de lait (non conformes à la diète hypotoxique), de protéines de soya (non recommandées si non biologiques et à consommer avec modération même si elles sont biologiques), du glucose et du sucre ajouté, de l'huile de tournesol riche en oméga-6 (pro-inflammatoire) alors qu'on ne mentionne pas d'oméga-3 dont l'action est anti-inflammatoire, de l'huile de maïs, etc. Conséquemment, il est clair que ce produit n'est pas conforme à la diète hypotoxique.

N.B. La poudre de lait contient de grandes quantités de glyco-toxines. On retrouve la poudre de lait dans de nombreux produits du commerce sous le nom de protéines de lait, substances laitières modifiées, etc. De plus, il est important que les parents sachent que certains aliments pour bébés contiennent de la poudre de lait et donc des quantités importantes de glycotoxines alors que leurs systèmes d'élimination de telles substances nocives ne sont pas encore bien développés.

– La cuisson des protéines animales

La diète hypotoxique décourage les techniques de friture et de rôtissage qui exigent des températures élevées. En fait, la diète hypotoxique exige de cuire les protéines d'origine animale à une température inférieure à 110°C ou 230°F. Lorsque l'on cuit des protéines animales à température élevée, il se forme des liens très rigides (réaction de Maillard) entre les protéines (ou acides aminés) et les sucres et/ou entre les protéines et les lipides contenus dans les aliments d'origine animale. Parce que les glycotoxines ainsi formées sont complexes et rigides, nos enzymes digestives sont incapables de les digérer en molécules suffisamment petites pour qu'elles perdent leur antigénicité. Donc les glycotoxines, comme c'est le cas également pour le gluten (gliadines) et les caséines du lait, s'accumulent en tant que déchets dans l'intestin grêle, ce qui entraîne un déséquilibre du microbiome intestinal. Le déséquilibre du microbiome intestinal favorise le développement des bactéries pathogènes, lesquelles activent les phénomènes inflammatoires. À la longue, l'inflammation devient chronique et affecte l'intégrité de l'intestin grêle, qui va devenir trop perméable face aux molécules alimentaires et microbiennes et entraîner le développement de maladies inflammatoires chroniques selon les prédispositions géné-tiques des individus (maladies arthritiques, maladies dégénératives, maladies cardiovasculaires, cancer, diabète, etc.). Le développement de maladies inflammatoires chroniques est favorisé par les dépôts de glycotoxines (produits terminaux de la glycation avancée), parti-culièrement lorsqu'ils se lient à leurs récepteurs spécifiques appelés RAGE qui se trouvent sur différents tissus de l'organisme[1,7,8]. Pour réduire l'apport de glycotoxines exogènes, voici ce qui est recom-mandé: « cook right, eat right and live right[9] » – cuisiner à la bonne température, manger de bons aliments et adopter un mode de vie sain avec exercice et sans tabac[1] (p. 98-114).

Par ailleurs, la cuisson la plus nocive est celle de la viande grillée à haute température sur un barbecue parce qu'elle peut entraîner, en plus de la production de glycotoxines, la formation dans la viande de deux autres types de produits chimiques, les hydrocarbures aromatiques polycycliques et les amines hétérocycliques. Les viandes cuites en papillotes de papier de cuisson sont moins dommageables que lorsque cuites directement sur le barbecue car elles constituent une protection contre le noircissement des viandes ; toutefois, elles ne protègent pas contre le développement de glycotoxines en raison de la température élevée. Badigeonner la viande avec du vinaigre de vin ou du jus de citron permet de diminuer en partie les effets négatifs du barbecue mais ce n'est pas une panacée. De plus, il existe des preuves selon lesquelles il se peut que des dioxines soient libérées dans l'air par le barbecue et absorbées par les personnes qui se trouvent aux alentours. Les dioxines sont des polluants environnementaux que l'on peut trouver dans les émanations provenant de la combustion des énergies fossiles et de la fumée de cigarette. L'inhalation régulière de dioxines peut également augmenter le risque de développer un cancer.

Les viandes doivent être consommées avec modération. On favorise les viandes blanches (poulet, dinde, lapin, porc). Le veau est une viande rouge mais au point de vue santé on la considère comme une viande blanche parce qu'il s'agit d'une viande maigre. Le canard, en raison de la qualité de son gras, est acceptable avec modération. Les viandes sauvages sont généralement beaucoup moins grasses et plus santé que les viandes provenant d'animaux nourris selon le mode industriel. Toutefois, attention à la cuisson car il y a toujours la possibilité de la présence de parasites si ces viandes ne sont pas inspectées.

Le fait de cuire les viandes à moins de 110°C diminue énormément leur nocivité potentielle puisque la quantité de glycotoxines produite est fortement diminuée. On doit tenter de limiter sa consommation de viandes rouges à une fois par deux ou trois semaines. Si vous souffrez d'hypertension artérielle ou autres problèmes cardiaques, la viande rouge est déconseillée.

Le véritable prosciutto est conforme à la diète hypotoxique parce qu'il s'agit d'un jambon cru traité dans une saumure de sel, soumis par la suite à de multiples lavages et qui ne contient aucun autre produit ajouté. Lire les étiquettes pour s'assurer que des nitrates et/ou nitrites n'ont pas été ajoutés dans des produits de moindre qualité.

Les charcuteries et autres viandes transformées sont exclues de la diète hypotoxique. En 2015, en s'appuyant sur les études compilées par l'Agence internationale pour la recherche sur le cancer (IARC, 2015), l'Organisation mondiale de la santé (OMS) a reconnu officiellement que les charcuteries et autres viandes transformées constituent des agents cancérigènes. L'ajout de nitrates et de nitrites en tant qu'agents de conservation pourrait contribuer à la formation de composés N-nitrosés potentiellement carcinogènes comme les nitrosamines et les nitrosamides. On croit que plusieurs composés N-nitrosés causent le cancer. Dans la même communication, l'OMS a déclaré que la viande rouge était « probablement » cancérigène. Dans son étude, l'IARC précise que les viandes rouges auxquelles on se réfère sont les muscles provenant du bœuf, du veau, du porc, de l'agneau, du mouton, du cheval et de la chèvre.

À la question « Est-ce que les méthodes de cuisson changent le risque ? » l'Agence répond : « Les méthodes de cuisson à haute température génèrent des composés qui peuvent contribuer au risque de cancérogénicité de ces aliments mais leur rôle n'est pas encore complètement compris et on ne peut conclure de façon certaine que le mode de cuisson de la viande augmente le risque de cancer. » À la question « Est-ce que manger de la viande crue est plus sûr ? », on ajoute qu'actuellement il n'y a pas de données permettant de répondre à cette question mais que, par ailleurs, il existe un risque d'infection lors de la consommation de viande crue. Le principal type de cancer associé à la consommation de viandes transformées est le cancer colorectal dont le risque serait augmenté d'environ 18 % lorsque l'on en consomme 50 g quotidiennement ; dans le cas de la viande rouge, l'association avec le cancer colorectal est qualifiée de « probable ». L'IARC recommande de limiter les apports de viandes transformées et de viande rouge mais affirme que les données actuelles ne permettent pas de préciser quelles quantités peuvent être consommées sans danger.

La cuisson des poissons à haute température entraîne une production moindre de glycotoxines d'environ 50 % par comparaison avec la viande[1] (p. 98-108). Il est d'autre part reconnu que la cuisson à basse température réduit encore davantage le développement de glycotoxines dans la chair des poissons. Les fruits de mer cuits à basse température sont permis, mais on doit tenir compte des intolérances personnelles passablement fréquentes. Les fruits de mer sont acceptés et les poissons sont particulièrement favorisés sauf en cas d'intolérance personnelle ou d'allergie.

Les œufs frais sont permis et les œufs biologiques seraient meilleurs pour la santé. Les œufs en poudre (parce que traités industriellement) sont déconseillés. Il est recommandé de faire cuire les œufs (protéines animales) à basse température pour éviter la formation de glycotoxines (omelettes baveuses, œuf à la coque).

– *Appareils de cuisson conformes à la diète hypotoxique*

Le cuiseur-vapeur (vapeur douce sans pression)

Il s'agit d'un appareil qui cuit à la vapeur douce et qui est facilement programmable. Il peut cuire les légumes et certaines recettes de viande. Mon cuiseur-vapeur de marque Black&Decker possède trois paniers qui se superposent selon les besoins. Je fais cuire tous mes poissons et la grande majorité de mes légumes dans cet appareil dont je ne pourrais plus me passer. Je fais également cuire des boulettes de viande, des cuisses de poulet et des épaules et cuisses de lapins.

Il est très facile de déterminer le temps idéal de cuisson pour chaque catégorie d'aliments puisque dans le doute on peut, à l'aide de mitaines à four, soulever le couvercle et déterminer exactement le temps de cuisson nécessaire selon nos goûts. Il est possible de préparer un repas complet en utilisant les trois paniers superposables que l'on peut, au besoin, ajouter l'un après l'autre en fonction des temps nécessaires à la cuisson des différents aliments. Il s'agit d'un appareil peu dispendieux. Il est fortement recommandé et parfois indispensable de détartrer l'appareil à l'aide de vinaigre blanc (généralement à tous les trois mois, selon la dureté de votre eau) car les dépôts laissés par de l'eau dure peuvent boucher l'appareil et empêcher la vapeur de circuler normalement.

Le four vapeur + convection de Cuisinart (CSO-300C)

Ce petit four est pratique et efficace, on peut y faire cuire tous les aliments en le programmant manuellement avec précision pour respecter les températures de cuisson en accord avec la diète hypotoxique. Son coût est d'environ 260 $.

La cuisson à l'étouffée

La cuisson à l'étouffée, ou à l'étuvée, dans une cocotte de fonte est une méthode de cuisson à la vapeur à feu doux, dans un récipient fermé et n'utilisant que l'eau contenue dans un mets pour le faire cuire sous pression. Ce genre de cuisson permet d'éviter les excès de glycotoxines et de conserver davantage le goût des aliments.

Presto, cocotte-minute, autocuiseur

Les autocuiseurs, des marmites conçues pour cuire sous pression, permettent de réduire le temps de cuisson des aliments cuits à la vapeur ou à l'eau bouillante. Il est bien connu qu'à la pression normale l'eau bout à 100°C. Lorsque l'eau est exposée à une pression supérieure à la pression normale, son point d'ébullition augmente.

Ainsi, à 15 psi au-dessus de la pression normale (ce qui semble être le cas de la plupart des prestos achetés en magasin), l'eau va bouillir à 120°C, ce qui diminuera le temps de cuisson. Dans le cas de la cuisson des protéines animales, comme il est important de ne pas excéder 110 degrés en raison de la formation de glycotoxines, la cuisson des viandes avec un tel appareil est à éviter si on veut se conformer à la diète hypotoxique. Par contre, on peut cuire les légumes et les légumineuses avec cet appareil.

Pour cuire de la viande avec un presto sans générer d'excès de glycotoxines, il faudrait qu'il opère à une pression maximale de 6 psi au-dessus de la pression normale (la température de cuisson sera alors de 110 degrés). Il existe sur le marché des prestos avec une pression ajustable (le magasin Després-Laporte, entre autres, vend un modèle de ce type) ; ils permettent alors une cuisson accélérée tout en demeurant conformes à la diète hypotoxique.

La mijoteuse

Les viandes cuites dans la mijoteuse (80°C) et en présence de liquide respectent la diète hypotoxique. Il existe maintenant de nombreux livres de recettes sur le sujet.

Le four d'une cuisinière électrique

On peut faire cuire la viande dans un four ordinaire en réduisant la température et en allongeant le temps de cuisson. Le fait de déposer la viande dans un liquide la protège en grande partie contre le développement de glycotoxines. Utiliser un thermomètre à viande pour bien ajuster la température de cuisson est utile.

Les plaques chauffantes de la cuisinière

Si on fait cuire des protéines animales dans une poêle directement sur les plaques électriques, il est recommandé de cuire sur un feu très doux ; il ne faut pas que le contenu grésille. Le contrôle de la température est facilité lorsqu'il y a un liquide dans la poêle. Il est important que la température utilisée ne brûle pas le corps gras qui sert à la cuisson, car s'il y a présence de fumée, il y a production de substances toxiques.

Cuisson sous vide à basse température

La cuisson sous vide à basse température est réalisée dans un sac de plastique spécial sous vide et scellé à l'aide d'un instrument. Ensuite on place le sac dans un appareil comportant un bain d'eau dont la température est strictement contrôlée. La durée de cuisson sous vide peut varier de façon importante selon les caractéristiques de l'aliment. Pour arrêter la cuisson, on plonge le sac dans un bac d'eau glacée et on porte la température à environ 4°C. On peut alors conserver l'aliment dans son sac sous vide au réfrigérateur pendant 15 à 21 jours. Cette technique de cuisson permet de cuire les viandes, les poissons et les légumes. Il faut déterminer les différents temps de cuisson par essais et erreurs. L'ensemble de l'appareil est coûteux, y compris les sacs de plastique spécialement conçus pour éviter les transferts de substances indésirables dans les aliments.

Un four de cuisson et de maintien à basse température

Le four Alto-Shaam utilise la technologie Halo Heat, ce qui signifie que la chaleur est induite par un câble thermoélectrique qui entoure la totalité de la chambre de cuisson et de maintien de la température. Cette technique produit une chaleur rayonnante qui enveloppe les aliments d'une température uniforme et constante sans aucun mouvement d'air à l'intérieur du compartiment, ce qui permet de cuire en douceur, à basse température et en conservant une hygrométrie* élevée afin de préserver le degré d'humidité, les saveurs et les qualités nutritives des aliments. Les fours Halo Heat sont conçus pour passer automatiquement d'une température de cuisson à une

---

* L'humidité de l'air, à savoir la quantité d'eau sous forme gazeuse dans le four.

température de maintien, où l'aliment peut rester jusqu'à ce qu'il puisse être servi. En d'autres termes, vos invités peuvent arriver avec deux heures de retard et votre rôti aura conservé exactement la cuisson programmée. Le coût de ce four est élevé.

Le four à micro-ondes

L'utilisation du four à micro-ondes est controversée. Certains affirment que ce mode de cuisson est mauvais pour les aliments et générateur de glycotoxines, d'autres études n'y voient rien de négatif[1] (p.113). En fait, lorsque des études donnent des résultats contradictoires, il est prudent d'en tenir compte et de ne pas s'attarder seulement au côté qui nous plaît. Personnellement, j'essaie de l'éviter le plus possible. Si malgré tout on s'en sert pour réchauffer ou décongeler des aliments, il est important de ne pas utiliser de bol ou de pellicule de plastique pour éviter de mettre l'aliment en contact avec du bisphénol A ou des phtalates. Ces fours produisent des ondes électromagnétiques auxquelles on peut être sensible.

Ustensiles de cuisine

Les données présentées dans cette partie proviennent des études effectuées sous le nom de « Projet européen Heatox » qui avait pour but de définir les éléments de base d'une cuisine saine. Ce projet a mobilisé un grand nombre de spécialistes issus de quatorze pays européens durant environ trois ans. Une partie de leur travail était de déterminer l'effet de la chaleur sur un certain nombre de matériaux : revêtements antiadhésifs, aluminium, cuivre, plomb, cadmium et matières plastiques par rapport au dégagement ou au transfert de substances néfastes aux aliments.

Les conclusions du projet Heatox sont les suivantes : il est important de choisir les bons matériaux, quitte à y mettre le prix. Parmi eux, l'acier inoxydable : le meilleur étant l'inox 18/10 (72 % de fer, 18 % de chrome et 10 % de nickel) avec un triple fond. Ce matériau permet de cuisiner tous les aliments, légumes, viande, riz et pâtes, et même de faire de la pâtisserie! L'investissement est important, mais les ustensiles en inox se dégradent peu avec le temps. La fonte (alliage de fer et de carbone) non émaillée, la terre cuite non vernissée, l'émail, la porcelaine à feu, et le verre pyrex sont également recommandés.

Les ustensiles de cuisine recouverts d'une substance antiadhésive

L'utilisation de ce genre d'ustensiles de cuisine n'est pas encouragée par le groupe Heatox. Les ustensiles de cuisine antiadhésifs possèdent un revêtement chimique qui empêche les aliments de coller. Il en existe plusieurs marques : Teflon, DuPont, T-Fal, Silverstone. Les revêtements antiadhésifs peuvent libérer à haute température ($\geq$ 300°C (572°F) deux produits chimiques dangereux : le tétrafluoroéthylène (TFE), utilisé pour produire la couche non adhésive et l'acide perfluorooctanoïque (PFOA), utilisé durant le processus industriel. Si vous chauffez un ustensile de cuisine antiadhésif à des températures élevées, il y aura dégagement de vapeurs qui contiennent des produits chimiques nocifs pour la santé. Certaines études montrent que le chauffage des revêtements antiadhésifs à 300°C (572°F) peut créer des fumées contenant du TFE, une substance potentiellement cancérigène. Santé Canada recommande de ne pas utiliser de batteries de cuisine antiadhésives à des températures élevées et recommande une température maximale de 350°C ou 650°F. De plus, ces ustensiles de cuisine ne doivent pas être utilisés pour griller des aliments. Il est important d'éviter d'égratigner le revêtement antiadhésif en brassant le contenu de la casserole avec un instrument métallique, ce qui peut libérer des substances nocives dans la nourriture.

– *Informations complémentaires concernant les aliments et la santé*

Les aliments biologiques

Les produits alimentaires issus de fermes de cultures biologiques ne peuvent contenir aucun OGM, aucun pesticide et aucun fertilisant chimique. De plus, les terres servant à ce type de cultures ne peuvent avoir été exposées à ces produits pendant trois ans avant d'être reconnues en tant que cultures biologiques. Finalement, ces fermes doivent être accréditées auprès d'organismes certifiés selon les standards reconnus pour les cultures biologiques.

La demande des aliments biologiques a pris de l'importance surtout parce que de plus en plus de consommateurs ont la perception qu'ils sont plus nutritifs et meilleurs pour la santé. L'opinion des scientifiques est partagée car les études sur le sujet sont contradictoires. Par contre, des études récentes menées chez des enfants[10] et des adultes[11] ont montré des réductions notables de la quantité de pesticides dans l'urine des enfants et des adultes, même après une seule semaine d'une diète biologique. Plus convaincant encore, une méta-analyse basée sur 343 publications révisées par des pairs a montré des différences significatives entre les aliments provenant de cultures biologiques et ceux provenant de cultures conventionnelles non biologiques[12]. Cette étude a permis de mettre en évidence que les concentrations d'antioxydants de la famille des polyphénols étaient nettement plus élevées dans les aliments issus de cultures biologiques. Les six antioxydants analysés, l'acide phénolique, les flavanones, les stilbènes, les flavones, les flavonols et les anthocyanines présentaient respectivement des augmentations de 19, 69, 28, 26, 50 et 51 % comparativement aux cultures conventionnelles non biologiques. On sait, grâce à des études diététiques et épidémiologiques, que la majorité des antioxydants analysés réduisent le risque des maladies chroniques : maladies cardiovasculaires, maladies neurodégénératives, certains cancers et autres[13,14]. De plus, la méta-analyse a montré que la concentration des résidus de pesticides était quatre fois plus importante dans les aliments provenant des cultures non biologiques. Les auteurs précisaient en outre que le cadmium, un métal particulièrement toxique, présentait des concentrations plus élevées dans les aliments non biologiques analysés. La présence de quantités élevées de cadmium a une incidence particulièrement nocive sur l'organisme parce qu'il n'existe pas de mécanismes physiologiques pour l'excréter et, pour cette raison, sa demi-vie dans l'organisme est de 10 à 30 ans[15]. D'un autre côté, il a été démontré que les aliments dont le contenu est élevé en antioxydants atténuent les effets toxiques des contaminants[16]. On a également démontré que les aliments provenant de cultures biologiques sont plus riches en vitamines et en minéraux. En conclusion, il ressort de cette méta-analyse que les aliments provenant de cultures biologiques sont significativement plus riches en antioxydants et contiennent des quantités plus faibles de cadmium et de résidus de pesticides comparativement aux cultures non biologiques, et ce, indépendamment des régions et des saisons.

– *Les lipides ou les gras*

Les lipides sont indispensables au fonctionnement de l'organisme.
- Ils apportent de l'énergie à l'organisme.
- Ils participent à la constitution de la membrane des cellules (60 % du cerveau est constitué de lipides).
- Ils servent de moyen de transport aux vitamines liposolubles A, D, E et K.
- Ils sont précurseurs de certaines hormones (œstrogènes, progestérone, etc.).

Les aliments nous fournissent trois types de gras :
- les gras insaturés
- les gras saturés
- les gras trans

Les gras insaturés se divisent en deux grandes catégories :
les gras monoinsaturés, qui sont présents dans :
- les avocats
- les noix et les graines (noix de cajou, pacanes, amandes et arachides)
- les huiles végétales (olive, canola, noisette, arachide, carthame, sésame et tournesol).

Les acides gras monoinsaturés, appelés aussi oméga-9, dont le principal représentant est l'acide gras oléique, comportent une seule double liaison. Moins il y a de doubles liaisons sur une molécule, moins cette molécule sera en mesure de réagir avec les autres molécules. Au contraire, plus le nombre de doubles liaisons augmente sur une molécule, plus elle est en mesure de réagir avec les autres molécules. Les corps gras riches en acides gras insaturés ont tendance à rester à l'état liquide à température ambiante. Les acides gras monoinsaturés auraient la faculté de prévenir le dépôt du cholestérol sur les parois des artères, protégeant ainsi le système cardiovasculaire. L'huile d'olive comporte 72 % d'acide oléique, l'huile de canola, 62 % et l'huile de noisette, 73 % et plus.

Les gras polyinsaturés comportent deux ou trois doubles liaisons et doivent être apportés par l'alimentation, car notre corps ne peut les fabriquer. Ils sont considérés comme bons pour la santé et sont présents dans :

- les poissons gras (hareng, maquereau, saumon, truite et éperlan)
- les huiles de poisson
- les noix et les graines (noix de cajou, pacanes, amandes et arachides)
- les huiles végétales (canola, carthame, noix, sésame, maïs, lin, soja et tournesol).

Dans la famille des gras polyinsaturés, les acides gras oméga-3 et oméga-6 occupent une place à part[*].

Les acides gras oméga-3, qui sont des acides gras alpha linoléniques, sont excellents sur le plan nutritif. Les oméga-3 résistent plutôt mal à la chaleur, qui leur fait perdre leurs propriétés ; les huiles riches en oméga-3 doivent surtout être consommées froides. On prête à l'oméga-3 des propriétés bénéfiques pour diminuer les risques de thrombose, pour la régulation de la sérotonine

---

[*] Se référer au chapitre 5 pour une présentation plus exhaustive des oméga-3 et des oméga-6.

(dépression) et le soulagement des maladies inflammatoires chroniques (arthrite, arthrose, rhumatismes).

Les acides gras oméga-6, qui sont des acides gras linoléiques, sont importants dans l'élaboration des défenses immunitaires de l'organisme mais lorsque leur proportion dans l'alimentation est trop élevée par rapport aux oméga-3, ils induiraient un excès de réactions inflammatoires.

Les acides gras saturés

Les acides gras saturés ne présentent que des liaisons carboniques simples, ce qui les rend plus difficiles à dégrader et donc moins bons pour la santé, contrairement aux graisses insaturées qui sont dégradées plus facilement parce qu'elles comportent des doubles liaisons. En quantité raisonnable, les acides gras saturés sont bons pour l'organisme. En effet, ils lui fournissent beaucoup d'énergie et lui apportent également des vitamines A, D, E et K. Par contre, consommés en excès, les acides gras saturés favorisent la prise de poids et augmentent les risques de maladies cardiovasculaires.

Bon nombre d'aliments en contiennent :
- la viande (bœuf, poulet, agneau, porc et veau)
- l'huile de coco, de palme et de palmiste
- les produits laitiers (beurre, fromage et lait entier)
- le saindoux
- le shortening.

Les acides gras trans

Les recherches scientifiques ont démontré que les gras trans alimentaires accroissent les risques de maladies cardiovasculaires. Les gras trans se trouvent en petites quantités et à l'état naturel dans les produits laitiers, le bœuf et l'agneau. Mais ce type de gras est souvent obtenu de façon industrielle par l'hydrogénation de l'huile. Cette méthode consiste à ajouter de l'hydrogène en convertissant ainsi chimiquement les huiles liquides en gras solide ou semi-solide (shortening). Les gras trans permettent de produire des saveurs alléchantes et des textures fondantes. Les pâtisseries, les biscuits et les aliments frits contenant ce type de gras se conservent aussi plus longtemps. C'est un agent de remplissage peu coûteux qui présente un risque non négligeable pour la santé.

La petite histoire du remplacement du gras par des sucres dans les aliments préparés par l'industrie agroalimentaire

Au cours des dernières décennies, on a diabolisé la consommation des gras, même les bons gras, ce qui a eu comme conséquence le remplacement du gras (lipides) par du sucre ajouté dans de nombreux aliments préparés industriellement. Malheureusement, il semble que le remède s'est avéré pire que le mal : des études récentes ont montré que l'augmentation de sucre ajouté sous forme de fructose (souvent sous forme de sirop de maïs) dans la diète avait eu des conséquences néfastes sur notre santé. Entre autres, le nombre de cas de diabète de type 2 est en augmentation depuis ces modifications. De plus, la synthèse d'acides gras dans le foie (provenant d'une lipogénèse « de novo » ou plus simplement de la transformation par le foie de sucres en lipides) est élevée même chez les hommes en bonne santé[17]. Chez de jeunes adultes en santé (18-40 ans), on a constaté que la consommation de boissons sucrées à partir du sirop de maïs riche en fructose favorisait l'augmentation, en fonction de la dose de fructose ajouté, de lipides/lipoprotéines circulants, triglycérides post-prandiaux (après le repas), cholestérol LDL (lipoprotéines de faible densité ou mauvais cholestérol) ainsi qu'une augmentation de l'acide urique. L'augmentation sérique de ces différentes molécules constitue un facteur de risque de maladies cardiovasculaires et autres (reins, maladies arthritiques, etc.). Ce qui est particulièrement inquiétant, c'est que ces changements apparaissent chez des jeunes en bonne santé après la consommation de ces boissons durant seulement deux semaines[18]. On a aussi constaté que ces sucres induisent de l'obésité et plus particulièrement la présence de tissu adipeux viscéral, et même des dépôts ectopiques de lipides dans le foie, les muscles, le cœur et le pancréas, ce qui augmente le risque de développer un diabète de type 2. Par contre, il est difficile de déterminer si c'est une diète pauvre en glucides ou en gras qui est la plus à même de réduire le gras viscéral et d'augmenter la sensibilité à l'insuline. Toutefois, il est clairement démontré que les diètes faibles en glucides et en gras saturé permettent d'atténuer plusieurs facteurs de risque de développer des maladies cardiovasculaires tout en permettant un meilleur contrôle de la glycémie[19].

Globalement, on recommande de consommer surtout des gras polyinsaturés et monoinsaturés comme l'huile d'olive vierge (pressée à froid) et de limiter la consommation des huiles contenant des acides gras saturés : acide palmique, laurique, stéarique et butyrique car les acides gras saturés agissent directement sur l'augmentation du taux de cholestérol. Il faut dire cependant qu'il y a controverse sur les bienfaits/méfaits du cholestérol sérique[20] et les études très reconnues du « Framingham Heart Study » ont montré que de bas niveaux de cholestérol total (inférieur à 200 mg/dl) étaient associés à des performances cognitives inférieures à celles des individus dont le niveau de cholestérol total se situait entre 200-240 mg/dl[21]. La controverse concerne également les bienfaits de plus en plus reconnus de l'huile de noix de coco vierge, un gras saturé qui manifeste des qualités antioxydantes et présenterait un potentiel neuro- et cardioprotecteur[22-24]. Des études indiquent même que l'huile de noix de coco aurait amélioré la mémoire chez des gens souffrant d'un début d'Alzheimer[25].

– *Les huiles végétales à favoriser*

La diète hypotoxique demande d'exclure les huiles raffinées et de les remplacer par des huiles vierges. Les huile vierges sont extraites uniquement par des procédés manuels ou mécaniques (aucun traitement chimique et de raffinage) et consommées de préférence crues, soit non soumises à la chaleur. Les huiles recommandées sont : l'huile d'olive, de canola (colza), de lin, de noisettes, de noix, de sésame, d'onagre, de bourrache. Idéalement, ces huiles devraient être biologiques pour éviter le plus possible les pesticides et insecticides. Dans le cas de l'huile de canola, elle doit être obligatoirement biologique car cette plante est cultivée majoritairement en Amérique en tant qu'OGM. Dans une alimentation anti-inflammatoire, on évite les huiles suivantes très riches en oméga-6 pro-inflammatoires : huile de tournesol, de soya, de maïs et de carthame.

En cuisine, il est très important de tenir compte du point de fumée (ou de fumage) des huiles et des graisses. Le point de fumée est la température à partir de laquelle les huiles ou graisses alimentaires se décomposent et se dénaturent. Le chauffage d'une huile au-delà de son point de fumée provoque la décomposition des acides gras qu'elle contient et l'apparition de composés toxiques possiblement cancérigènes. Le point de fumée des huiles ou graisses qui résistent le mieux à la chaleur correspond à 252°C pour le ghee ou beurre clarifié, 271°C pour l'huile d'avocat, 240°C pour l'huile de canola, 221°C pour l'huile de noisettes, 216°C pour l'huile d'olive vierge, 216°C pour l'huile de pépins de raisin, 191°C pour l'huile d'olive extra-vierge, 216°C pour l'huile d'amande et 177°C pour l'huile de noix de coco non raffinée.

Les margarines qui contiennent des huiles hydrogénées sont à proscrire ainsi que celles qui contiennent des protéines de lait ou de céréales (généralement du blé). La margarine « Vegan-Végétale » de Becel est acceptable car elle ne contient pas d'huile hydrogénée donc pas de gras trans, pas de produits laitiers ni de gluten. Les tartinades Earth Balance sont également acceptables, particulièrement la tartinade biologique aromatisée à la noix de coco et la tartinade traditionnelle sans soya qui a vraiment bon goût.

– *Les sucres*

Tous les sucres blancs raffinés ne contiennent que des calories vides et doivent donc être évités car il s'agit d'un véritable poison ; y compris la cassonade, du sucre blanc coloré avec de la mélasse.

Le pire danger de notre alimentation moderne, ce sont les sucres ajoutés par l'industrie agroalimentaire dans la grande majorité des aliments qu'elle produit et que nous consommons. En raison de son coût peu élevé et du fait qu'il est facile de le mélanger aux aliments, le sucre est très souvent ajouté sous forme de sirop de maïs à forte teneur en fructose. Parce que l'on connaît maintenant les dangers du fructose lorsqu'il n'est pas consommé à même les fruits[1] (p. 152-156), cette façon de faire de l'industrie révèle un manque total d'éthique. Pour confondre les consommateurs, l'industrie utilise différents termes au lieu de sirop de maïs : sucre, glucose, dextrose, fructose, etc. Selon de nombreux spécialistes, le sucre ajouté sous forme de sirop de maïs dans toute une gamme d'aliments préparés par l'industrie agroalimentaire serait responsable en grande partie des problèmes d'obésité, de diabète de type 2, de maladies cardio-vasculaires et autres.

Souvent, on recommande la consommation de sirop d'agave. Il s'agit d'une erreur due à une publicité mensongère puisque le sirop d'agave est constitué d'un mélange de fructose et de glucose tout comme le sirop de maïs dont les méfaits ne sont plus à démontrer. La consommation de sirop de riz brun est à déconseiller en raison des nombreuses étapes de concentration nécessaires pour obtenir une solution sucrée ; cette technique peut permettre d'augmenter de façon excessive la présence d'arsenic même si, au départ, le riz contenait une faible quantité d'arsenic.

Les sucres ajoutés acceptables sont les sucres bruts que l'on dit complets parce qu'ils n'ont pas été purifiés. Il s'agit du miel, du sirop d'érable, du sucre de fleur de coco et du sucre de canne complet tel le sucanat, appelé aussi rapadura ou encore muscovado. Malgré tout, ces sucres doivent être consommés avec modération surtout par les personnes atteintes de maladies inflammatoires chroniques. Quelques individus, qui ne sont pas diabétiques, m'ont informée que, pour eux, la consommation de sucres même complets leur occasionne davantage de problèmes que la consommation de glu-ten. Les gens particulièrement sensibles au sucre auraient avantage à utiliser de la compote de pomme ou d'autres fruits pour remplacer le sucre lorsqu'ils préparent des muffins, galettes, etc. Encore une fois, pour ce qui est du choix des aliments, chacun doit être attentif aux réactions particulières de son corps.

– *Les aliments courants préparés par l'industrie agroalimentaire*

Pour déterminer si un aliment est permis – que ce soit une préparation de moutarde, de mayonnaise, de crème de soya, de sauce soya, de glaces – il faut lire la liste des ingrédients sur le contenant. S'il y a présence de protéines de lait, produits laitiers transformés ou modifiés, lait, crème (en fait tout ce qui a un lien avec les protéines de lait animal) ou présence de céréales, que le nom de la céréale soit mentionné ou non, l'aliment est à éviter, sauf si on précise le nom des céréales et que ces dernières sont conformes à la diète hypotoxique. Lorsque le sucre ajouté se situe dans les tout premiers ingrédients, cela signifie qu'il y en a beaucoup et que ce n'est pas un aliment à conseiller. Lorsqu'il y a une longue liste d'ingrédients, 9 fois sur 10, il y aura présence de produits à éviter, tels colorants, produits chimiques de conservation, etc.

Dans l'ensemble, les personnes qui suivent la diète hypotoxique n'ont pas à tenir compte des avertissements concernant des traces de noix, de blé, etc., sauf en cas d'allergie à ces aliments. Les personnes atteintes de la maladie cœliaque doivent éviter les aliments qui peuvent contenir des traces de blé ou de gluten ; les céréales ou farines consommées par les cœliaques doivent être garanties sans traces de blé ou de gluten. Cela peut également concerner certains individus atteints de la maladie de Crohn, qui peuvent être très sensibles même à des quantités minimes de blé.

Dans un monde idéal, on aurait avantage à consommer des condiments maison. Mais c'est impossible pour la plupart d'entre nous. Il est donc essentiel de bien lire les étiquettes pour éviter les ingrédients non conformes. Par exemple, le ketchup Heinz est acceptable en petites quantités même s'il contient un peu de sucre

(le sixième ingrédient : 3,7 mg/15 ml). Il existe des moutardes satis-
faisantes sur le marché comme la moutarde de Meaux (Pommery).
Pour les autres, lire les ingrédients sur l'étiquette pour éviter les
sulfites et autres produits non conformes.

– Additifs alimentaires permis

Gomme de xanthane et gomme de guar

Ces gommes sont des épaississants (confèrent du volume) et des
émulsifiants (assouplissent et donnent de l'élasticité). On les utilise
pour remplacer dans la mesure du possible l'effet du gluten. Elles
permettent de résoudre le problème d'émiettement des pains et
biscuits. La poudre à pâte (la choisir sans aluminium) est utile en
cuisine, mais elle ne peut pas remplacer la gomme de xanthane ou
de guar car elle n'a pas les mêmes propriétés épaississantes et géli-
fiantes. On peut trouver ces produits dans les supermarchés et les
magasins de produits santé et/ou biologiques. L'ajout de graines de
lin, de chia, de sésame et de chanvre, en plus d'améliorer les qualités
nutritives du pain, en améliore le goût et la consistance. Le chanvre
présentant une certaine parenté avec le blé, surveiller une possibilité
d'intolérance personnelle. On peut remplacer le vinaigre de riz par
du vinaigre de vin ou balsamique dans les recettes de pains, mais
vérifier la liste des ingrédients.

Les levures

Lorsqu'on utilise de la levure, toujours s'assurer qu'elle ne contient
pas de gluten. La levure sèche de Fleischmann pour pain n'en
contient pas. Lorsque vous utilisez de la levure, toujours vérifier
que la marque utilisée ne contient pas de gluten. Ces levures sont
des cellules vivantes qui se présentent sous forme de petites billes.
Certaines nécessitent une réhydratation et une activation avant
d'être utilisées, vérifier les indications sur le contenant.

Le soja

On retrouve très souvent du soja dans les aliments préparés industriellement. La mauvaise nouvelle est que le soja est de plus en plus cultivé en tant qu'OGM alors qu'en Amérique du Nord, aucune loi n'oblige l'industrie à indiquer la présence d'OGM sur les étiquettes. Pour cette raison, il faut s'assurer que le soja que nous consommons est d'origine biologique (heureusement, cette information est encore permise par la loi mais contestée par l'industrie agroalimentaire). Par contre, les études scientifiques concernant les bienfaits et/ou la nocivité du soja sont tellement contradictoires qu'il est prudent de consommer cet aliment, même biologique, avec modération. Les personnes qui souffrent d'hypothyroïdie devraient l'éviter[1] (p. 129-131).

D'autre part, le soja sous forme de produits traditionnels fermentés (miso, natto, tempeh, sufu) à l'aide de probiotiques aurait des effets particulièrement positifs sur le métabolisme et le système immunitaire. Cela parce que la fermentation réduit en grande partie les antialiments présents dans la fève de soja, désactive les inhibiteurs de protéines et dégrade les allergènes des fèves de soja, ces dernières étant classées parmi les huit aliments les plus allergisants[26,27]. La fermentation du soja entraîne de plus une augmentation des acides aminés à l'état libre, des antioxydants et favoriserait la modulation du système immunitaire. Pour ces raisons, les produits traditionnels fermentés du soja sont considérés comme des aliments fonctionnels qui favorisent une bonne santé[28]. Il est intéressant de mentionner que les avantages de la fermentation seraient encore plus importants avec les haricots mungo[28].

D'un autre côté, il ressort de différentes études récentes[29-31] que les produits du soja fermentés peuvent contenir des quantités d'amines biogènes qui ne se situent pas à l'intérieur du niveau de sécurité recommandé pour les humains. Ces biogènes sont produits par différentes souches bactériennes et leur quantité peut varier largement entre les différents produits analysés, tel que démontré par les trois études citées plus haut. Les principaux amines biogènes retrouvés dans les produits fermentés sont l'histamine (neurotransmetteur pro-inflammatoire, rôle entre autres dans les réactions d'hypersensibilité), la tyramine (pro-inflammatoire) et la β-phenethylamine (neurotransmetteur possiblement psychoactif) qui, s'ils sont en quantité élevée dans le produit fermenté, peuvent compromettre la santé humaine. Les niveaux les plus élevés d'amines biogènes ont été trouvés dans le sufu (tofu fermenté), le tamari et la pâte de soja; de façon générale les auteurs considèrent que les autres produits fermentés ne devraient pas constituer dans la majorité des cas un risque pour les consommateurs en santé, bien qu'il soit recommandé que tous les produits du soja soient analysés et que des limites appropriées soient déterminées pour s'assurer de la sécurité de ces aliments. Ces produits ne seraient toutefois pas conseillés pour les gens qui ne sont pas en santé[29-31].

La sauce soya

La sauce soya contient généralement du blé (à éviter) et, en plus, elle contient souvent autour de 41 % de sodium; par contre l'assaisonnement au soja liquide de marque Bragg ne contient que des protéines de soja et de l'eau purifiée, et son contenu en sodium représente 6 % de la quantité quotidienne permise dans 2,5 ml, donc il est acceptable à la condition de l'utiliser avec modération. On peut également trouver une sauce soya tamari sans gluten au magasin de produits naturels Avril.

Spaghetti et autres pâtes alimentaires

Les seules pâtes alimentaires commerciales disponibles (actuellement) et permises par la diète hypotoxique sont celles fabriquées à base de riz blanc ou brun et de quinoa. Les différentes sortes de pâtes des compagnies Riropia, Tinkyàda et GoGo Quinoa sont vraiment bien. Jusqu'à maintenant, toutes les pâtes à base de sarrasin que j'ai trouvées contenaient également du blé tel qu'indiqué dans la liste des ingrédients. Il existe sur le marché différents types de vermicelles de riz mais assurez-vous que du blé n'ait pas été ajouté.

Vinaigre de cidre

De nombreuses personnes pensent que la consommation de vinaigre de cidre peut améliorer leur santé. J'ai fouillé la littérature scientifique sur le sujet et n'ai trouvé aucun article qui m'ait convaincue des bienfaits de ce produit pris en tant que médicament. Par contre, j'ai trouvé des rapports de brûlure[32,33], d'érosion dentaire[34] et d'autres articles concernant le diabète qui n'encouragent pas la prise de ce produit comme médicament[35]. Toutefois, vous pouvez sans problème continuer à l'utiliser en petites quantités dans vos recettes.

Chocolat et caroube

La poudre de cacao est dérivée de la fève du cacaoyer theobroma. La poudre de cacao est une bonne source de fibres (26 %–40 %), de protéines (15 %–20 %), de glucides (environ 15 %) et de lipides (10 %–24 %). Cette poudre contient aussi des minéraux, des vitamines et des composés bioactifs (flavonoïdes, méthylxanthines et theobromines). Au cours des dernières années, le riche contenu du chocolat noir en flavonoïdes, reconnus pour leurs activités antioxydantes, a fait l'objet d'un grand intérêt. Le chocolat noir aurait des effets bénéfiques sur la santé cardiovasculaire, le métabolisme, le microbiome intestinal, le cerveau, le système immunitaire, et il aiderait à prévenir ou à retarder les effets du cancer, du diabète de type 2 et des réactions d'allergie[36]. Le chocolat noir ne convient pas toutefois aux gens sensibles à l'histamine.

Les propriétés santé du chocolat noir ont incité des chercheurs à créer en 2010 à Florence « the International Society of Chocolate and Cocoa in Medicine (ISCHOM) » (http://ischom.com/ischom/). Cette société a pour mission de recueillir toutes les données susceptibles d'augmenter notre compréhension des propriétés santé du cacao et du chocolat et de les disséminer tant auprès des chercheurs que du public en général[37].

Selon Extenso, le centre de référence sur la nutrition de l'Université de Montréal, la caroube possède quelques avantages sur le chocolat : elle est plus riche en calcium et en fibres, elle ne contient pas de caféine et elle est mieux tolérée par les gens qui souffrent de migraines. Par contre, pour fabriquer les produits à base de caroube, l'industrie incorpore du sucre et des gras pas nécessairement de bonne qualité. Il est donc important de s'assurer de la qualité des ingrédients utilisés.

Sel rose de l'Himalaya, gros sel de mer brut, fleur de sel

Exempt de toute pollution, le sel rose de l'Himalaya est recherché pour ses qualités nutritionnelles (ne contient que 22 % de sodium et de nombreux autres minéraux bons pour la santé) ainsi que pour son goût exceptionnel. Un peu de fleur de sel sur un aliment en augmente la saveur mais pas nécessairement plus que le sel rose, c'est une question de goût personnel. Le sel de l'Himalaya ne contient pas d'iode. Le meilleur sel que vous puissiez utiliser en cuisine est le gros sel gris de mer brut, particulièrement celui de Guérande, reconnu pour sa couleur grisâtre due à des dépôts de minéraux et de microalgues. Les microalgues contiennent de l'iode. On trouve de l'iode dans les produits qui proviennent de la mer, poissons, fruits de mer, algues, et autres produits tels les œufs et l'ail frais.

Les arachides et les aflatoxines

Comment diminuer les risques de contamination des arachides ?

Comme l'arachide est particulièrement vulnérable à la contamination, les fabricants et les organismes de la protection de la santé voient à la détection des arachides impropres à la consommation par un contrôle rigoureux des conditions d'entreposage et de la qualité de toutes les noix et de tous les produits de noix (dont le beurre d'arachide). Les aflatoxines sont surveillées par des méthodes d'échantillonnage.

Les arachides se conservent dans un endroit frais et sec, à l'abri de l'humidité, préférablement dans un sac de papier ou en filet. Comme la circulation de l'air est importante pour éviter les moisissures, ne pas garder les arachides dans un sac ou un contenant de plastique. L'arachide rôtie se congèle ; au réfrigérateur, elle se conserve neuf mois en écale ou trois mois décortiquée. L'arachide crue se détériore plus rapidement que l'arachide rôtie, aussi est-elle plus difficile à conserver ; on doit la garder au réfrigérateur. Pour s'assurer de ne pas consommer d'arachides contaminées, écarter celles qui sont vieilles, tachées, noircies, rances ou moisies.

Les aliments en conserve

Les boîtes de conserve ont un revêtement spécial à base de résine de bisphénol A (BPA), un produit chimique dont l'accumulation dans le corps peut avoir des effets néfastes sur la santé. Le Canada a été le premier pays au monde à déclarer le BPA substance toxique et à interdire son utilisation dans la fabrication des biberons. Cependant, les résines de BPA continuent d'être utilisées dans la pellicule recouvrant les conserves de métal. En France, le BPA est interdit depuis le 1er janvier 2015 pour toute fabrication de contenants alimentaires. Malheureusement, il vient d'être démontré que les bisphénols de remplacement sont tout aussi dangereux pour la santé humaine[38]. Une chose est certaine, pour conserver les aliments, les récipients en verre ou les surgelés sont certainement des moyens beaucoup plus sûrs.

En fait le BPA et les autres bisphénols S et F sont des perturbateurs endocriniens, tel que démontré sur des animaux de laboratoire incluant des primates. D'après des études épidémiologiques, le BPA aurait des effets négatifs sur la santé des fœtus, des enfants et des adultes, incluant des effets sur les organes reproductifs, le développement, les maladies métaboliques et autres[39]. En 2008, le programme national de toxicologie aux États-Unis (National Toxicology Program) a exprimé son inquiétude face au BPA, qui serait susceptible d'engendrer des troubles « du cerveau, du comportement, de la prostate chez les fœtus, les nourrissons et les enfants». Le programme a également exprimé sa préoccupation quant à un déclenchement précoce de la puberté chez les filles. Compte tenu de ces mises en garde, il est recommandé de limiter la consommation d'aliments en conserve.

Les aliments congelés

Les légumes et les fruits congelés sont conformes à la diète hypo-toxique car généralement leurs qualités nutritives sont bien conser-vées lorsque l'on respecte les dates de péremption.

– *Les boissons*

- Les boissons les plus recommandées, souvent qualifiées de façon erronée de laits, sont celles fabriquées à partir de riz, d'amandes, d'amandes-coconut. Les boissons préparées à partir de soja doivent être consommées avec modération en général, mais les personnes souffrant d'un problème lié à la glande thyroïde devraient les éviter au même titre que les autres produits du soya. On devrait de plus s'assurer que la boisson de soya soit biologique, donc ne provenant pas de culture OGM.
- Les différents thés et cafés sont permis, mais avec modération surtout en ce qui concerne le café. Deux tasses de café par jour ne sont pas excessives, mais là encore, cela dépend de l'individu. Pour certains, mieux vaut s'abstenir: en fait, il faut être attentif à ses réactions. Le thé, surtout le thé vert de qualité biologique, peut être consommé 3-4 fois par jour, si bien toléré.
- Quelques bières sans gluten sont compatibles avec la diète hypotoxique. Elles peuvent contenir les céréales suivantes: riz brun, sarrasin, millet. Celles produites par la compagnie Les bières de la Nouvelle-France se nomment «La Messagère». Sur le site, vous trouverez les points de vente: http://www.

lesbieresnouvellefrance.com. Il existe aussi la bière sans gluten Glutenberg « Pale ale américaine » (millet et sarrasin) ainsi que d'autres produites et offertes par Les Brasseurs sans gluten à propos desquelles il est difficile d'obtenir des informations précises. La levure de bière contient du gluten et est à éviter. Le houblon ne contient pas de gluten.

Le vin

Le vin est permis mais modérément. Le vin rouge est favorisé pour ses qualités d'antioxydant (resveratrol) alors que le vin blanc en contiendrait sept fois moins. Dans son dernier livre intitulé *On peut se dire au revoir plusieurs fois*, le Dr David Servan-Schreiber note : « Savez-vous que le vin contient mille fois la dose de pesticide tolérée dans l'eau potable, histoire de lutter contre le phylloxéra ? » Les sulfates sont utilisés pour combattre les champignons alors que les sulfites sont des conservateurs.

Un vin est dit biologique lorsque les raisins sont issus de l'agriculture biologique. Toutefois, on ajoute au vin biologique lors de l'embouteillage une petite quantité de sulfites dans le but d'en préserver la qualité. Certaines personnes sont totalement intolérantes aux sulfites, même à de faibles concentrations.

D'après certaines annonces publicitaires présentées à la télévision, une consommation modérée de vin pour un homme serait de 185 ml le midi et 185 ml le soir. Pour une femme, il faudrait diviser par deux. De plus, consommer 370 ml de vin dans un seul repas, même si à l'autre repas on s'abstient, n'équivaut pas à consommer cette quantité dans deux repas et peut être nocif. Personnellement, je ne vois pas l'intérêt d'établir de telles normes, car c'est un ensemble de facteurs – l'âge, les caractéristiques génétiques, l'état de santé, les sensibilités personnelles, la qualité du vin, le fait qu'il soit biologique ou non – qui influencent les réactions de notre organisme, qu'il s'agisse de vin ou d'autres aliments que nous consommons.

L'eau du robinet et les systèmes de filtration

On m'a demandé à quelques reprises s'il y a un avantage à faire installer chez soi un système de purification d'eau, et si oui, quel système privilégier ?

La réponse à cette question n'est pas simple car très peu d'études scientifiques ont porté sur l'efficacité des systèmes de filtration résidentiels de l'eau potable. Il existe bien quelques travaux de recherche dont le but était simplement de vérifier la présence d'arsenic dans l'eau potable des résidences privées, mais ces études n'ont pas cherché à évaluer l'efficacité des systèmes résidentiels de filtration pour se débarrasser des contaminants. Une étude récente s'est pourtant intéressée à ce sujet en Arizona[40]. Apparemment, ce serait la première à avoir évalué l'efficacité de différents systèmes de filtration de l'eau potable dans des maisons privées. La démarche des chercheurs a consisté à évaluer l'efficacité de trois systèmes de filtration de l'eau potable, soit avant et après traitement, à partir de 31 maisons. L'eau provenait de trois sources différentes d'approvisionnement.

1) D'une petite municipalité qui fournissait de l'eau non traitée à 700 individus et dont 26 % des maisons (n=8) obtenaient une eau non traitée. Seulement 2 maisons sur 8 de la petite localité possédaient un système de filtration : dans un cas, il s'agissait d'un système de filtration par osmose inversée et dans l'autre cas, d'un système de filtration au charbon activé.

2) D'une municipalité de moyenne importance qui fournissait une eau traitée à 42 000 individus. L'eau de 16 % des maisons a été analysée (n=5). On y trouvait seulement un type de filtration sur charbon activé, et ce, dans 3 maisons sur 5.

3) De puits privés situés dans la même région. Cinquante-huit pour cent de ces maisons (n=18) possédaient un puits privé. Sur les 18 maisons qui possédaient un puits privé, 5 seulement disposaient d'un système de filtration de l'eau : une maison utilisait un système par osmose inversée, une autre, un système sur charbon activé, deux maisons utilisaient un système d'adoucisseur d'eau, une autre

avait installé à la fois un système par osmose inversée et sur charbon activé et 3 maisons disposaient à la fois d'un système par osmose inversée et d'un système d'adoucisseur d'eau.

Il était précisé que les systèmes de filtration sur charbon activé étaient des systèmes centraux et non pas des pichets de filtration.

Les systèmes de filtration par osmose inversée et sur charbon activé étaient installés juste avant la sortie de l'eau du robinet, donc en aval. Les systèmes d'adoucisseur d'eau étaient pour leur part installés au point d'entrée de l'eau dans la maison, donc en amont. Globalement, 4 maisons possédaient un système de filtration par osmose inversée, 6 un système sur charbon activé et 5 un système d'adoucisseur d'eau. L'analyse chimique était effectuée avant et après le passage de l'eau dans les systèmes de filtration dans le but de juger de leur efficacité à diminuer ou à éliminer les contaminants courants tels l'aluminium, l'arsenic, le fer, le cuivre, les métalloïdes ainsi que la dureté de l'eau (excès d'ions calcium et magnésium ou présence de $CaCO_3$).

L'étude a montré que l'eau non traitée des 8 maisons de la petite municipalité contenait de l'arsenic à des niveaux qui dépassaient les normes acceptées, ce qui était également le cas de 37,5 % des puits privés, alors que l'eau traitée par la municipalité de moyenne importance respectait les normes du contenu en arsenic. De plus, quelques maisons présentaient, en amont des systèmes de filtration, des niveaux de contaminants en métaux supérieurs à la norme acceptable : c'était le cas de l'aluminium, du fer, du cuivre et des métalloïdes.

Les traitements de filtration par osmose inversée ont abaissé les concentrations d'arsenic sous la norme acceptable, sauf dans un cas où la concentration initiale de l'arsenic était particulièrement élevée. Les auteurs ont émis l'hypothèse que des variations de l'efficacité de la filtration par osmose inversée peuvent également influencer l'efficacité du système de filtration en raison d'un usage prolongé, d'un entretien insuffisant des membranes, du pH et de la dureté de l'eau, ce qu'ils n'ont cependant pas vérifié. La dureté de l'eau a diminué de 97 % par suite de la filtration par osmose inversée.

La méthode de filtration sur charbon activé a donné des résultats peu concluants quant à l'élimination des contaminants et n'a souvent eu aucun effet. Ce système semblait surtout utilisé pour réduire l'odeur et améliorer le goût de l'eau. Quant aux adoucisseurs d'eau qui sont généralement à base de sel, leur évaluation n'a pu donner de résultats consistants. Les auteurs soulignent qu'il y a des contre-indications aussi bien en cas d'une eau trop dure que d'une eau trop douce. Une eau trop dure ($\geq$ 300 mg par litre sous forme de $CaCO_3$) peut conduire à la détérioration des tuyaux et des chauffe-eau et à un mauvais goût de l'eau. Une eau trop douce ($\leq$ 50 mg de $CaCo_3$ par litre) peut avoir des effets nocifs sur la santé et en particulier sur les systèmes cardiovasculaire et squelettique, tout en favorisant apparemment certains cancers. De plus, l'eau douce peut entraîner la corrosion des systèmes de tuyauterie et, de là, un lessivage du fer et/ou du plomb, ce qui peut augmenter les concentrations de ces métaux dans l'eau potable.

En fait, l'étude en question a mis en évidence que les systèmes de filtration résidentiels peuvent aussi bien diminuer qu'augmenter les concentrations de certains contaminants. Pour gérer le mieux possible la situation, les auteurs émettent les recommandations suivantes : que des tests sur la qualité de l'eau des maisons soient pratiqués ; que les consommateurs soient mieux informés afin d'être en mesure de décider si leur eau nécessite un système de filtration et lequel serait le plus approprié pour réduire les contaminants ; que les instances gouvernementales renseignent et alertent le public quant aux dangers des puits privés non contrôlés, et que ces instances aident les petites municipalités à traiter leurs eaux.

Bien que la dureté puisse avoir sur l'eau des effets d'ordre esthétique ou organoleptique (apparence, goût, odeur, texture, consistance), on n'a pas fixé de concentrations maximales acceptables, car la tolérance du public à l'égard de la dureté de l'eau peut varier considérablement selon les conditions locales. Une eau dont la dureté est supérieure à 200 mg/litre est considérée comme médiocre, mais elle est tolérée par les consommateurs ; les eaux dont la dureté est supérieure à 500 mg/litre dépassent la norme acceptable pour la plupart des usages domestiques. Étant donné qu'un adoucissement d'eau est basé habituellement sur l'échange d'ions sodium, cette technique peut introduire des quantités considérables de sodium dans l'eau potable et avoir des effets indésirables sur certains individus, plus particulièrement sur ceux qui souffrent d'hypertension ou de problèmes rénaux. Il est recommandé, dans de tels cas, d'assurer un approvisionnement distinct d'eau non adoucie qui servira d'eau de boisson et sera utilisée pour les usages culinaires.

Selon Santé Canada (http://www.hc-sc.gc.ca/ewh-semt/water-eau/drink-potab/guide/index-fra.php), la dureté de l'eau peut être exprimée en concentration équivalente de carbonate de calcium ($CaCO_3$). Le degré de dureté de l'eau potable peut être classé comme suit, en fonction de la concentration de carbonate de calcium : eau douce, de 0 à <60 mg/l ; eau modérément dure, de 60 à <120 mg/l ; eau dure, de 120 à <180 mg/l ; eau très dure, 180 mg/l et plus. Un relevé des réseaux d'aqueduc du Canada révèle que la moitié de toutes les municipalités canadiennes ont une eau dont la dureté est inférieure à 80 mg/l et que 20 % ont une eau dont la dureté est supérieure à 180 mg/l. Selon Santé Canada, l'eau dont la dureté est comprise entre 80 et 100 mg/l (en $CaCO_3$) assure un équilibre acceptable entre la corrosion et l'entartrage. Une eau dont le degré de dureté est supérieur à 200 mg/litre est acceptable même si elle est de qualité médiocre, alors qu'une eau dont la dureté est supérieure à 500 mg/l dépasse la norme acceptable.

Plusieurs lecteurs m'ont demandé de l'information concernant la pertinence de posséder un système qui fournit une eau alcaline ionisée. Je dois avouer qu'il est présentement impossible de répondre de façon documentée à cette question très controversée. Alors qu'un grand nombre d'appareils sont vendus pour permettre l'obtention d'une eau alcaline ionisée, Santé Canada, d'après mes recherches, n'a rien publié sur le sujet. Dans la littérature scientifique, j'ai trouvé un seul article datant de 2009 qui a évalué cette eau sur des animaux[41]. Les résultats semblaient bénéfiques et la dernière phrase de la conclusion était la suivante : « Human studies are indicated in the near future to confirm this issue in humans. » Pourtant il n'y a pas eu de suite à ce travail de recherche, que ce soit par les auteurs de l'article ou d'autres chercheurs. Par contre, de nombreuses personnes possèdent ce genre de système de traitement de l'eau, et les témoignages reçus sur mon blogue ne convainquent pas des bienfaits sur la santé vantés par les fabricants de ces appareils.

On trouve sur Internet de nombreuses mises en garde contre la consommation à long terme d'une eau ionisée alcaline, en particulier l'article de Richard Haas (http://www.mythesetrealites.org/crbst_66.html) dans lequel on trouve un peu de tout mais dont la conclusion me rejoint lorsqu'il cite l'aphorisme de Paracelse : « Tout est poison, rien n'est poison, seule la dose fait la différence. »

Les eaux minérales

Certaines eaux minérales peuvent aider à maintenir et/ou rétablir un pH équilibré. Au début de la diète, surtout si votre urine est acide, un litre par jour va aider. Lorsque l'équilibre acido-basique est rétabli, comme dans tout, la modération a bien meilleur goût et vous devez limiter la consommation de l'eau minérale à un verre ou deux par jour et boire de l'eau ordinaire le reste du temps.

Critères à respecter pour le choix des eaux minérales favorables à la santé : calcium au moins 200 mg/l, bicarbonate au moins 1 000 mg/l, sodium au plus 200 mg/l, sulfates au plus 50 mg/l. En Europe, seulement 12 % des eaux respectent ces paramètres.

Les eaux minérales Badoit (française), Gerolsteiner (allemande), Ferrarelle (italienne) et Borsec (roumaine) possèdent les caractéristiques propres à aider à combattre l'acidité de l'organisme :
- caractéristiques de la Badoit en mg/l : calcium 190, bicarbonate 1 300, magnésium 85, sulfates 38, sodium 165.
- caractéristiques de la Gerolsteiner en mg/l : calcium 348, bicarbonates 1 816, magnésium 108, sulfates 38,30, sodium 118 mg.

- caractéristiques de la Ferrarelle en mg/l : calcium 365, bicarbonate 1 430, magnésium 18, sulfate 4, sodium 47.
- caractéristiques de la Borsec en mg/ml : calcium 59,09, bicarbonates 347,7, magnésium 31,75, sulfates 15, sodium 2,9.

Pour plus d'information sur ce sujet, consulter mon premier volume[1] (p. 131-133).

Pour ceux qui se demandent si la quantité en sodium de 165 mg/l d'eau Badoit pose un problème, la réponse est non. Le sodium est un minéral important pour la santé. Santé Canada recommande de consommer 1 500 mg de sodium par jour pour un adulte, mais de ne pas dépasser 2 300 mg/jour. Par contre, s'il y a consommation quotidienne d'un litre d'eau minérale à long terme chez des personnes qui ont des problèmes rénaux, cela pourrait favoriser le développement de calculs rénaux. Les eaux minérales recommandées aident à corriger un taux d'acidité trop élevé mais elles ne sont pas indispensables, alors qu'une alimentation riche en légumes variés joue un rôle très important dans l'homéostasie (équilibre) des liquides du corps.

Le choix des aliments qui favorisent une légère alcalinité de l'organisme

Pour faire un choix éclairé en cette matière, il est utile de connaître l'indice PRAL (charge acide rénale potentielle) des aliments*. Plus l'indice PRAL est élevé (p. ex. farine de blé complet = 6,98), plus l'aliment est acidifiant, alors que plus l'indice PRAL est faible (p. ex. légumes = -8 à 0,4) , plus l'aliment est alcalinisant. Il est fortement déconseillé d'ajouter du bicarbonate à l'eau du robinet pour la rendre plus alcaline.

---

* http://alimentationgroupea.blogspot.com/2009/10/aliments-classes-selon-lindice-pral.htm

Le papier pH pour mesurer le taux d'acidité de notre organisme

Le papier pH : il s'agit d'un rouleau de papier indicateur de pH. Ce papier permet de mesurer le pH de la salive et de l'urine dans le but de vérifier si les liquides de notre corps se situent autour de la normalité, soit autour de pH 7, ce qui correspond à un pH neutre. On trouve ce papier dans des magasins de produits naturels et dans la plupart des pharmacies. Pour ma part, je l'ai trouvé dans un magasin Vogel. Je conseille ceux dont les chiffres sont unitaires (pH 5, 6, 7, etc.) et non ceux avec décimales (5,2, 5,4, 5,6, etc.) car les premiers sont beaucoup plus faciles à lire. Ne pas lire le pH au lever ; si possible, choisir un moment de lecture et s'y tenir. Pour prendre le pH de l'urine, couper une bande, la plonger dans un petit pot contenant votre urine et comparer immédiatement la couleur obtenue avec le graphique qui se trouve dans la boîte. Prendre son pH une ou deux fois par semaine tant qu'il n'est pas revenu à la normale n'est pas excessif. Par la suite, une fois par mois devrait suffire.

Si, lorsque vous commencez à suivre le régime hypotoxique, le pH de votre urine est très acide, les changements alimentaires mettront beaucoup de temps à corriger un pH acide inférieur à 7 qui s'est installé dans votre organisme durant de nombreuses années. Vous devez donc augmenter de façon substantielle votre consommation de légumes et de fruits alcalins et tenter de réduire votre consommation de viandes, éviter surtout les abats, tout en tentant de favoriser les poissons frais. Le fait de consommer une eau minérale recommandée riche en bicarbonate devrait normalement aider à accélérer le phénomène.

Les boissons, quelques éléments à considérer

Les boissons gazeuses contiennent de grandes quantités de sucre raffiné (sirop de maïs constitué de 55 % de fructose, 42 % de glucose et 3 % de saccharose) qui équivalent à 9 cuillerées à thé de sucre (42 grammes) dans une seule canette de 355 ml. Il n'est plus à démontrer que le sucre raffiné est une cause importante du développement des maladies chroniques dans notre monde occidental. Remplacer le sucre raffiné par des édulcorants (aspartame, saccharine, sucralose ou splenda, cyclamate et acésulfame K) n'est pas non plus sans danger. Il a été démontré que les édulcorants couramment utilisés peuvent induire le développement d'une intolérance au glucose parce qu'ils déstabilisent le fonctionnement du microbiome intestinal, ce qui induit de la dysbiose (déséquilibre du microbiome) chez les animaux de laboratoire et chez les humains même en santé. Il a été observé que l'augmentation de la consommation des édulcorants artificiels coïncide avec une importante augmentation de l'obésité et de l'épidémie de diabète.

Les jus de fruits. Les jus de fruits commerciaux, même lorsqu'ils sont sucrés avec des concentrés de jus de fruits, ne sont pas favorables à la santé parce que ces concentrés, nécessairement riches en fructose, ne sont plus « tamponnés », pour ainsi dire, par les éléments protecteurs des fruits (fibres, antioxydants, vitamines, minéraux). Il a été démontré que le fructose libre est susceptible d'induire à la longue de l'obésité et des problèmes de santé tels l'hypertension, le diabète de type 1 et 2, des maladies cardiovasculaires et des maladies rénales chroniques[42]. Le problème vient du fait que le fructose libre a la capacité d'élever le taux d'acide urique, ce qui favorise le développement de maladies cardiovasculaires, de diabète et de maladies rénales chroniques[43]. Par contre, le fructose contenu dans les fruits, parce qu'il est associé aux différents constituants des fruits, n'a pas les mêmes effets négatifs sur la santé puisqu'il a été démontré que les fruits ont des effets positifs sur la santé[44]; ainsi, ils augmentent les performances des athlètes en diminuant l'utilisation d'acides gras et l'oxydation grâce à leurs composants phénoliques antioxydants[45]. Quant aux jus de fruits frais, faits maison, ils sont moins santé qu'un fruit consommé à l'état naturel parce qu'une partie des fibres est éliminée lors de l'extraction, mais ils sont quand même acceptables.

Les jus d'herbe. Les bienfaits du jus d'herbe de blé cru ont été recensés historiquement par de nombreuses études portant sur les maladies inflammatoires chroniques et le cancer[46,47]. Comme il ne s'agit pas de grains, mais d'herbe, ce jus est exempt de gluten puisque le gluten se trouve uniquement dans les grains, c'est-à-dire dans les épis. D'autre part, je n'ai trouvé aucune information qui m'ait convaincue que le jus d'herbe d'orge et le jus d'avoine avaient les mêmes propriétés bénéfiques que le jus d'herbe de blé.

La controverse au sujet de la vitamine D

Introduction

Lorsqu'on se nourrit de façon équilibrée, les suppléments de vitamines et minéraux ne sont pas nécessaires pour de multiples raisons décrites précédemment[1] (p. 140-146). Toutefois, le cas de la vitamine D est particulier, et c'est pourquoi ce sujet est développé ici en profondeur. Le but de cette partie est de rendre accessibles les connaissances scientifiques actuelles qui visent à déterminer la ou les concentrations sériques* adéquates et optimales de la vitamine D susceptibles de permettre le maintien d'une bonne santé osseuse. Le public et de nombreux professionnels de la santé sont actuellement dans l'incertitude face au courant de pensée voulant qu'il existe une prévalence élevée et généralisée de déficience en vitamine D dans le monde, alors même que la définition d'une carence en vitamine D est controversée. Il est établi que durant les mois d'hiver l'organisme se procure la vitamine D principalement dans les poissons gras et les matières grasses en général (par ordre décroissant) : huile de foie de morue, foie de morue, saumon, hareng, anchois, sardine, truite, maquereau, margarine, anguille, thon, huîtres, caviar, jaune d'œuf, rouget, certains champignons (chanterelles, shiitakés).

---

* La concentration de la vitamine D sérique signifie « contenue dans le sang » ou plus précisément dans la partie liquide du sang appelée sérum.

Les différentes formes de vitamine D et leurs dosages
Les éléments essentiels à connaître concernant la vitamine D

1) La vitamine D3 est produite principalement par la peau exposée aux rayons solaires. On peut également obtenir la vitamine D3 par la consommation de poissons gras et de suppléments. 2) La vitamine D2 provient de la consommation de végétaux. 3) La vitamine D active circule à l'état libre dans le sang en très petites quantités, soit moins de 1 % du total de cette vitamine dans l'organisme. La vitamine D qui est biologiquement active (sa formule est : 1,25-dihydroxy) est celle qui est capable de se lier aux cellules cibles par l'intermédiaire de récepteurs spécifiques, ce qui lui permet de pénétrer dans les cellules qui possèdent ce récepteur et de les activer. 4) Il faut savoir que plus de 99 % de la vitamine D circule dans le sang sous sa forme inactive, et parce que cette vitamine est liée à des protéines du plasma sanguin, elle ne peut pas activer les cellules. 5) C'est sous sa forme inactive que l'on dose la vitamine D. 6) La quantification de la vitamine D est effectuée à partir de sa forme inactive alors que les tests démontrent qu'il y a des différences significatives entre les différents tests quant à la quantification de la vitamine D. 7) Il semble que la mesure sérique de la vitamine D active pourrait constituer un marqueur clinique plus pertinent que celui de la vitamine D totale (inactive) parce que c'est la vitamine D active qui régularise plusieurs fonctions métaboliques de l'organisme.

Cet encadré est destiné à ceux qui désirent connaître en détail les différentes formes biochimiques que peut prendre la vitamine D et lestechniques de mesure de cette vitamine.

La vitamine D3, 25-hydroxy(OH) aussi appelée cholecalciferol, est une prohormone stéroïdienne lipophile (soluble dans les corps gras) synthétisée lorsque la peau est exposée aux radiations ultraviolettes B des rayons solaires ; outre cet apport de première importance, certains aliments, principalement les poissons gras, peuvent contribuer à l'apport de la vitamine D3. La vitamine D2, 25-hydroxy(OH), appelée ergocalciferol, provient de la consommation de végétaux. Sa formule chimique 25-hydroxy(OH) diffère de façon minimale de celle de la vitamine D3, en fait elle possède une double liaison de plus.

La vitamine D 25-hydroxy (OH) désigne à la fois la vitamine D3 et D2. Cette vitamine D 25-hydroxy (OH) est associée à des protéines plasmiques (plasma : partie liquide du sang), principalement les protéines DBP (*vitamin D binding protein*) et c'est sous cette forme inactive qu'elle circule dans le sang. La vitamine D 25-hydroxy(OH) se transforme en vitamine D biologiquement active, appelée vitamine D 1,25-dihydroxy (qui peut inclure de la D3 et de la D2), par l'action de l'enzyme 1α-hydroxylase, une activité qui a lieu principalement au niveau des cellules rénales. La vitamine D active 1,25-dihydroxy circule à l'état libre dans le plasma en très petites quantités, ce qui représente moins de 1 % de la vitamine D présente dans la circulation sanguine. La vitamine D active peut se lier et pénétrer dans les cellules cibles qui possèdent des récepteurs spécifiques qu'elles peuvent alors activer[48].

Pour déterminer le statut en vitamine D d'un individu, on dose habituellement la vitamine D inactive, soit la vitamine D 25-hydroxy (D3 + D2) parce que c'est sous cette forme que circule la grande majorité de la vitamine D. Le dosage est pratiqué à partir de la vitamine D plasmique totale, laquelle est formée à partir de l'exposition au soleil, de l'alimentation et de la prise de suppléments. Dans une étude récente[49] on a cherché à évaluer l'efficacité comparative des différentes méthodes d'analyse utilisées pour quantifier le niveau sérique de la vitamine D 25-hydroxy. Les méthodes d'analyse retenues étaient quatre tests de dosages immunologiques en chimioluminescence (réaction chimique entraînant l'émission de lumière quantitativement mesurable), un test radio-immunologique (émission de radio-activité mesurable) et une étude de chromatographie en phase liquide à haute performance (HPLC) (séparation analytique très précise des molécules d'un composé) ; ces tests étaient comparés à une analyse effectuée par chromatographie en phase liquide couplée à la spectrométrie de masse (LC-MS/MS) (technique d'analyse très spécialisée basée sur la séparation de molécules chargées en fonction de leur rapport masse/charge). La meilleure corrélation fut obtenue entre la méthode HPLC et LC-MS/MS. Les analyses de tous les autres tests courants ont montré qu'il y avait entre eux des différences significatives dans la quantification de la vitamine D 25-hydroxy. Les auteurs concluaient qu'il y avait un besoin urgent de standardisation et d'harmonisation des tests cliniques pour pouvoir quantifier avec précision la vitamine D 25-hydroxy sérique au cours des prochaines années. Les résultats de cette étude permettent d'expliquer, au moins en partie, l'inconsistance des résultats de nombreuses études visant la quantification sérique de la vitamine D 25-hydroxy totale. Cela explique au moins partiellement qu'il n'est pas facile de définir des niveaux internationaux précis et pertinents de la vitamine D 25-hydroxy totale et d'évaluer son influence thérapeutique sur différentes pathologies.

D'autre part, depuis quelques années, un certain nombre de chercheurs ont privilégié de quantifier plutôt la vitamine D active 1,25-dihydroxy (D3 + D2)[50-52] parce qu'il s'agit de la forme de la vitamine D la plus importante pour la régulation du métabolisme du calcium, du phosphore et de la résorption osseuse, sans oublier l'influence de nombreux désordres de santé sur cette forme de la vitamine D[51]. Il semble donc que la mesure sérique de la vitamine D active sous la forme de la 1,25-dihydroxy D2 et de la 1,25-dihydroxy D3 pourrait constituer un marqueur clinique plus pertinent que celui de la vitamine D totale (25-hydroxyvitamin (D2 + D3))[52].

Pour ces raisons, il y a un intérêt clinique croissant à quantifier la principale protéine qui se lie à la vitamine D 25-hydroxy, soit la DBP (protéine liant la vitamine D) en tant que transporteur. La DBP influencerait la densité osseuse en régulant la biodisponibilité de la vitamine D. Comme des différences génétiques ont été observées au niveau des DBP, lesquelles différences influencent leur affinité pour la vitamine D, le statut fonctionnel de cette vitamine pourrait différer grandement suivant les individus, même s'ils présentent des niveaux similaires totaux de vitamine D 25-hydroxy(OH). Pour cette raison, il est recommandé que le niveau sérique de la DBP soit mesuré pour évaluer son effet conjoint avec la vitamine D 25-hydroxy(OH). Cette recommandation découle du fait que l'on a observé chez les hommes âgés qu'un taux élevé de DBP semblait influencer à la baisse le niveau de D 25-hydroxy(OH) parallèlement à un risque de fragilité[53].

La vitamine D2 et l'alimentation

On pensait que la vitamine D2, 25-hydroxy(OH) (ergocalciferol) n'était pas très présente dans la chaîne alimentaire des humains. Des études récentes indiquent que la majorité des gens présentent des concentrations sériques mesurables de vitamine 25-hydroxy(OH) D2. La vitamine D2 provient de certains végétaux qui contiennent des phytostérols alimentaires (voir le glossaire). De petites quantités de phytostérols sont présentes dans tous les végétaux mais ce sont les huiles, les margarines, les noix, les graines et certains champignons qui en contiennent le plus. Une étude effectuée en Irlande a montré que l'on observait chez les adultes des concentrations sériques médianes de 1,7 à 2,3 µg/jour (68-92 UI/jour) de vitamine D2 sérique[54]. Cette étude démontre que la vitamine D2 peut avoir un impact nutritionnel non négligeable sur l'absorption des quantités de vitamine D nécessaires à la santé.

Différents facteurs sont susceptibles d'influencer les niveaux
de la vitamine D sérique

Plusieurs facteurs – des facteurs génétiques liés à la race (pigmentation de la peau), la culture (traditions culinaires), la pratique d'exercices physiques, la prise de médicaments, la quantité et l'affinité des DBP et la présence de maladies – peuvent affecter les niveaux de vitamine D sérique[55,56]. Il a également été démontré que le niveau sérique de la vitamine D 25-hydroxy(OH) varie entre différents sous-groupes. Par exemple, le seuil basal de la vitamine D est plus bas chez les femmes, les gens âgés (≥ 75 ans) et ceux qui présentent un IMC (indice de la masse corporelle) ≥ 25 kg/m^2 [57]. Ainsi, les seuils sériques normaux de la vitamine D 25-hydroxy(OH) peuvent différer selon la condition de santé et l'appartenance à l'un de ces sous-groupes. Les directives médicales à venir devront, en conséquence, tenir compte des résultats des études qui contredisent ceux qui affirment que des niveaux sériques relativement élevés de vitamine D 25(OH) sont recommandés pour les personnes âgées, les femmes et ceux qui présentent un IMC élevé. De plus, on doit tenir compte des différentes techniques de dosage de la vitamine D sérique utilisées ainsi que de la forme sous laquelle la vitamine D est dosée lorsque l'on interprète les résultats des études qui visent à mieux comprendre l'influence de la vitamine D, puisque ces facteurs peuvent influencer la signification des études[51].

S'appuyant sur la littérature scientifique et ses propres observations cliniques auprès de ses patients, la clinicienne et biologiste Sylvie Demers affirme que la mesure du taux de la vitamine D active permet une meilleure détermination du statut de la vitamine D de ses patients, comparativement à celle effectuée à partir de la vitamine D 25-hydoxy totale, qu'elle qualifie de vitamine D de réserve. Son livre intitulé *Le mythe de la vitamine D, rétablir la vérité sur les hormones* est un excellent ouvrage de vulgarisation et il est particulièrement pertinent pour les femmes ménopausées et les gens âgés qui y trouveront une mine d'informations utiles.

La santé osseuse : la relation vitamine D et calcium n'est pas simple

La vitamine D a des effets bien reconnus sur le métabolisme du calcium et en particulier sur son absorption intestinale ainsi que sur la prévention du rachitisme chez les enfants. Il est également démontré que la déficience en vitamine D provoque une perte osseuse secondaire de l'hyperparathyroïdie[58]. Il est donc biologiquement plausible qu'une carence en vitamine D soit associée à une augmentation accrue du risque de fractures. Par contre, une méta-analyse[59] basée sur 19 études cliniques randomisées (avec contrôles) montre que la prise de vitamine D seule ne permet pas une réduction du risque de fractures comparativement au traitement placebo. Deux des études analysées, qui faisaient état d'une administration annuelle unique d'une forte dose de suppléments de vitamine D, ont même montré une augmentation de l'incidence des fractures. D'autre part, la combinaison de l'administration de vitamine D et de calcium a donné des résultats non concordants, certaines études montrant des résultats positifs et d'autres neutres dans la prévention des fractures liées à de l'ostéoporose ; dans le cas de la prévention des fractures de la colonne vertébrale, la vitamine D associée au calcium n'a montré aucun effet positif. Par contre, une des études – menée chez des gens très âgés placés en institution (dont l'exposition au soleil était pratiquement nulle) – qui présentaient des déficiences sévères en vitamine D parallèlement à une consommation faible de calcium – a révélé que le fait de leur administrer des suppléments de vitamine D et de calcium avait entraîné une réduction notable de l'incidence des fractures.

Lorsque l'on a analysé chez différents individus les conséquences du taux sérique de la vitamine D active (1,25-dihydroxy(OH)), il s'est avéré que la concentration sérique de la vitamine D active dans la circulation sanguine était inversement proportionnelle à la mortalité globale. Ce même travail de recherche a montré que les différentes forme de la vitamine D, soit la vitamine D 25-hydroxy(OH) et la vitamine D active 1,25-hydroxy(OH), augmentent de façon significative la concentration de la vitamine D active 1,25-hydroxy(OH) mais que chez les utilisateurs de suppléments de vitamine D, l'augmentation de vitamine D active est supprimée par la co-administration de calcium[60].

À l'aide d'une étude systématique, on a cherché à évaluer la validité des preuves sur lesquelles on se base pour recommander d'augmenter la consommation de calcium (lait, produits laitiers, suppléments de calcium) dans le but de prévenir les fractures[61]. Cette étude a conclu que l'apport alimentaire en calcium n'était pas associé au risque de fracture et que les essais cliniques ne démontrent pas que l'augmentation de l'apport alimentaire en calcium prévient les fractures. Donc, les preuves que les suppléments de calcium préviennent les fractures seraient faibles et inconsistantes selon les auteurs[61].

Une étude a été réalisée pour tenter de comprendre pourquoi les méta-analyses donnent des résultats si discordants concernant la prise de suppléments de vitamine D et la prévention des fractures[62]. L'étude en question a révélé l'existence de différences importantes concernant les résultats lorsqu'il est question de relations entre la prise de vitamine D et la prévention des fractures dans les cas où il y a chevauchement entre les méta-analyses. Selon les auteurs de cette étude, la discordance se produit malgré le fait que ces méta-analyses ont été publiées dans des revues médicales de haut niveau et que leurs qualités ont été généralement évaluées par l'outil performant de référence AMSTAR (grille d'évaluation de la qualité méthodologique des revues systématiques : https://www.inesss.qc.ca/fileadmin/doc/INESSS/DocuMetho/Amstar_FR_21012015.pdf).

Ces différences, qui souvent ne sont pas évidentes, seraient dues, selon les auteurs de l'étude, à des estimations qui favorisent l'efficacité de la vitamine D comparativement aux estimations basées sur l'utilisation des approches analytiques recommandées. À partir de cet exemple spécifique, les auteurs proposaient des normes additionnelles pour s'assurer de la qualité des méta-analyses dans le but d'améliorer la précision et la transparence de telles études, spécialement lorsqu'il y a chevauchement de méta-analyses qui rapportent des résultats discordants.

L'action de la vitamine D ne serait pas limitée à la santé osseuse

Parce que des récepteurs de vitamine D ont été découverts dans de nombreux organes et tissus, il est probable que les effets de la vitamine D ne se limitent pas aux tissus osseux. D'ailleurs, de nombreuses observations semblent indiquer que la vitamine D influence la physiologie des différents organes et tissus où on retrouve ce type de récepteurs[62]. Ainsi, la vitamine D pourrait agir en tant que facteur préventif de maladies chroniques telles que les maladies cardiovasculaires, plusieurs variétés de cancers, le diabète de type 2, des maladies auto-immunes et des maladies pulmonaires obstructives[48,63-65]. Parce que les résultats des études sont souvent inconsistants, en raison entre autres de problèmes liés à la fiabilité des tests, la prudence dans l'interprétation des résultats est de mise.

Recommandations de différentes autorités médicales concernant la vitamine D

L'Académie nationale de médecine connue sous le nom de l'« Institute of Medicine » (IOM) est un organisme américain sans but lucratif et indépendant du gouvernement. Cet organisme, qui vise à éviter les conflits d'intérêt, est formé d'experts scientifiques nationaux et internationaux, volontaires et sans compensations monétaires. Les recommandations de l'IOM, concernant les besoins diététiques en calcium et en vitamine D de la population d'Amérique du Nord, sont disponibles dans une publication intitulée « Ce que les cliniciens doivent savoir »[66].

Au départ, l'IOM reconnaît qu'il est scientifiquement prouvé que le calcium et la vitamine D jouent un rôle clé dans la santé du système osseux. De là, le comité recommande que l'apport diététique (à partir de l'alimentation) en vitamine D soit de 600 IU/j pour les gens âgés de 1 à 70 ans et de 800 IU/j pour ceux âgés de 71 ans et plus ; ces valeurs doivent permettre d'atteindre un niveau sérique de vitamine D 25-hydroxy d'au moins 20 ng/ml (50 nmol/litre) pour ≥ 97,5 % de la population. Il est précisé que l'apport diététique recommandé pour la vitamine D est dérivé de conditions minimales d'exposition au soleil. Le comité ajoute que des concentrations plus élevées de vitamine D ne sont pas associées de façon consistante à un plus grand bénéfice. Le Comité reconnaît que plusieurs travaux de recherche clinique établissent des liens entre un manque de vitamine D, le cancer, les maladies cardiaques, le diabète et les maladies auto-immunes. Les membres du comité considèrent toutefois que les résultats sont actuellement trop variables pour leur permettre de modifier les normes nutritionnelles actuelles de vitamine D concernant ces problèmes de santé. Ils concluent en précisant que l'on surestime la prévalence d'une carence en vitamine D en Amérique du Nord.

Conférence sous l'égide du NIH (National Institutes of Health) : questions-réponses se rapportant à la vitamine D en pratique médicale

Lors d'une conférence sous l'égide du NIH, les participants, à l'aide de questions-réponses, se sont intéressés aux préoccupations de certains cliniciens convaincus que la consommation de vitamine D est inadéquate et que l'on devrait recommander une supplémentation de cette vitamine. Dans l'article publié à l'issue de cette conférence[67], le comité mentionnait qu'il ne pouvait pas se permettre de promouvoir une supplémentation de la vitamine D chez la plupart des gens en raison des données conflictuelles de la science concernant les aspects autres que la santé osseuse. Le comité rappelait que l'on doit se souvenir que l'enthousiasme basé sur des données d'observations avait encouragé l'augmentation de supplémentations de vitamine E, de beta-carotène et de sélénium. Par la suite, des études cliniques avaient montré que ces apports non seulement n'avaient pas eu d'effets bénéfiques, mais qu'ils avaient même engendré des effets potentiellement néfastes. Le comité a de plus rappelé l'existence de nombreux désaccords concernant les niveaux de concentrations recommandés de la vitamine D 25-hydroxy(OH) pour le maintien d'une bonne santé. Selon eux, il est important de tenir compte des différences d'interprétation des résultats entre les laboratoires médicaux d'analyses et de se questionner sur le choix des tests utilisés pour quantifier le statut sérique de la vitamine D chez les patients. Ils admettent toutefois que les concentrations de vitamine D sérique inférieures à 12 ng/ml doivent être associées de façon universelle à une déficience et qu'elles doivent commander un traitement. Ils soulignent finalement que des données scientifiques indiquent, contrairement à ce que l'on pensait, que des effets secondaires néfastes peuvent se produire à des niveaux de concentrations (50-75 ng/ml) (1 ng = 10^{-9} g) que l'on croyait antérieurement sécuritaires. Pour toutes ces raisons et parce que les cliniciens disposent d'un temps limité pour régler les problèmes de santé les plus urgents de leurs patients, il serait préférable que les médecins évitent de discuter de ce sujet, à moins que le patient ne le demande ou qu'il n'y ait une raison clinique de le faire.

Les risques associés à la supplémentation de vitamine D

Les tests de laboratoires cliniques les plus couramment utilisés jusqu'à maintenant et décrits dans un paragraphe précédent évaluent que les taux sériques de vitamine D dans la population générale sont souvent trop bas, et pour cette raison on encourage fortement la supplémentation en vitamine D même chez les gens en bonne santé[68]. Des études dont le but était d'évaluer l'influence des taux sériques de la vitamine D sur l'état de santé des individus ont montré que cette relation s'exprimait sous la forme d'une courbe en U; cela signifie que les risques de problèmes de santé étaient associés aussi bien à des concentrations sériques élevées de vitamine D qu'à des concentrations faibles, alors que les concentrations modérées semblaient favorables[69]. Dans une autre étude[70], les risques, toutes causes confondues, de mortalité avaient augmenté pour les valeurs sériques de vitamine D 25-hydroxy(OH) inférieures à 18 ng/ml et supérieures à 50 ng/ml. Cette étude sur la vitamine D avait été effectuée à partir de 13 331 adultes dont les concentrations de vitamine D avaient été évaluées pendant une période de six ans, suivie d'une seconde période de six ans pour évaluer simplement leur taux de mortalité. Une autre étude réalisée chez 420 000 patients a démontré la présence d'un risque accru de mortalité, toutes causes confondues, lorsque le taux de vitamine D 25-hydroxy(OH) excédait 36 ng/ml[71], alors qu'une autre étude avait déterminé, à partir d'une cohorte de 245 574 patients, que le niveau optimal de vitamine D sérique se situait entre 20 et 24 ng/ml. Dans ce dernier groupe, un risque accru de mortalité apparaissait à partir d'une concentration sérique de vitamine D de 56 ng/ml[72]. Finalement, plusieurs études contrôlées réalisées sur de grands groupes de gens âgés ont révélé une augmentation statistiquement significative des chutes et des fractures à la suite de l'administration de fortes doses de vitamines D[73].

Il existe donc plusieurs raisons de pondérer l'enthousiasme actuel pour l'usage de méga-doses de vitamine D ainsi que pour la supplémentation en calcium, qui peut induire de l'hypercalcémie (excès de calcium sanguin)[74]. De plus, il a été démontré que des suppléments de calcium, même prescrits à des valeurs modérées, ont été impliqués dans l'élévation de risques vasculaires (ischémie) susceptibles de provoquer des lésions cérébrales chez les gens âgés[75]. D'autre part, on pensait que l'on pouvait émettre des recom- mandations quant à la prise de suppléments de vitamine D3 pour établir un seuil d'absorption maximal du calcium. Pour étayer cette hypothèse, un test très précis à double isotope, basé sur la quantité de calcium absorbé à la suite de l'administration de doses précises et croissantes de vitamine D, a été réalisé à partir de concentrations de vitamines D3 25-hydroxy(OH) s'étalant entre 40 à 130 nmol/l. Le test a montré une absorption continue de calcium même avec les doses de vitamine D de 130 nmol/l, ce qui n'a pas permis d'établir un seuil d'absorption maximal du calcium[76].

En définitive, le statut normal de la vitamine D sérique chez l'humain n'a pas encore été clairement défini. Toutefois, tel que mentionné précédemment, le niveau sérique de 20 ng/ml de vitamine D 25 hydroxy(OH) est considéré comme adéquat et sécuritaire par le comité de l'IOM alors que, selon ce comité, le risque de problèmes de santé s'élèverait avec une concentration sérique supérieure à 50 ng/ml. En fait, les études les plus récentes s'opposent aux recommandations qui proposent d'augmenter les doses de vitamine D au-dessus des apports nutritionnels de 600-800 IU/jour chez les individus en santé. Il est de plus conseillé de superviser avec attention la prise de suppléments, en particulier chez certains sous-groupes de patients, notamment les gens âgés et vulnérables.

Conclusion

C'est pour répondre aux multiples questions de mes lecteurs que j'ai approfondi à ce point les différents aspects de la diète hypotoxique. J'espère que ces informations favoriseront un meilleur suivi de la diète pour tous ceux dont la qualité de vie est compromise par une ou des maladies inflammatoires chroniques.

CHAPITRE 4

Les réactions indésirables aux aliments

Les réactions indésirables à des aliments qui sont normalement permis par la diète hypotoxique constituent une cause non négligeable d'échecs de la diète. Il peut s'agir d'un échec partiel qui va favoriser la persistance d'un certain niveau de douleurs empêchant ainsi la mise en rémission de la maladie inflammatoire chronique ou encore d'une réaction adverse suffisante pour inhiber les effets positifs de la diète.

Lorsque la diète hypotoxique ne donne pas les résultats escomptés normalement, il est utile de tenter d'identifier si un ou des aliments provoquent de l'intolérance qui pourrait être responsable de l'échec. Une façon courante et peu coûteuse de le faire est de tenir un journal quotidien où l'on inscrit tous les aliments, y compris les épices, que l'on consomme et de décrire les informations pertinentes concernant son état de santé (douleurs, sommeil, clarté d'esprit, fatigue, etc.). Si la démarche est effectuée avec précision, on a de fortes chances de découvrir les aliments auxquels on est intolérant. La seconde possibilité est de se soumettre à un test de détection des intolérances alimentaires, mais la plupart de ces tests donnent des résultats qui ne correspondent pas nécessairement à de véritables intolérances pour la majorité des gens qui s'y soumettent. Ces tests sont décrits et analysés dans ce chapitre.

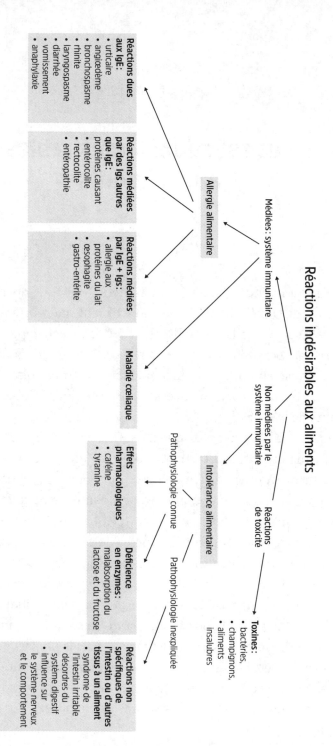

1. Les différents types de réactions indésirables aux aliments

Il existe trois grands groupes de réactions.

1) Les réactions d'empoisonnement aigu qui peuvent être provoquées par des toxines bactériennes présentes dans des aliments, par des aliments contaminés par des aflatoxines qui sont des mycotoxines produites par des champignons, par des empoisonnements alimentaires (scombrotoxisme) dus à des poissons ou fruits de mer avariés ou par certains poissons, tel le poisson-lune ou fugu du Japon dont les viscères contiennent une toxine mortelle.

2) Les réactions allergiques qui sont des réactions d'hypersensibilité à certains aliments provoquées par le système immunitaire adaptatif. Les réactions d'hypersensibilité peuvent être divisées en deux grands groupes : les réactions d'hypersensibilité immédiate dépendantes des anticorps IgE et les réactions d'hypersensibilité non dépendantes des IgE et qui peuvent dépendre des IgG, IgM, IgA, de complexes immuns et des lymphocytes T. Il y a également la possibilité que des réactions allergiques soient un mélange de ces deux types d'hypersensibilité.

Les anticorps sont des protéines complexes produites par le système immunitaire, plus particulièrement par les lymphocytes B (une sorte de globule blanc), en réponse à un antigène que le système immunitaire reconnaît comme une substance étrangère. L'anticorps peut se lier de manière spécifique à l'antigène qui a induit sa formation. Il existe 5 types d'anticorps : IgG, IgM, IgD, IgA et IgE. Dans le cadre des réactions de sensibilité concernant les sujets traités dans le présent ouvrage, l'anticorps IgE occupe une place importante car il est impliqué dans les réactions d'hypersensibilité de type 1, soit les réactions d'allergies immédiates en association avec des cellules nommées mastocytes. Il s'agit de la réaction de sensibilité la plus redoutée car ses symptômes peuvent s'accompagner de réactions graves et généralisées que l'on appelle réactions anaphylactiques. Les réactions d'hypersensibilité aux IgE agissent au niveau des muqueuses et de la peau. Le principal rôle des IgG est de défendre l'organisme contre des microorganismes ou substances étrangères. Même si dans certains cas il semble y avoir un lien entre des intolérances alimentaires ou allergies de type III et la présence d'IgG, les tests donnent souvent des résultats inconsistants. En fait, les réactions de sensibilité dues aux IgG sont très complexes et encore mal comprises. Il a été démontré, d'autre part, que la présence d'anticorps IgG spécifique à un aliment ne signifie pas nécessairement qu'il y a intolérance à cet aliment, tel que démontré par des travaux de recherche décrits dans la partie suivante qui concerne les tests de sensibilité. Les IgG peuvent agir au niveau de presque tous les tissus alors que le rôle des IgA est de protéger les muqueuses; à ce point de vue, les IgA sécrétoires jouent un rôle très important au niveau intestinal, tel qu'expliqué au chapitre 6, section 3.

Dans le cas des réactions d'allergie dépendante des IgE, il doit y avoir une première sensibilisation avec un antigène donné. Les rencontres subséquentes avec le même antigène sensibilisant activeront les mastocytes qui portent à leur surface, après la première rencontre avec l'antigène sensibilisant, des IgE spécifiques de l'antigène en question. Dès que l'antigène sensibilisant se fixe sur les IgE des mastocytes, ces cellules libèrent des substances de type histamine qui vont provoquer rapidement (généralement en quelques minutes et tout au plus en deux heures) des réactions d'hypersensibilité immédiate qui se manifestent au niveau des muqueuses et/ou de la peau. Dans les cas d'allergies non médiées par des IgE, les réactions allergisantes sont beaucoup plus lentes (heures et même jours) et elles sont principalement induites par les lymphocytes T, qui ont la capacité de sécréter des substances pro-inflammatoires et d'activer différentes cellules qui peuvent jouer un rôle dans les mécanismes inflammatoires et la destruction de cellules.

Il existe des tests efficaces de détection des allergies de type 1 (immédiates) médiées par les IgE; ce type d'hypersensibilité est généralement détecté par des tests cutanés (*Prick-test*), qui utilisent des antigènes sensibilisants administrés à l'aide d'injection intradermique ou de scarifications superficielles de la peau, couramment utilisés en clinique et dans les hôpitaux. On peut mesurer également les IgE totaux et les IgE spécifiques contre un antigène suspecté. Toutefois, ces tests ne sont pas infaillibles et peuvent dans certains cas entraîner de faux positifs ou de faux négatifs.

Il est important de préciser que la sensibilité au gluten chez les cœliaques représente un cas à part. Cette maladie n'est pas considérée comme une allergie mais comme une maladie auto-immunitaire médiée par les lymphocytes T. Pour qu'il y ait développement de la maladie cœliaque, un individu doit posséder le marqueur génétique HLA-DQ-2 et/ou DQ-8 sur ses cellules présentatrices d'antigènes ; cette situation peut entraîner une présentation anormale de la gliadine-α (un peptide du gluten) aux lymphocytes T. Conséquemment, les lymphocytes T vont être activés de façon inappropriée et ils vont attaquer et dégrader graduellement la muqueuse intestinale. L'importance de l'atteinte de la muqueuse intestinale chez les cœliaques varie en fonction de nombreux facteurs propres à chaque individu.

3) Le troisième groupe de réactions indésirables aux aliments concerne les « intolérances alimentaires » qui n'impliqueraient pas de réactions du système immunitaire adaptatif. Dans de tels cas, les lymphocytes T et les lymphocytes B n'étant pas activés, il n'y a pas production d'anticorps. Les intolérances alimentaires telles que définies précédemment peuvent être activées par :

1) des réactions pharmacologiques induites par des additifs alimentaires (glutamate de monosodium, sulfites, etc.), par certaines molécules (caféine, histamine, amines biogéniques, tyramine, etc.) qui sont présentes naturellement dans certains aliments ou induites par l'ingestion de ces aliments ; 2) des déficiences enzymatiques qui entraînent la diminution ou l'absence de certaines activités enzymatiques jouant un rôle important dans la digestion et l'absorption de molécules alimentaires (p. ex. l'absence de l'enzyme lactase qui empêche la digestion et l'absorption du sucre du lait appelé lactose) ;

ii) des causes inconnues et/ou mal comprises. Ces intolérances peuvent avoir des incidences pathologiques intra- et/ou

extra- intestinales telles que le développement de maladies inflammatoires chroniques : syndrome de l'intestin irritable, maladies
NCWS (maladies d'intolérance au blé chez les non-cœliaques),
maladies arthritiques, maladies qui affectent le comportement, le
fonctionnement du système nerveux, etc. Actuellement, seuls des
tests contrôlés par placebo de retrait et de réintroduction de l'aliment sensibilisant, menés en double aveugle, permettent de confirmer la réalité des phénomènes d'intolérance alimentaire comme
causes de maladies inflammatoires chroniques. Tant que l'on n'aura
pas découvert des marqueurs biologiques qui permettront de diagnostiquer de façon simple et rapide les maladies en question,
la médecine ne sera pas en mesure de traiter avec efficacité ces
maladies. Souhaitons que ce ne soit plus très long avant que l'on
puisse disposer de marqueurs biologiques pour diagnostiquer cette
maladie que certains médecins ne semblent pas connaître encore.

Des observations tendent à indiquer que le système immunitaire
inné, qui dépend de cellules telles les macrophages et les polynucléaires, pourrait être impliqué dans le développement de maladies
dues à des phénomènes d'intolérance alimentaire. De plus, il a été
observé qu'un pourcentage non négligeable des maladies NCWS
serait en fait des maladies auto-immunitaires qui dépendent à la
fois de réactions immunitaires innées et de réactions adaptatives
inappropriées[3,4]. Comme on peut le constater, rien n'est simple dans
ce domaine et c'est pourquoi la médecine est impuissante à soigner
avec efficacité de telles maladies chroniques.

Récemment, une nouvelle technique d'endomicroscopie confocale (EC) au laser a permis de visualiser les modifications de la
muqueuse gastro-intestinale consécutives à l'administration directe
in situ de certains antigènes alimentaires (blé et lait animal). On
a ainsi pu observer au niveau de la muqueuse du duodénum chez
61 % des patients souffrant du syndrome du côlon irritable (IBS)
une augmentation importante de lymphocytes intraépithéliaux
accompagnée de bris de la muqueuse intestinale et d'élargisse-
ment des espaces entre les villosités, après moins de cinq minutes

d'exposition à l'antigène sensibilisant[5]. Une diète excluant le ou les antigènes alimentaires sensibilisants (selon les résultats EC) a permis une réduction de plus de 50 % des symptômes chez les patients qui avaient réagi à l'administration des antigènes (19 sur 22 patients IBS). De plus, après quatre semaines, une cessation complète des symptômes a été observée chez 6 d'entre eux alors que la diminution des symptômes chez les autres IBS a atteint 74 % après six mois de la diète alimentaire. Parce qu'il s'agit d'une technique complexe et invasive, l'endomicroscopie confocale au laser ne peut être utilisée à grande échelle pour identifier de façon courante les réactions alimentaires indésirables mais elle pourra permettre d'évaluer la validité des biomarqueurs plus pratiques et moins invasifs qui devraient être développés au cours des prochaines années.

2. Les tests utilisés pour détecter les réactions d'intolérance alimentaire

Le test standard actuel

Il existe un nombre limité de tests utilisés pour détecter une intolérance à un aliment précis. Le test actuel par excellence consiste à exclure un aliment qui est soupçonné de causer des problèmes de santé et de vérifier si le fait d'avoir éliminé l'aliment en question entraîne une réduction ou une suppression des symptômes. Quelques jours, quelques semaines et même quelques mois peuvent être nécessaires. Après un certain temps, on réintroduit l'aliment pour vérifier si les symptômes réapparaissent. Pour que ce test soit scientifiquement reconnu, il doit être effectué de façon contrôlée et en double aveugle. En raison de ces contraintes, ce test n'est applicable qu'en recherche. Toutefois, lorsque l'on a des indices qu'un ou des aliments ne nous conviennent pas, rien ne nous empêche de tester par soi-même cette méthode, qui peut être très utile pour identifier des aliments « sensibilisants », surtout si on note dans un journal tous les aliments que l'on consomme quotidiennement et que l'on écrit à la fin de la journée ou le lendemain matin comment on se sent : sommeil, douleur, gonflement, régularité des intestins, etc.

Les tests d'activation des basophiles (BAT)

Il est reconnu de façon générale que la majorité des maladies caractérisées par des symptômes gastro-intestinaux, apparemment en lien avec des réactions indésirables à certains aliments, ne sont pas causées par des réactions d'hypersensibilité de type 1 impliquant des IgE. D'autre part, les tests immunologiques disponibles pour détecter ces intolérances alimentaires ne donnent pas toujours des résultats probants.

Récemment, les travaux de l'équipe de Carroccio ont montré qu'un test cytologique, basé sur l'activation in vitro de basophiles après la stimulation par un antigène sensibilisant (BAT : *basophil activation test*), révélait une sensibilité de 86 % et une spécificité de 91 % pour diagnostiquer une intolérance à un aliment précis lorsque les leucocytes étaient séparés du sang total avant d'effectuer le test[6]. Leur étude leur a également permis de démontrer qu'environ 30 % des patients IBS inclus dans leur étude souffraient d'intolérance alimentaire et que ces derniers avaient été guéris en suivant une diète dont les aliments sensibilisants avaient été identifiés par le BAT et éliminés de leur diète.

Les basophiles sont des leucocytes (globules blancs) qualifiés de granulocytes qui représentent moins de 1 % des leucocytes du sang périphérique. Leurs récepteurs peuvent être activés par différentes molécules d'origine endogène (fabriquées à l'intérieur de l'organisme) – cytokines, anaphylatoxines, chémokines, IgG, compléments, neuropeptides) ou exogène (antigènes étrangers provenant de pathogènes, d'aliments, de médicaments, et autres substances inconnues). Lorsqu'activés, les basophiles synthétisent et libèrent une grande variété de médiateurs responsables de manifestations adverses précoces et/ou tardives lorsqu'ils se lient à leur antigène sensibilisant[7].

Des études récentes essaient de promouvoir l'utilisation des tests in vitro d'activation des basophiles (BAT) parce que ces derniers constituent des tests de diagnostic utiles et sécuritaires qui peuvent être appliqués aussi bien aux réactions d'hypersensibilité dépendantes des IgE qu'aux réactions d'intolérances alimentaires qui sont indépendantes des IgE[6-9].

Les tests, commerciaux ou non, visant à identifier les réactions indésirables aux aliments

i) **Les tests basés sur la détection d'IgG** présents dans le sang qui se lient à des antigènes alimentaires spécifiques. Il existe sur le marché un certain nombre de tests qui ne sont pas validés mais qui dans certains cas peuvent être utiles. Parfois ces tests sont très coûteux et lorsqu'ils sont inappropriés ils peuvent limiter de façon excessive le choix des aliments pouvant être consommés. Dans ce groupe, on retrouve des tests dits de détection par ELISA (*enzyme-linked immunosorbent assays*) ou de détection par radioactivité des allergies alimentaires basés sur la détection d'allergies de type III, comme ceux appelés ImuPro (100, 200, 300 en fonction du nombre d'aliments testés) et ceux de la compagnie Gamma-Dynacare. Ces tests sont censés détecter des allergies dues à la présence dans le sang d'IgG (anticorps) dirigés contre des antigènes alimentaires. Toutefois, des études scientifiques ont démontré que la présence d'IgG associée à un aliment particulier ne signifie pas nécessairement qu'il y a présence d'une hypersensibilité causée par cet aliment. Ces anticorps indiqueraient plutôt, d'après les études citées, qu'il y a tolérance immunitaire à ces aliments, ce qui est en réalité positif[2,10,11].

J'ai testé personnellement un test Imupro-300 en 2011. Les résultats n'ont pas permis d'identifier les aliments auxquels je suis très intolérante et dont l'élimination m'a permis de retrouver la santé, alors que j'ai testé positivement à des aliments qui ne me causent aucun problème ou que je ne consomme jamais. D'autre part, j'ai reçu quelques témoignages de la part de lecteurs qui avaient eu recours à ce genre de tests : certaines personnes ont affirmé que les tests Imupro et/ou Gamma-Dynacare les avaient aidées à améliorer leur état de santé, une personne affirmait même que ce test lui avait sauvé la vie, alors que d'autres ont dit que ces tests s'étaient avérés inutiles. Il faut être conscient que ces tests ne sont pas validés et que le fonctionnement du système immunitaire comporte encore bien des phénomènes mal compris qui sont probablement responsables de ces résultats contradictoires. Un exemple récent de la variabilité des résultats des tests basés sur les IgG est la démonstration, chez des patients atteints de la maladie de Crohn, de l'atténuation de leurs symptômes après l'élimination des aliments qui avaient provoqué le développement de taux élevés d'IgG4[12].

Parce que ces tests, d'après les travaux de recherche cités précédemment, indiqueraient globalement un état de tolérance plutôt qu'un état d'intolérance, ils sont susceptibles de mener à des restrictions alimentaires inutiles et même nuisibles. Une de ces analyses est le fruit de la collaboration de chercheurs de 11 centres de recherche européens renommés. Ce travail de recherche a abouti à la conclusion suivante : «Les patients qui souffrent d'intolérance aux protéines du lait de vache non médiées par des IgE ne peuvent pas être distingués des personnes sans intolérance aux protéines de lait de vache sur la base de la détection de sous-classes d'IgG ou d'IgA dirigées contre les allergènes du lait de vache.»[11] Selon cette publication, les réactions adverses dues au lait de vache seraient causées dans environ 60 % des cas par des réactions à des IgE. Chez les autres 40 % des individus présentant une intolérance au lait de vache, le mécanisme responsable serait inconnu et ne mettrait pas en jeu des anticorps IgG ou IgA. Ces réactions seraient plus fréquentes chez les adultes. De plus, le phénomène étudié n'aurait rien à voir avec l'intolérance au lactose qui dépend d'un manque de l'enzyme lactase chez les individus qui ont une intolérance au sucre du lait.

Si ce genre de phénomène est vrai pour le lait de vache, il pourrait également s'appliquer aux réactions d'intolérance dirigées contre de nombreux antigènes alimentaires, dont les céréales de blé. En ce sens, il faut retenir qu'une personne sur trois dit souffrir de réactions alimentaires indésirables alors qu'un tel phénomène n'est prouvé que chez seulement 2 à 4 % de la population. En réalité, ce pourcentage correspondrait aux allergies de type 1 dépendantes des IgE beaucoup plus faciles à diagnostiquer, alors qu'une réaction à un aliment ne signifie pas nécessairement « allergie » et peut englober les « intolérances alimentaires », qui sont beaucoup plus nombreuses et pourraient toucher environ 30 % de la population générale.

ii) **Le test des pulsations du Dr Alfred Coca,** dont le but est d'identifier une intolérance alimentaire et non pas une allergie, car ce genre de test pourrait être dangereux. Il s'agit de dénombrer les pulsations avant et après avoir consommé l'aliment susceptible de causer une intolérance. On compte les pulsations trois fois après chaque repas à intervalles d'une demi-heure. On répète le test pendant deux à quatre jours[13]. En principe, le pouls devrait s'accélérer de plus de cinq pulsations par minute s'il y a intolérance alimentaire. Personnellement, l'application de cette technique n'a pas induit chez moi une accélération du pouls en suivant le protocole décrit. Par contre, le matin qui suit un souper durant lequel j'ai pris un repas contenant du gluten et/ou des produits laitiers (généralement au restaurant), je note une accélération de mon pouls d'au moins 10 battements/min lorsque je fais mes exercices quotidiens sur mon vélo stationnaire.

iii) **Les tests basés sur la kinésiologie appliquée.** La Dre Marie-Ève Labrie, chiropraticienne, utilise cette technique. C'est en août 2015 que je me suis rendue à sa clinique avec beaucoup de scepticisme, sur le conseil d'une amie, et ce, plus d'un an après sa recommandation. Je peux affirmer que c'est le seul test qui jusqu'à maintenant a donné des résultats qui concordent avec mes observations. En fait, elle a identifié neuf intolérances alimentaires.

J'étais déjà consciente de huit d'entre elles ; en ce qui concerne la dernière, j'avais noté un certain problème et pour cette raison j'avais réduit la consommation de cet aliment. Par contre, le test n'a pas détecté mon intolérance aux œufs. Il faut dire qu'à cette période, je me permettais de consommer un œuf, deux fois par semaine, sans que mon eczéma réapparaisse. J'ai donc continué la consommation d'œufs, laquelle est devenue quotidienne durant un voyage de trois semaines à la fin de l'été 2015. À la suite de ce voyage mon intolérance aux œufs a refait surface. Dans un tel cas, on peut émettre l'hypothèse que le résultat du test a reflété l'état « immédiat » de tolérance et/ou d'intolérance du patient au moment où il passe le test.

J'ai décidé de rendre public le résultat positif de mon expérience parce que je suis convaincue que ce test est susceptible d'aider d'autres personnes qui ont de la difficulté à identifier les aliments qui leur causent des problèmes d'intolérance. Il s'agit normalement d'aliments qui ne provoquent pas de réactions d'intolérance chez la grande majorité des gens et qui ne sont donc pas considérés comme pro-inflammatoires par la diète hypotoxique. Pour ces raisons, j'avais demandé à la Dre Labrie de m'envoyer un texte qui explique les bases théoriques et pratiques de la kinésiologie appliquée pour aider mes lecteurs à comprendre en quoi consiste ce test dont le but est d'évaluer les sensibilités alimentaires.

Texte rédigé par Marie-Ève Labrie, chiropraticienne (http://apexsante. com/curriculum/)

La kinésiologie appliquée et l'évaluation des intolérances alimentaires

La kinésiologie appliquée est une méthode d'évaluation fonctionnelle qui utilise plusieurs outils tels que la posture, les amplitudes de mouvements, la palpation statique/dynamique, l'analyse de la marche et le test musculaire. L'évaluation neuromusculaire est très importante et peut donc servir d'évaluation neurologique fonctionnelle. Évidemment, ces tests sont utilisés en combinaison avec les méthodes d'examen standard apprises à l'université : l'anamnèse, l'examen physique, les analyses de laboratoire, les imageries diagnostiques, et ce, afin d'avoir une impression clinique personnalisée de chaque patient.

Comment fonctionne l'évaluation des intolérances alimentaires via le test musculaire en kinésiologie appliquée ?

Nous devons d'abord trouver un bon muscle indicateur, c'est-à-dire un muscle qui répond à une stimulation des fuseaux neuro-musculaires de chaque côté du corps. Ensuite, nous plaçons une petite quantité du concentré alimentaire à évaluer dans la bouche du patient. Un aliment problématique créera une faiblesse (inhibition) musculaire généralisée (tous les muscles du corps deviennent faibles au niveau neurologique) ou une faiblesse ponctuelle bien précise (lorsqu'un seul muscle devient faible) lorsque l'aliment affecte un seul circuit[14]. Très important : une sensibilité alimentaire créera aussi une diminution d'amplitude de mouvement (nous utilisons souvent la hanche comme indicateur) ainsi qu'une augmentation de la douleur au niveau de certains points réflexes précis associés à la circulation lymphatique (réflexes de Chapman).

Attention ! Certaines personnes mentionnent utiliser la kinésiologie appliquée, mais utilisent seulement le bras comme muscle indicateur. Pour des résultats fiables, tous les éléments doivent concorder : faiblesse musculaire, amplitude de mouvement et douleur sur les points neuro-lymphatiques. Il est facile de tomber dans le piège et d'utiliser seulement un bras... l'évaluation serait vraiment plus rapide, bien sûr, mais malheureusement ce n'est pas comme ça que ça marche ! Donc attention aux vidéos sur YouTube qui montrent des gens disant utiliser la kinésiologie appliquée avec seulement un bras ! L'évaluation neuromusculaire est un art qui nécessite énormément de pratique[15].

Avec un aliment problématique, la réaction est quasi instantanée. La rapidité d'une réaction neurologique est comparable à celle de l'ingestion de nitroglycérine lors d'une crise d'angine de poitrine ou encore à l'ingestion de sucre chez une personne en hypoglycémie. Certains diront qu'il faut le vivre pour le comprendre. C'est vraiment impressionnant l'information que le corps peut nous transmettre via la kinésiologie appliquée! Bref, c'est la réaction corporelle de chacun qui nous indique s'il y a sensibilité à l'aliment ou si le corps a besoin d'une aide pour mieux digérer/absorber l'aliment.

Témoignage (kinésiologie appliquée)

Mai 2016

Bonjour Mme Lagacé,

Je vous remercie d'avoir partagé votre expérience en kinésiologie appliquée pour valider les intolérances ou sensibilités alimentaires que vous aviez observées. En ce qui me concerne, après un an d'alimentation hypotoxique, j'avais de plus en plus des hauts et des bas. Les bienfaits diminuaient peu à peu, mon état général était assez moche. Je tentais tant bien que mal de cibler les aliments fautifs sans toutefois obtenir de résultats concluants.

J'ai donc décidé d'aller en laboratoire privé pour des analyses effectuées à partir d'une prise de sang. Surprise! Les résultats étaient différents de mes observations à l'exception du lait (je dis bien lait et non pas lactose) et les arachides à prendre modérément. J'ai donc effectué les correctifs, mais ça allait de moins en moins bien.

Alors sceptique moi aussi mais osant espérer, je suis allée récemment rencontrer la Dre Marie-Eve Labrie. Je peux dire que c'est ce qui m'a aidée le plus à identifier ce qui ne me convenait pas dans mon alimentation. Je soupçonnais le riz, mais étant donné que c'est assez rare je croyais me tromper. Eh bien effectivement j'ai une intolérance (sensibilité) au riz et aussi: gluten, arachides, gomme de guar, maïs, fructose, aliments avec solanine (piments, tomates, patates, etc.).

Les soins de la Dre Labrie m'aident à recommencer graduellement à ressentir les bienfaits de l'alimentation hypotoxique en mettant à l'écart ce qui m'empêchait d'obtenir des résultats positifs. Ça ne se fait pas sans effort, il faut se réinventer en cuisine, mais c'est mieux qu'être alitée fréquemment pour une migraine avec vomissements.

Permettez-moi de souligner que la Dre Labrie est d'une gentillesse incroyable. Sa capacité d'écoute, son calme et sa douceur s'ajoutent à sa compétence professionnelle.

L.B., Shawinigan

Témoignage (kinésiologie appliquée)

Mai 2016

Une collègue de travail m'a conseillé d'aller voir Marie-Ève Labrie pour mon mal d'épaule. Après avoir constaté l'efficacité de ses techniques, j'ai convaincu mon amoureux d'y aller également pour traiter ses malaises physiques. Marie-Ève lui découvre une sensibilité au gluten, ce fut tout un choc. Nous qui croyions si bien manger puisque nous faisions tout nous-mêmes : pain de ménage, pâte à tarte, barres tendres, muffins et biscuits maison... un vrai ramassis de gluten! Puisque nous l'avons su tout juste avant de partir en vacances en famille, nous nous y sommes attaqués tout de suite. Par solidarité, toute la famille a suivi la diète sans gluten durant nos deux semaines de vacances. Nous avons alors constaté avec étonnement que la pomme ne tombe jamais bien loin de l'arbre...

L'histoire de Florence
Florence est notre deuxième fille d'une lignée de trois. Une brillante fillette de 7 ans au tempérament de feu. Depuis son jeune âge, entre deux moments de bonheur, elle est le type d'enfant qu'on dit « doté d'un caractère » : crises, emportements, colères sans grand fondement, inquiétudes, anxiété... Assez pour avoir recours à une aide extérieure. En effet, à cette époque, elle était sur une liste d'attente pour voir un travailleur social depuis plusieurs mois. Le retrait du gluten dans son alimentation n'a pas changé que sa vie, la nôtre aussi. Après seulement deux semaines, nous voyons une différence notable : plus patiente, moins inquiète, Florence a hâte de recommencer l'école à la fin août ! Elle qui, depuis les deux dernières années, est tellement angoissée avec la rentrée qu'elle passe ses premières semaines d'école la tête dans le bol de toilette ! Cette année, rien à voir. Toute notre famille et même nos amis le constatent : alors que certains croient qu'elle « vieillit », nous, on sait que c'est notre nouveau mode de vie qui la transforme. Assez que lorsqu'elle a vu le travailleur social quelques semaines plus tard, force était de constater que nous n'en avions plus besoin...

Toutefois, bien que le régime sans gluten soit merveilleux, en tant que parents, nous constations que, parfois, Florence explosait encore sans raison. Afin d'en avoir le cœur net, nous avons pris un rendez-vous avec Marie-Ève Labrie pour tester les sensibilités alimentaires de notre Florence. Comme nous le croyions, le gluten fait partie de la liste – car il y avait une liste ! De plus, elle est sensible à la caséine (protéine de lait de vache, donc tous les produits laitiers), au soya et au sucrose (sous toutes ses formes). Ces aliments doivent également être éliminés pour un minimum d'un mois.

Je dois avouer avoir une confiance aveugle en Marie-Ève Labrie. Non, nous n'avons pas eu besoin de papiers nous prouvant médicalement les sensibilités de notre fille avant de commencer cette nouvelle alimentation parce que j'ai vu de mes propres yeux le manque de souplesse dans sa jambe alors qu'elle avait une goutte de ces allergènes sous la langue, elle qui d'ordinaire est capable de peigner ses cheveux avec ses orteils! Non, le milieu scolaire de notre fille ne nous a pas appuyés (faute de papiers médicaux) mais heureusement, notre famille nous a très bien soutenus: aucun souper de famille n'a été repoussé ou n'a paru compliqué. Et ça, pour nous, ça vaut de l'or!

Ayant déjà retiré le gluten depuis plusieurs mois, les résultats se sont fait sentir rapidement après le retrait de la caséine, du soya et du sucre. En effet, deux jours après notre rendez-vous, déjà les nombreux ulcères qui poussaient dans sa bouche comme de bons légumes dans une terre fertile avaient complètement disparu! Tous! Florence s'est mise à s'ouvrir: jamais elle ne nous avait si bien décrit ses journées à l'école; plus volubile, plus patiente, moins irritable et tellement plus joyeuse, Florence est devenue rien de moins qu'une autre petite personne. Quelques jours plus tard, au coucher, elle prend ma main et me dit tout bas: «Maman, avant, je pense que j'avais toujours mal à la tête... mais maintenant, je n'ai plus mal! Je me sens mieux.» Les yeux dans l'eau, je suis sortie de sa chambre avec la conviction que malgré tous les efforts exigés et tout ce que les gens peuvent en penser, nous n'agissons que pour son mieux! Et le plus important: elle en ressent elle-même, du haut de ses 7 ans, les bienfaits. Maintenant, bien que le soya ne soit pas encore très bien absorbé par Florence, le sucre, quant à lui, a pu être réintégré progressivement, au grand bonheur de notre bibitte à sucre... qui n'aime plus tant ça, finalement!

De la meilleure concentration (moi) à la diminution des maux de tête (mon amoureux) en passant par une meilleure performance en cross country (notre aînée) ou l'amélioration de l'apprentissage de la propreté (notre bébé), il n'y a clairement pas que Florence qui en récolte les bienfaits! Même si le goût du «vrai» pain nous manque à l'occasion, jamais nous ne reviendrions en arrière. Tous les membres de la famille confondus, en raison des nombreux bienfaits que cette nouvelle alimentation nous procure. Oui, tous ces efforts en valent la peine! Parole de la fière maman d'une joyeuse tribu en santé se nourrissant sans gluten, sans caséine et sans soya.

Natacha Couture, Berthier-sur-Mer

Conclusion

Les allergies immédiates ou hypersensibilités de type I dépendantes des anticorps IgE sont généralement faciles à diagnostiquer à l'aide de tests bien définis. Ce type de réactions provoque des problèmes aigus de santé dont la gravité est variable et qui peuvent dans certains cas entraîner une mort rapide. Par contre, les réactions indésirables que l'on qualifie de plus en plus par le terme d'«intolérances alimentaires» sont beaucoup plus difficiles à diagnostiquer bien qu'elles soient beaucoup plus nombreuses. C'est seulement depuis quelques années que l'on a commencé à faire le lien entre la consommation de certains aliments dits pro-inflammatoires, la présence de gènes prédisposants et le développement de maladies inflammatoires chroniques. Il s'agit d'un champ d'expertise en pleine évolution et controversé parce que nous ne disposons pas encore de marqueurs biologiques spécifiques qui seraient d'utilisation simple et non invasive.

Par contre, plusieurs travaux de recherche ont démontré que des aliments pro-inflammatoires tels le gluten et les produits laitiers peuvent être des inducteurs de maladies chroniques, comme cela peut être le cas chez des patients souffrant du syndrome du côlon irritable et/ou atteints d'un syndrome NCWG (intolérance au blé chez les non-cœliaques)[16-22]. La pertinence de ces études est maintenant appuyée par des travaux de recherche qui font appel aux techniques de génétique de seconde génération qui ont donné naissance à la métagénomique bactérienne associée à la bioinformatique, et qui confirment le rôle indispensable que joue le microbiome intestinal dans le maintien de la santé globale et/ou le développement de maladies inflammatoires chroniques. Il est maintenant prouvé qu'une alimentation inadaptée à nos caractéristiques génétiques, comme l'alimentation industrielle actuelle, va induire à la longue un déséquilibre de notre microbiome intestinal et par la suite le développement de maladies inflammatoires chroniques en fonction de nos prédispositions génétiques.

CHAPITRE 5

Comment s'assurer d'un apport suffisant en oméga-3 et oméga-6

Les acides gras essentiels bien dosés jouent un rôle essentiel dans le maintien de la santé et de notre système nerveux.

1. Origine des acides gras essentiels : oméga-3 et oméga-6

Notre organisme a absolument besoin des acides gras oméga-3 et oméga-6 pour se développer et fonctionner normalement. Les oméga-6 sont des molécules pro-inflammatoires et pour cette raison elles jouent un rôle important dans la défense de l'organisme contre les microorganismes et autres molécules potentiellement néfastes. C'est l'inflammation qui met en branle les moyens de défense de l'organisme. C'est donc une fonction utile en autant qu'elle soit de courte durée, car une inflammation qui devient chronique entraîne peu à peu la destruction des tissus. Les oméga-3 sont des molécules anti-inflammatoires qui jouent un rôle important dans la lutte contre les excès inflammatoires. Les oméga-3 et les oméga-6 sont des acides gras dits essentiels parce que notre organisme est incapable de les produire et que nous devons nous les procurer dans la nourriture. Il s'agit de molécules complexes, formées d'une chaîne de carbone, qui en se complexifiant acquièrent une chaîne plus longue et un nombre graduellement plus élevé de doubles liaisons (5 et 6). Ces doubles liaisons sont fonctionnellement très importantes car plus leur nombre est élevé, plus les acides gras sont instables et peuvent créer des liens avec d'autres molécules et provoquer des réactions d'oxydation.

Dans la nature, par exemple dans les graines de lin, on trouve des acides gras oméga-3 (40-60 %) et oméga-6 (12-17 %) que l'on qualifie de molécules « parents » (*Parent Essential Oils* (*PEO*). Ces molécules parents possèdent peu de doubles liaisons (2 ou 3), elles ont donc une capacité limitée de réagir avec d'autres molécules. La molécule « parent » des oméga-3 est appelée acide α-linolénique (ALA) (2 doubles liaisons) et en se complexifiant elle va donner l'oméga-3 appelé acide eicosapentaénoïque (EPA) (5 doubles liaisons). Une étape ultérieure va donner l'acide docosahexaénoïque (DHA) (6 doubles liaisons). Les oméga-3 ont un rôle anti-inflammatoire et anti-agrégation. L'ALA peut être converti de façon endogène (donc par notre organisme) en EPA et subséquemment en DHA même si c'est à des taux très faibles, soit à moins de 1 % chez les humains[1].

La molécule « parent » des oméga-6 est appelée acide linoléique (LA) (3 doubles liaisons) qui peut être progressivement converti en acide arachidonique (ARA), un précurseur de plusieurs classes d'eicosanoïdes (acides gras polyinsaturés), des composés pro-inflammatoires, pro-agrégants et pro-apoptotiques (suicide cellulaire programmé) tels les prostaglandines. Ces molécules jouent un rôle important dans la défense de l'organisme contre les microbes. Toutefois, ce système doit être contrôlé avec précision car il risque de s'emballer s'il est mal contrôlé. Une trop grande proportion d'oméga-6 par rapport aux oméga-3 peut provoquer une augmentation de la susceptibilité à développer des maladies neuro-dégénératives et autres maladies inflammatoires chroniques[2,3]. Le ratio oméga-6/oméga-3 influencerait la fluidité des membranes cellulaires et, de là, les fonctions des protéines liées aux membranes[3]. S'agissant des maladies neurodégénératives, il a été observé une baisse du DHA, donc un déséquilibre du ratio oméga-6/oméga-3 qui pourrait contribuer à la détérioration de la mémoire et des autres fonctions cognitives[4]. Il apparaît que de trop fortes concentrations d'oméga-3 peuvent également induire des effets négatifs sur les fonctions des cellules nerveuses[5]. Contrairement aux oméga-3 et aux oméga-6, les oméga-9 ne sont pas essentiels : l'organisme humain est capable de les fabriquer à partir d'autres acides gras insaturés.

2. Les acides gras polyinsaturés d'origine marine et leur importance dans le développement du système nerveux au cours de l'évolution

Les lipides, parce qu'ils constituent la structure essentielle des membranes cellulaires, ont joué un rôle de premier plan dans l'apparition des différentes formes de vie au cours de l'évolution. Les premières formes de vie seraient apparues dans la mer. Ainsi, l'oméga-3 d'origine marine aurait joué un rôle déterminant dans l'évolution des systèmes de signalisation des êtres vivants qui ont mené au développement du système nerveux et du cerveau. D'après les paléontologues et autres scientifiques concernés, ce sont les oméga-3 DHA d'origine marine, synthétisés à la base de la pyramide alimentaire par les microorganismes des océans (algues et micro-crustacés) et consommés par la faune marine aux échelons intermédiaires, qui auraient fourni à nos ancêtres un des éléments clés de l'évolution animale et humaine[6]. Cela est démontré par des travaux de recherche en biologie moléculaire qui fournissent des indices probants que le DHA a constitué un principe actif de la migration neuronale, de la neurogénèse et de l'expression de plusieurs gènes impliqués dans la croissance du cerveau et de ses fonctions[7]. De telles études corroborent l'hypothèse que l'évolution humaine et en particulier celle de notre cerveau a pris avantage d'aliments d'origine marine alors que les études actuelles démontrent que les lipides DHA continuent à jouer un rôle indispensable dans le fonctionnement de notre cerveau. Les oméga-3 DHA et les oméga-3 EPA possèdent une structure très semblable et travaillent en synergie. Ces oméga-3 fonctionnent exclusivement via les membranes cellulaires dans lesquelles ils sont ancrés par l'intermédiaire de phospholipides auxquels sont associées des molécules d'antioxydants. Alors que le DHA jouerait un rôle prédominant dans le développement et le fonctionnement du cerveau, l'EPA semble avoir une influence particulière sur le comportement et l'humeur. Ces deux oméga-3 exercent de plus des rôles protecteurs et complémentaires sur la physiologie de l'organisme, l'EPA jouant un rôle plus particulier sur le système cardiovasculaire.

3. L'industrialisation de notre alimentation et ses conséquences sur notre santé

Depuis les années 1970, on assiste à une accélération massive de la transformation de nos aliments par l'industrie parallèlement à la diabolisation des gras, l'insistance sur la restriction calorique et la promotion de la consommation de protéines. Les changements provoqués par l'industrialisation reposent sur le raffinage et la transformation des aliments de base, la modification de l'alimentation des animaux de ferme ; ainsi, le fait que des animaux de ferme herbivores soient nourris avec des grains (souvent OGM) plutôt qu'avec l'herbe des pâturages (d'où une baisse des oméga-3 dans leur viande, des déséquilibres physiologiques et le développement de maladies), sans oublier les conséquences de l'ajout d'antibiotiques, d'hormones et l'emploi croissant d'engrais chimiques et de pesticides en agriculture.

L'industrialisation de nos aliments a également eu une influence négative sur le rapport oméga-6/oméga-3. Alors que l'alimentation préindustrielle comportait un rapport oméga-6/oméga-3 favorable à la santé se situant entre 1/1 et 4/1, ce rapport se situe maintenant entre 10/1 et 30/1. Le déséquilibre oméga-6/oméga-3 vient principalement du fait que les huiles de soja et de maïs utilisées couramment dans l'alimentation industrielle sont constituées d'acide linoléique, un acide gras oméga-6 qui favorise le développement des maladies inflammatoires chroniques lorsqu'il est en excès par rapport aux oméga-3. De plus, un tel déséquilibre imposerait un stress oxydatif qui se traduirait par des taux réduits d'antioxydants[5]. Le choix de ces huiles a été adopté par l'industrie alimentaire pour augmenter sa marge de profit sans que soient prises en considération les conséquences de cette pratique sur le système nerveux et la santé humaine globale[8,9].

Compte tenu de l'importance des modifications inappropriées subies par notre alimentation au cours des dernières décennies, il n'est pas surprenant qu'à partir des années 1980 on ait commencé à observer une hausse graduelle des maladies non transmissibles que sont les maladies inflammatoires chroniques (maladies cardiovasculaires, diabète, cancers, maladies auto-immunes, maladies arthritiques, etc.) et que, depuis les années 2000, on observe une croissance importante des maladies qui touchent le fonctionnement du cerveau (Alzheimer, Parkinson, autisme, troubles de l'attention (TDAH), dépressions). Ce dernier phénomène était prévisible puisque, dès 1972, des chercheurs avaient prédit que les modifications apportées à notre alimentation entraîneraient des désordres neurologiques[9,10]. Actuellement, il ne fait plus de doute pour la grande majorité des chercheurs indépendants que la transformation radicale de notre système alimentaire serait la principale cause de la croissance exponentielle des maladies chroniques y compris les maladies neurologiques.

4. Différences entre les effets de la consommation de suppléments d'huile de poisson et celle de poisson frais

Au premier abord, il est tentant de se procurer des suppléments d'huile de poisson (DHA et EPA purifiés, certifiés sans contaminants) parce que c'est rassurant : nous connaissons alors les quantités précises d'oméga-3 que nous consommons tout en nous assurant d'éviter le plus possible les contaminants que l'on peut retrouver dans certains poissons et fruits de mer. Il est déroutant toutefois de constater que les études scientifiques bien contrôlées – incluant les méta-analyses qui tentent de démontrer que les suppléments d'oméga-3 sous forme d'huile de poisson sont associés à une baisse des maladies cardiovasculaires, neurologiques et autres – donnent généralement des résultats non concluants[11,12] (http://www.medscape.com/viewarticle/803823). À l'inverse, les études sur la consommation de poisson (environ deux fois par semaine) sont nombreuses à démontrer que ces aliments ont un effet préventif sur les risques de maladies coronariennes[13], certaines formes de cancers[14], le syndrome métabolique[15,16], les maladies neurodégénératives[2], etc. Comme on admet de façon générale que les oméga-3 jouent un rôle important dans le maintien de la santé neurologique et la prévention des maladies chroniques, comment expliquer que les études scientifiques donnent généralement des résultats plus probants lorsqu'il y a consommation de poisson plutôt que de suppléments d'huile de poisson contenant des quantités précises d'oméga-3 ?

Plusieurs hypothèses peuvent expliquer ces résultats déconcertants. 1) On avait déjà établi que la prise de suppléments alimentaires purifiés, que ce soit des vitamines ou autres nutriments, ne donne pas nécessairement les mêmes bénéfices que lorsqu'ils sont absorbés à partir de l'aliment complet puisqu'alors le phénomène de synergie entre les différents constituants d'un aliment n'entre pas en jeu[21] (p. 140-141). En outre, la consommation de la chair de poisson, principalement les poissons gras, en plus de fournir des oméga-3, apporte de nombreux nutriments tels que des peptides, des antioxydants, des vitamines, des traces d'éléments tels l'iodine, le sélénium, le zinc, le manganèse, le cuivre, etc.[18]. 2) Il est possible que les procédés technologiques de purification des oméga-3 puissent provoquer des modifications susceptibles d'affecter leur efficacité comme cela peut être le cas également lors des traitements à température élevée pour éliminer l'odeur de poisson, ce qui peut accélérer des oxydations secondaires. 3) Lors de leur purification, les huiles marines riches en EPA/DHA, parce qu'elles sont sous une forme libre, sont fortement sensibles à l'oxydation parce qu'elles contiennent de longues chaînes d'acides gras polyinsaturés incluant plusieurs doubles liaisons (5 et 6 respectivement) qui s'oxydent spontanément à la température ambiante et à la température du corps[19-21]; il semble que même des niveaux élevés d'antioxydants (vitamine E) ajoutés aux capsules d'huile de poisson ne peuvent arrêter cette oxydation[22].

Pour toutes ces raisons, les suppléments d'huile de poisson contenant des oméga-3 purifiés n'entraîneraient pas nécessairement les mêmes effets que la consommation de poisson frais riche en oméga-3[19]. Il est donc possible que ces différences, et probablement les niveaux d'oxydation des suppléments d'huile de poisson utilisés, puissent expliquer les résultats divergents obtenus lors des études cliniques.

Deux articles scientifiques récents apportent des informations intéressantes concernant l'importance et/ou les effets de l'oxydation des huiles de poisson. Le premier article[19], qui est une revue de la littérature sur ce sujet, mentionne des expériences réalisées sur des animaux et des humains qui montrent que des lipides oxydés peuvent causer une détérioration de certains organes, de l'inflammation, de la carcinogénèse et de l'athérosclérose. De plus, les auteurs soulignent le fait suivant: l'importance et les conséquences de l'oxydation des huiles marines sont peu comprises puisque sur les 107 études cliniques effectuées sur des humains en 2012 pour tester l'effet des suppléments d'huile marine, une seule rapportait l'état oxydatif du supplément utilisé. Pour corriger ce manque, les auteurs de l'article rapportent qu'il existe un test simple et peu coûteux qui permet de déterminer le statut oxydatif des huiles de poisson[19].

La seconde étude fut effectuée sur des humains[23] pendant une durée de 30 jours pour évaluer l'influence du niveau d'oxydation des suppléments d'huile de poisson sur certains paramètres en lien avec la santé cardiaque. Cette étude a montré que la prise de capsules d'huile de poisson, contenant la même quantité d'EPA/ DHA, a donné des résultats différents, selon leurs niveaux d'oxydation. Seule l'huile peu oxydée a amélioré de façon significative les paramètres santé suivants: la quantité de cholestérol sanguin, la pression systolique et diastolique. Au cours de cette étude, on a aussi analysé les niveaux d'oxydation de seize préparations commerciales de suppléments d'huile de poisson sur une période de six mois ; ces analyses ont montré qu'il existe de grandes variations du niveau d'oxydation entre les différents produits. Contrairement à ce qui était attendu, ce ne sont pas les conditions d'entreposage qui ont déterminé le niveau d'oxydation des capsules d'huile de poisson mais plutôt la qualité du produit initial au moment de l'encapsulation.

5. Les doses de suppléments d'huile de poisson recommandées par les fabricants sont-elles conformes à nos besoins ?

Il n'est pas facile de déterminer nos véritables besoins en EPA/ DHA préformés d'origine marine. C'est également vrai en ce qui concerne la consommation des oméga-3 ALA « parents » d'origine végétale (graines de lin, de chia, huiles), qui sont les précurseurs (constituants de base) d'origine terrestre de l'EPA/DHA. Dans un avis publié en 2014, la FDA (Food and Drug Administration) ne recommande pas de prendre des suppléments d'oméga-3, ni d'huile de poisson, mais plutôt de consommer du poisson en évitant ceux qui ont des niveaux élevés de contaminants. Ces recommandations découlent du fait que les études contrôlées et randomisées, qui visent à examiner les effets sur la santé des suppléments de DHA, d'EPA et d'huile de poisson, ont généralement donné des résultats décevants et que la dose quotidienne idéale du DHA et de l'EPA est inconnue[24].

Toutefois, certains indices fournis par des travaux de recherche constituent des pistes de réponse. On sait que le corps peut fabriquer les oméga-3 EPA/DHA à partir de l'acide gras essentiel ALA en très petite quantité. Chez les humains, pas plus de 1 % des acides gras essentiels ALA sont convertis de façon naturelle en leurs dérivés EPA/DHA alors que plus de 95 % des acides gras parents, en raison probablement de leur moins grande réactivité (peu de doubles liaisons), conservent leur forme initiale. En somme, il est probablement irrationnel de consommer de fortes quantités d'oméga-3 préformés sous la forme de suppléments de concentrés d'huile de poisson. À l'appui de cette thèse, des études de radioactivité et de tomographie basées sur l'incorporation de DHA circulant dans le cerveau humain montrent que la consommation quotidienne de DHA, chez 95 % des sujets, n'excède pas 0,4 mg à 7,2 mg[25]. Les personnes normales en santé seraient capables de métaboliser des quantités adéquates de DHA à partir des oméga-3 ALA parents[26]. D'autres expériences tendent à indiquer qu'un excès de transformation des ALA en oméga-3 est non seulement du gaspillage mais contreproductif et possiblement néfaste, parce que le corps ne peut éliminer facilement les overdoses de ces oméga-3 complexes et très réactifs[2,3,5,27]. Il semble que les gens en santé seraient capables à partir de la consommation d'acide α-linolénique (ALA), qui est un acide gras essentiel précurseur des oméga-3 plus complexes contenant 5 et/ou 6 doubles liaisons, de métaboliser des quantités adéquates de DHA et d'EPA qui correspondraient apparemment à la consommation de 7 mg/jour d'oméga-3 végétal, soit une quantité facilement atteignable par la population générale[26]. Ainsi, une mauvaise compréhension des besoins en EPA/DHA préformés entraîne des recommandations de la part des fabricants qui pourraient mener potentiellement à des overdoses par des facteurs de 20 à 500 fois, selon les suppléments et les doses prescrites, qui atteignent souvent 1 000 mg d'EPA/DHA/jour. Les végétaliens, qui ne consomment que des oméga-3 végétaux, présentent généralement des niveaux acceptables d'EPA/DHA par comparaison aux omnivores. Ceux dont le taux d'oméga-3 est considéré comme trop faible répondent très bien à une dose relativement faible d'oméga-3 d'origine végétale[28,29].

D'après certaines études, la plupart des effets bénéfiques de la consommation des produits marins, incluant les fruits de mer, sur le fonctionnement du cerveau seraient dus non seulement à la consommation de quantités adéquates d'oméga-3, mais également à celle d'antioxydants et en particulier de l'antioxydant astaxanthine caroténoïde (ASTA) qui jouerait un rôle central dans le stress oxy-datif au cours du métabolisme neuronal[2,4]. S'il y a un débalancement oméga-6/oméga-3 et que la supplémentation n'est pas accompagnée par l'administration adéquate d'antioxydants, cela imposerait un stress oxydatif particulièrement néfaste entre EPA et DHA en orientant trop leurs effets sur les fonctions cellulaires[5,30].

6. L'importance de l'oxydation des acides gras préformés dans les suppléments d'huile de poisson

Nous avons vu à la section 4 que certains facteurs plaident en faveur de la consommation de poisson frais plutôt que de suppléments d'huile de poisson. Le facteur «oxydation des lipides» s'avère par-ticulièrement important, car les oméga-3 à longues chaînes, EPA et DHA, sous leur forme libre, réagissent fortement avec l'oxygène moléculaire pour donner des molécules d'hydro-peroxyde lipi-diques (LOOH), cause de stress oxydatif susceptible de déclencher de nombreuses pathologies[3]. La situation devient particulièrement problématique lorsque les EPA/DHA, sous forme de suppléments, excèdent nos besoins physiologiques. Notre organisme ne peut alors les éliminer facilement puisque ces molécules très réactives doivent être transformées en dérivés oxydés[3]. La seconde façon d'éliminer les excès d'EPA/DHA est de les incorporer dans la paroi des cellules, mais ce n'est pas non plus sans danger puisque leur intégration excessive dans les parois cellulaires peut contrecarrer les fonctions normales des cellules. Par exemple, les membranes cellulaires saturées de gras, si elles contiennent 5 % de DHA pro-venant de l'huile de poisson, sont 16 fois plus susceptibles de subir des dommages dus à la peroxydation[31]. Contrairement aux acides gras saturés, la supplémentation en EPA/DHA augmente de façon marquée le niveau des molécules MDA (malondialdehyde) qui sont très nocives en raison de leurs liens avec le stress oxydatif[32]. Dans le même ordre, il a été démontré que l'ajout de 2 % (par comparaison avec un ajout de 0,5 %) d'huile de poisson à l'alimentation des porcs augmente de façon importante la concentration de MDA, un marqueur de la peroxydation lipidique (stress oxydatif) dans leur plasma[33]. Finalement, chez des souris âgées, des expériences ont montré que la prise d'huile de poisson à long terme augmentait le stress oxydatif, ce qui affectait à la baisse les fonctions cellulaires, entraînant des dysfonctions organiques qui raccourcissaient la durée de vie de ces animaux[34].

7. Existe-t-il un lien entre le phénomène d'oxydation lipidique et l'athérosclérose?

On a présumé que la consommation d'acides gras saturés et l'accumulation de cholestérol causent le développement de l'athérosclérose. On recommande donc d'éviter les gras saturés; du point de vue biochimique, cela est irrationnel puisque les gras saturés résistent à la dégradation oxydative et que pour cette raison, ils ne peuvent induire de l'athérogénèse[3]. Parce que les deux tiers du cholestérol sont biosynthétisés dans l'organisme, on a recommandé la prise de statine pour en abaisser le niveau[35]. Et ce, en dépit du fait qu'il y a encore énormément d'incertitude et de controverse sur l'impact que peuvent avoir le cholestérol et les triglycérides sur le développement des maladies cardiovasculaires. Un examen des publications sur le sujet, paru en août 2014 dans la revue *Lancet,* exprime bien cette incertitude; les auteurs concluent que les recommandations à partir des différentes publications ne sont pas vraiment claires et ne permettent pas de déterminer si l'on devrait ou non traiter les différentes fractions lipidiques (cholestérols, triglycérides). Ils concluent en réclamant de meilleures études randomisées et contrôlées par placebo à partir de l'observation de différents groupes de patients[36].

Compte tenu de l'importance des diverses réactions d'oxydation dans le développement des maladies chroniques, il est probable qu'une meilleure compréhension de ce type de réactions et de leurs conséquences puisse ouvrir de nouvelles avenues de traitement. En ce sens, les travaux de deux éminents professeurs de chimie organique, les docteurs Gerhard Spiteller et Mohammed

Afzal, spécialisés dans le domaine des processus de peroxydation des lipides et de leurs implications dans le développement des maladies inflammatoires, apportent des informations qui semblent particulièrement pertinentes en regard des causes des maladies inflammatoires chroniques. Selon ces derniers, on n'a pas pris suffisamment en compte les expériences qui démontrent que l'athérosclérose peut être la conséquence d'une lésion cellulaire plutôt que d'un niveau élevé de cholestérol ou de la consommation d'acides gras saturés[3,3-39]. Ils rappellent également que l'on ne tient pas suffisamment compte que la consommation des gras, par suite de leur cuisson à température élevée, va entraîner, en raison de la réaction de Maillard, une importante augmentation sérique (dans le sang) de la peroxydation lipidique (LPO). Cela a été mis en évidence par une expérience qui a démontré qu'un simple repas de matière grasse chauffée a augmenté d'environ 50 % le taux LPO chez de jeunes volontaires, alors que chez les gens âgés le taux de LPO avait augmenté de 15 fois[40]. Ces auteurs rappellent que le fait de chauffer les aliments d'origine animale à haute température peut engendrer des quantités importantes de radicaux peroxyles qui peuvent réagir avec le cholestérol pour donner des oxydes de cholestérol. Les oxydes de cholestérol sont particulièrement toxiques et contribue-raient au développement de l'athérosclérose par la formation de plaques[3]. De plus, il semble que la protection contre les maladies cardiovasculaires suite à la consommation d'aliments marins serait due avant tout à des antioxydants très puissants, tels les acides gras furaniques (F-acids) qui sont des capteurs puissants de radicaux, ce qui leur permet de neutraliser (« quencher ») efficacement les LPO[41].

8. Apport suffisant en oméga-3 : quels sont les choix accessibles ?

Poissons et fruits de mer

David Suzuki, l'écologiste canadien reconnu, recommande de consommer les poissons et fruits de mer suivants : maquereau, crevettes nordiques, moules, huîtres, pétoncles, palourdes, truite arc-en-ciel, omble chevalier, homard, saumon de l'Atlantique. Selon le Dr Suzuki, il s'agit de choisir des espèces de poissons et de fruits de mer disponibles dans nos supermarchés et qui sont capturées et/ou élevées de façon durable et écologique : « Quand vous choisissez de consommer un de ces produits, vous participez à l'effort collectif d'empêcher l'épuisement des stocks de poissons tout en favorisant une industrie bien de chez nous. » Pour plus de détails, consulter le site Internet suivant : http://www.david-suzuki.org/fr/ce-que-vous-pouvez-faire/renouez-avec-le-fleuve/les-10-meilleurs-choix-de-produit-de-la-mer-de-david-suzuki/

Il y a consensus sur le fait qu'il est préférable de consommer des petits poissons parce qu'ils se situent à la base de la pyramide alimentaire, et sont donc moins susceptibles de contenir de fortes quantités de métaux lourds et de polluants car plus un poisson est gros et âgé, plus il est susceptible d'avoir accumulé des polluants au cours de sa vie. De plus, en raison des conditions physiques et chimiques propres aux eaux salées par rapport aux eaux douces, les teneurs en mercure des poissons et des crustacés marins sont beaucoup plus faibles. Pour obtenir plus d'information sur la valeur en oméga-3 et le niveau de contamination au mercure des poissons et fruits de mer concernant l'est du Canada, voir le site suivant : http://www.hydroquebec.com/developpement-durable/pdf/guide-CoteNord.pdf

Parmi les poissons les plus riches en oméga-3, ce sont les poissons gras vivant en eaux froides qui sont les plus riches en EPA et DHA, tels les anchois, les sardines, le flétan et le hareng. Ces poissons contiennent environ sept fois plus d'oméga-3 que d'oméga-6. Le saumon et la truite contiennent également de bonnes quantités d'oméga-3 sous forme d'EPA et de DHA. Sans minimiser les dangers de la contamination des poissons par le mercure, une étude scientifique effectuée aux Seychelles, sur une population qui consomme de grandes quantités de poissons, a démontré que c'était la surconsommation d'oméga-6 des femmes enceintes, plus que leur exposition au mercure, qui était liée aux mauvais scores de leurs enfants à des tests de communication, tests comportementaux et moteurs. Cette étude suggère que les enfants dont les mères avaient des apports en oméga-6 élevés semblaient subir l'impact neurotoxique du mercure, ce qui n'était pas le cas chez les enfants des autres mères[42].

On lit parfois que les poissons et fruits de mer provenant de l'élevage en aquaculture sont moins riches en oméga-3 et davantage contaminés par différents produits chimiques que ceux d'origine sauvage. Certaines études récentes contredisent ces affirmations, dont celles effectuées en Norvège sur des saumons de l'Atlantique en aquaculture qui contenaient deux fois plus d'EPA et de DHA que les saumons sauvages de l'Atlantique[43]. Des études menées au Québec indiquent que les quantités d'oméga-3 détectées dans les saumons d'Atlantique élevés en aquaculture seraient équivalentes ou supérieures à celles trouvées dans les saumons d'Atlantique sauvages ; la même étude effectuée sur les truites arc-en-ciel donne des résultats comparables[44,45]. En Finlande, les variétés de poissons sauvages provenant de la mer Baltique contenaient différents contaminants alors que ces mêmes contaminants n'étaient présents chez aucun poisson d'élevage[46]. La présence de contaminants chez les poissons d'élevage serait en lien direct avec la qualité de la nourriture fournie dans les aquacultures, tel que démontré par une étude réalisée en Italie où une baisse significative des contaminants a été observée chez la truite arc-en-ciel élevée en aquaculture entre 2005 et 2010 alors que des efforts étaient consentis pour améliorer la qualité de l'alimentation des poissons[47].

Les microalgues

Seules les microalgues sont capables de synthétiser les oméga-3 EPA et DHA directement sans l'intermédiaire de l'oméga-3 parent, l'acide α-linolénique. Les microalgues sont à la base de toute la chaîne alimentaire des océans. Ainsi, les algues marines fournissent un concentré d'EPA et de DHA déjà formés, ce qui évite le besoin d'une conversion. Parmi les microalgues océaniques, *Aurantiochytrium* détient le record de DHA oméga-3 (39 % d'oméga-3 DHA dans l'huile extraite de cette microalgue, tandis que 50 % des lipides totaux des microalgues rouges sont constitués d'oméga-3 EPA). La culture et le prélèvement des oméga-3 à partir de la production d'huile de microalgues fait l'objet d'études pour sélectionner les meilleurs éléments et déterminer les meilleures conditions de culture dans un environnement contrôlé, qui serait à même d'éliminer le risque de contamination par des polluants marins tels que les PCB et les dioxines.

Parmi les microalgues non océaniques, la spiruline (la cyanobactérie *Arthrospira* classée dans les algues bleues) est considérée comme une source particulièrement intéressante d'oméga-3. La spiruline a une activité anti-inflammatoire[48], anti-cancérigène[49] et serait très riche en antioxydants[50].

L'huile de krill

Au cours des dernières années, on a intensifié la recherche sur les bienfaits thérapeutiques de l'huile de krill en tant que source privilégiée d'oméga-3 sous la forme d'EPA et de DHA. Le krill antarctique (*Euphasia superba*) est constitué de petits crustacés qui vivent dans l'océan Antarctique et on estime à 300 000 millions de tonnes métriques leur contenu dans cet océan[51]. Des recherches cliniques ont donné des résultats positifs concernant l'hyperlipidémie, les maladies inflammatoires chroniques, les désordres cardiaques, le syndrome prémenstruel et la réduction des risques de cancer[52].

L'intérêt de l'huile de krill reposerait entre autres sur des analyses qui révèlent que l'EPA et le DHA présents dans cette huile, au lieu d'exister sous forme de triglycérides (TG), sont liés à des phospholipides, principalement des phosphatidylcholines. Le fait que les acides gras oméga-3 soient liés à des molécules de phosphatidylcholine contribuerait à une meilleure efficacité de leur action sur la santé[52]. L'association entre les phospholipides et les longues chaînes de molécules d'acides gras que sont les EPA et DHA faciliterait leur passage à travers la paroi intestinale, ce qui augmenterait leur bioaccessibilité et favoriserait le ratio oméga-3/oméga-6[53]. Cela s'expliquerait par le fait que les triglycérides et autres gras sont hydrophobes, ce qui nécessite l'action des sels biliaires pour les digérer, alors que les phospholipides sont hydrophiles, ce qui permet aux molécules oméga-3 du krill de se disperser dans l'eau sans nécessiter de sels biliaires pour former des micelles (gouttelettes); les acides gras liés aux phospholipides ne requièrent donc pas de mécanisme pour passer à travers les membranes cellulaires.

Un autre intérêt de l'huile de krill est qu'elle contient de petites quantités d'astaxanthine, un caroténoïde liposoluble qui joue un rôle d'antioxydant. Seule ombre au tableau, le coût de l'huile de krill est beaucoup plus élevé que les autres sources d'EPA et de DHA.

Les oméga-3 provenant des terres cultivables

De nombreuses cultures sont à même de fournir des oméga-3 parents sous forme d'ALA. Les ALA les plus recommandés sont ceux contenus dans les substances suivantes : huile de canola (colza en Europe) biologique donc sans OGM, huile d'olive, huile de lin, graines de lin, graines de chia, huile de chanvre et huile de noix. Il va sans dire que toutes ces huiles doivent être vierges. Il est conseillé de varier les sources d'ALA et de ne pas inclure des huiles trop riches en oméga-6 (tournesol, maïs, soja, pépins de raisin, arachide) dans son alimentation. Il est conseillé de moudre les graines ou de les tremper pour que l'organisme puisse les assimiler plus facilement.

Conclusion

On peut donc conclure dans l'état actuel des connaissances que la consommation d'oméga-6/oméga-3 se situe idéalement dans un rapport d'environ 1/1 à 4/1. D'après des études scientifiques, on peut obtenir des quantités adéquates d'oméga-3 en consommant des poissons et fruits de mer riches en DHA/EPA, lesquels apportent également d'autres nutriments très bénéfiques à la santé. Une consommation de poisson deux fois par semaine est fortement recommandée. On peut également consommer des quantités adéquates d'oméga-3 à partir de végétaux : 1) les graines de chia constituent une excellente source d'oméga-3 végétal – 20 g de graines de chia fournissent 4,5 g d'oméga-3 – elles sont constituées de 25-40 % de gras, dont 68 % d'ALA, 20 % d'ELA, 19-23 % de protéines complètes et 30 % de fibres riches en antioxydants[54] ; 2) les graines de lin comportent 40-60 % d'acides gras ALA, 12-17 % d'acides gras ELA, 20-30 % de protéines, elles sont riches en fibres solubles et insolubles, en vitamines, minéraux et antioxydants[55] ; 3) les huiles d'olive, de canola, de chanvre et de noix constituent également de bons apports en ALA.

Les oméga-3 ALA disponibles dans les graines et huiles végétales constituent des réserves de précurseurs peu réactifs (deux doubles liaisons) comparativement aux oméga-3 préformés, DHA/EPA (6 et 5 doubles liaisons) que l'on trouve à l'état libre dans les huiles de poisson et qui sont beaucoup plus sensibles à l'oxydation. Donc consommer des poissons frais et des oméga-3 végétaux, sélectionnés pour leurs rapports oméga-3/oméga-6 bénéfiques, permet un contrôle prudent des phénomènes d'oxydation par rapport à la prise d'huile de poisson.

CHAPITRE 6

Le chef d'orchestre de notre santé

L'intestin et sa flore microbienne considérés maintenant comme un organe à part entière, le « microbiome intestinal »

1. Le rôle de chef d'orchestre du microbiome intestinal s'exerce par l'intermédiaire de l'axe bidirectionnel microbiotes-intestin-cerveau

Le microbiome humain est composé de bactéries, d'archées (microorganismes unicellulaires procaryotes qui n'ont pas de noyaux), de virus et de microbes eucaryotes (possèdent un noyau) qui résident dans et sur notre corps. Les microorganismes qui font partie du microbiome sont maintenant appelés microbiotes.

Le terme microbiome intestinal désigne dans son sens large la communauté des microbiotes (soit les microbes qui vivent dans l'intestin), l'ensemble de leurs gènes et leur milieu écologique, en l'occurrence l'intestin et les cellules associées à l'intestin.

Même si on connaissait depuis longtemps l'importance de la flore intestinale, les bactéries, qui constituent 99 % du microbiome intestinal chez les humains, ont été largement ignorées par la science en raison de la complexité de ces populations et des techniques microbiologiques classiques qui étaient trop limitées pour étudier en profondeur ces microorganismes. Un des obstacles à l'étude des bactéries était la nécessité de les cultiver pour pouvoir les étudier, car seulement de 10 à 30 % des souches bactériennes présentes dans l'intestin pouvaient être cultivées en laboratoire.

Depuis 2010, grâce aux progrès prodigieux de la métagénomique microbienne quantitative, les chercheurs peuvent analyser rapidement les gènes de milliards de bactéries présentes dans un milieu donné, ce qui permet d'étudier leurs caractéristiques et leur potentiel à un coût abordable. La métagénomique microbienne est une technique génétique de seconde génération qui permet le séquençage dit à « haut débit » (donc très rapide) de l'ADN de toutes les bactéries présentes dans un milieu donné (p. ex. tube digestif de l'homme et des animaux) sans avoir à les cultiver au préalable. Le séquençage a pour but de déterminer la succession des bases nucléotidiques qui forment l'ADN. Le séquençage renseigne sur la diversité et l'abondance relative des microorganismes présents dans un milieu donné. Par la suite, la bioinformatique permet de comparer les séquences bactériennes obtenues lors du séquençage avec les immenses bases de données qui ont été accumulées grâce à de multiples analyses bioinformatiques produites par de nombreux séquenceurs de gènes à haut débit développés au cours des dernières décennies. Ces études comparatives permettent d'obtenir des informations sur les caractéristiques structurelles et fonctionnelles des bactéries étudiées (p. ex. enzymes, facteurs de virulence, gènes de résistances aux antibiotiques, etc.)[1].

L'ensemble des molécules produites par les bactéries se nomme métabolome lorsque des approches génomiques sont utilisées pour l'étude de ces molécules ; le terme protéome est réservé à la science des protéines, alors que le terme transcriptome signifie que des molécules d'ADN complémentaires sont produites à partir de molécules d'ARN. Ces différentes approches génomiques fournissent des informations additionnelles sur les fonctions des microbes et permettent de mieux comprendre comment le métabolome bactérien peut influencer la physiologie de l'hôte[2]. Ces nouvelles avancées biotechnologiques permettent donc d'ausculter le fonctionnement des organismes vivants dans toute leur complexité[3-5].

Trois groupes principaux de scientifiques sont présentement dans la course pour accumuler des données sur le microbiome humain et en particulier sur le microbiome intestinal : 1) le projet européen MetaHit (Métagénomique du tube digestif humain) soutenu par l'INRA (Institut national français de la recherche agronomique)[6] ; 2) le projet américain HMP (Human Microbiome Project) soutenu par le NIH (National Institutes of Health)[2] ; 3) et le groupe Human Food Project-American Gut, soutenu par l'Université du Colorado[7]. Ces projets d'envergure internationale visent à déterminer quelles influences exercent les différents microorganismes du microbiome intestinal sur le maintien de la santé et/ou sur le développement de différentes maladies ; pour ce faire, les chercheurs analysent les échantillons du microbiome intestinal d'individus provenant de toutes les parties du monde et accumulent parallèlement des données sur leurs styles de vie : habitudes alimentaires, exercice physique, état de santé, âge, sexe et environnement géographique. On cherche également à déterminer comment un microbiome intestinal sain peut se transformer en un microbiome déséquilibré générateur de maladies chroniques, et quelles sont les avenues susceptibles de transformer un microbiome intestinal déséquilibré (dysbiose) en un microbiome sain. Le groupe Human Food Project-American Gut encourage toutes les personnes qui le désirent à participer à son étude en s'inscrivant à l'adresse Internet suivante : www.humanfoodproject.com/americangut/ moyennant une somme d'environ 100 $ américains. En retour, les participants, en plus de contribuer à l'avancement de la science biomédicale, auront la possibilité de connaître l'identité des microorganismes qui colonisent leur intestin. Compte tenu des retombées potentielles énormes qui devraient découler d'une meilleure connaissance des liens entre les différents microbiotes intestinaux, la santé et le développement de nombreuses maladies, les informations obtenues grâce à l'analyse de leur microbiome pourraient s'avérer très utiles pour les participants.

2. Caractéristiques générales et rôle du microbiome intestinal humain

Les êtres humains sont des superorganismes qui ont coévolué selon un mode de mutualisme (relations bénéfiques pour les deux parties) avec une importante communauté de bactéries commensales (profitant de l'hôte sans lui nuire) et/ou symbiotiques (avec un apport positif) qui réside principalement dans leur tractus gastro-intestinal[8]. Dans les faits, les bactéries commensales sont des bactéries symbiotiques, sauf dans les rares cas où elles se transforment en pathogènes. Cet écosystème intestinal que l'on qualifie de microbiome comporte principalement les sept phylums* (ou embranchements) bactériens suivants : Firmicutes, Bacteroidetes, Actinobacteria, Proteobacteria, Verrucomicrobia, Tenericutes et Fusobacteria ; les phylums Firmicutes et Bacteroidetes représentent à eux seuls plus de 90 % des microbiotes intestinaux[9]. Les études génétiques récentes du microbiome intestinal montrent que les individus abritent environ 100 000 milliards (10^{14}) de cellules microbiennes, ce qui représente dix fois le nombre des cellules qui composent le corps humain. Les gènes du microbiome intestinal humain sont à 99 % d'origine bactérienne et sont 150 fois plus nombreux que les gènes humains de l'ensemble de l'organisme ; c'est pour cette raison et parce que les microbiotes participent aux fonctions métaboliques de leur hôte que l'on considère depuis peu que le microbiome intestinal constitue un véritable organe[6,10,11].

Des études effectuées par le groupe européen MetaHit[6] ont permis, à partir d'échantillons fécaux de 124 adultes européens en santé représentant plusieurs nationalités, d'identifier au moins 160 espèces bactériennes différentes chez chaque individu en santé. Alors qu'au moins 1 000 espèces bactériennes différentes ont été identifiées chez l'ensemble des 124 adultes enrôlés dans cette étude, des travaux ultérieurs du groupe MetaHit ont permis

---

* Phylum ou embranchement correspond au deuxième niveau de classification des espèces vivantes, le premier niveau étant le règne (animal, végétal, champignon, protiste, bactérien, archée ou procaryote).

de multiplier par trois le nombre d'espèces bactériennes présentes dans l'ensemble du microbiome intestinal humain à partir d'individus provenant de trois continents[12]. Ces analyses portaient sur le microbiome intestinal d'Européens[11], d'Américains[13,14] et de Japonais[15]. Ces analyses ont permis au groupe MetaHit de mettre en évidence que les différentes espèces bactériennes retrouvées dans le microbiome intestinal humain, et cela indépendamment de leur provenance géographique, appartenaient à un même nombre relativement réduit d'embranchements (phylums) bactériens dominants qu'ils ont classés en trois grands groupes d'entérotypes*, soit les genres Bacteroides (entérotype 1), les Prevotella (entérotype 2) et les Ruminococcus (entérotype 3)[10,11]. Toutefois, cette classification ne fait pas consensus auprès de certains membres du groupe américain HMP qui considèrent qu'il faut repenser le fait de regrouper les bactéries selon des entérotypes[16,17].

Chose certaine, la science reconnaît maintenant le rôle essentiel que joue le microbiome intestinal dans le maintien de la santé de l'hôte et/ou dans le développement de maladies chroniques lorsqu'un déséquilibre de cet écosystème (dysbiose) se produit.

En résumé, les microbiotes participent à la physiologie de leur hôte :

1) en produisant différentes enzymes et molécules capables entre autres de métaboliser les médicaments et certains composants alimentaires, telles les fibres que nous sommes incapables de digérer et dont l'absorption et la distribution dans l'organisme sont influencées par les microbiotes[18-21];

2) en synthétisant des vitamines dont la vitamine k et plusieurs vitamines du groupe B;

3) en protégeant l'intestin contre les pathogènes par la production de facteurs antibactériens et par la compétition qu'ils exercent pour la nourriture disponible mais limitée[22];

---

* Entérotypes : groupements de bactéries intestinales spécifiques à l'homme qui sont liés au régime alimentaire et que le groupe MetaHit considère dans le même esprit que les groupes sanguins

4) en participant à la maturation et à la modulation du fonctionnement du système immunitaire et du développement d'un cerveau en santé[23-25] ;

5) par la production de petites molécules qui miment ou agissent en tant que molécules signal et/ou neurotransmetteurs et métabolites qui influencent le fonctionnement physiologique de notre organisme et notre comportement[26,27].

Les nouvelles technologies ont montré que la composition des microbiotes intestinaux varie de façon importante selon les individus[28]. Cela peut être expliqué en partie par des différences génétiques entre les individus dont certains gènes favoriseraient les interactions avec des types particuliers de bactéries fécales au détriment des autres types bactériens[14]. Malgré tout, environ 40 % des gènes microbiens présents chez un individu sont partagés par au moins la moitié de la population générale, ce qui tend à confirmer qu'il existe un ou des noyaux fonctionnels de microbiotes[6].

3. Les mécanismes qui permettent à l'intestin de tolérer la présence des bactéries commensales et de combattre les microbes pathogènes

Les microbiotes qui vivent dans l'intestin constituent la source la plus importante d'antigènes naturels qui stimulent continuellement le système immunitaire dit « muqueux » parce qu'il est associé à la muqueuse intestinale par l'intermédiaire d'un tissu conjonctif nommé *lamina propria**. Le système immunitaire muqueux abrite entre 80 et 90 % de l'ensemble des cellules immunitaires de l'organisme. Ce sont les communications entre les microbiotes et le système immunitaire muqueux qui déterminent s'il y aura instauration d'une tolérance immunitaire (absence d'action visant à détruire) envers les microbiotes et les autres substances antigé-

---

* *Lamina propria :* la lamina propria (de couleur jaune sur la figure 1) de l'intestin est un tissu de soutien conjonctif lâche situé sous l'épithélium intestinal qui tapisse la muqueuse de l'intestin.

niques; dans le cas où le système immunitaire détecte un danger, il enclenchera des mécanismes de défense pour éliminer les microbes et/ou antigènes indésirables. La tolérance immunitaire normale signifie l'absence de réponse immunitaire locale et systémique (ensemble de l'organisme) à des antigènes étrangers inoffensifs tels que les protéines alimentaires et/ou les composants moléculaires des bactéries commensales[29].

Les cellules épithéliales de l'intestin, appelées entérocytes, constituent la paroi des villosités de l'intestin grêle et jouent un rôle important dans le maintien de l'équilibre entre les microbiotes commensaux et le système immunitaire muqueux. De plus, les cellules entérocytes qui sont impliquées prioritairement dans l'absorption des aliments participent également à la surveillance et aux réponses immunologiques contre les agents étrangers en exprimant à leur surface une grande variété de récepteurs (p. ex. groupe des *toll-like*) qui permettent la reconnaissance des agents microbiens; les entérocytes peuvent également produire des facteurs chimiotactiques (attractifs) qui favorisent la communication entre les microbes et les cellules immunitaires lors des phénomènes inflammatoires. L'écologie de l'intestin permet aux microbiotes intestinaux de vivre en symbiose intime et en homéostasie (équilibre) avec leur hôte et de jouer un rôle déterminant dans leur survie en échange d'un habitat et de nourriture[30].

– Tactiques du système immunitaire muqueux pour empêcher les microbiotes intestinaux d'envahir l'organisme

La muqueuse intestinale en association avec le système immunitaire muqueux constitue une barrière très sensible entre l'intérieur de l'intestin rempli de microbiotes et le milieu interne de l'organisme qui doit rester stérile. Pour cette raison, le système immunitaire muqueux doit remplir deux fonctions opposées: permettre à l'organisme de tolérer l'établissement des bactéries commensales et la présence des antigènes alimentaires (antigènes étrangers) au niveau de la muqueuse intestinale et, en même temps, empêcher les bactéries de causer des infections. Il faut savoir que ce ne sont pas seulement les bactéries dites pathogènes qui peuvent causer des infections, car il arrive que des bactéries commensales se transforment en bactéries pathogènes. Le système immunitaire muqueux est constitué de cellules du système immunitaire inné (principalement des macrophages et des cellules dendritiques) et des cellules du système immunitaire adaptatif (lymphocytes B et T). Les lymphocytes B sont des globules blancs du système immunitaire adaptatif qui portent à leur surface des anticorps et qui donnent naissance à des cellules appelées plasmocytes qui sécrètent des anticorps. Les lymphocytes T font également partie du système immunitaire adaptatif. Il existe plusieurs types de cellules T : les cellules T auxiliaires qui jouent un rôle de chef d'orchestre grâce à la sécrétion d'hormones appelées cytokines. Les cytokines ont la capacité d'activer le développement de différents types de lymphocytes T : des lymphocytes T cytotoxiques dont le rôle est de détruire les cellules infectées ; des lymphocytes T régulateurs (Tregs), qui par rétroaction régularisent l'action des lymphocytes T auxiliaires pour éviter qu'elles activent trop fortement le système immunitaire, ce qui pourrait entraîner des réactions auto-immunitaires. Les cytokines produites par les lymphocytes T auxiliaires peuvent également activer les lymphocytes B à se transformer en plasmocytes sécrétrices d'anticorps.

Les cellules du système immunitaire muqueux sont distribuées sous la forme de cellules dispersées et/ou groupées en follicules, localisées dans la *lamina propria* qui abrite, en plus des cellules immunitaires, un réseau vasculaire très dense qui permet l'absorption des nutriments après la digestion des aliments. D'autres cellules du système immunitaire muqueux, des lymphocytes B et T, sont regroupées sous la forme de gros agrégats de follicules appelés plaques de Peyer (voir figure 1).

Les plaques de Peyer sont une sorte de poches accrochées directement sous l'épithélium de l'intestin grêle, surmontées de cellules

M qui sont intégrées à même la monocouche épithéliale. C'est par les cellules M des plaques de Peyer que la réponse immunitaire est initiée contre les antigènes étrangers puisque les cellules M servent de portes d'entrée aux antigènes étrangers, qui peuvent ainsi pénétrer dans les plaques de Peyer. Cependant, pour traverser les cellules M, les antigènes étrangers doivent auparavant avoir été recouverts d'anticorps IgA sécrétoires appelés SIgA. Les SIgA sont des anticorps constitués de deux anticorps IgA reliés par une chaîne j et une pièce sécrétoire qui sert de clé pour ouvrir la porte des cellules M. De plus, les SIgA, présents dans le mucus qui recouvre l'épithélium intestinal, protègent la surface de cette muqueuse puisque les anticorps sécrétoires enrobent les microorganismes et les macromolécules qui se trouvent dans cet environnement.

Ce mécanisme d'enrobement empêche le contact des microbes avec la surface des cellules épithéliales de la muqueuse, préservant ainsi l'intégrité et la fonctionnalité de cette barrière protectrice mince et vulnérable aux pathogènes. Ainsi, les SIgA empêchent les pathogènes opportunistes et les antigènes étrangers de pénétrer et de se disséminer à l'état libre dans les parties internes de l'organisme qui doivent demeurer stériles tout en contrôlant de façon serrée les relations symbiotiques nécessaires entre les microbes commensaux et l'hôte. Un avantage supplémentaire des SIgA est que l'enrobement des microbes et des macromolécules présents dans la lumière (cavité) intestinale facilite leur élimination grâce aux mouvements muco-ciliaires des entérocytes et du péristaltisme intestinal qui dirigent les antigènes ainsi enrobés vers le côlon[30-32].

De cette façon, le système immunitaire muqueux peut induire à la fois une immunité protectrice contre les antigènes nocifs et tolérer les antigènes inoffensifs[33]. L'absorption orale d'antigènes inoffensifs, telles les protéines d'aliments, déclenche, à partir du système immunitaire muqueux de l'intestin, une tolérance qui correspond à une absence de réponse immunitaire à la fois locale et systémique. La tolérance aux bactéries commensales, même si elle s'apparente à celle induite contre les protéines alimentaires, agit dans ce cas par un processus de tolérance uniquement local au niveau de l'intestin. Le fait que le processus de tolérance soit uniquement local a comme conséquence que les réponses immunitaires dirigées contre d'autres tissus qui pourraient être infectés ne sont pas atténuées[34]. Le rôle des SIgA est essentiel puisque ces anticorps permettent de discriminer entre les bactéries commensales symbiotiques inoffensives, les bactéries commensales qui parfois peuvent devenir envahissantes et les microorganismes pathogènes qui constituent un réel danger. Le système immunitaire muqueux inclut également les SIgA qui surveillent constamment le milieu intestinal et essaient de maintenir l'équilibre entre la tolérance aux microbiotes normaux et les attaques que les SIgA doivent diriger contre les microorganismes pathogènes ; il s'agit d'interventions discriminatoires particulièrement délicates puisque le système immunitaire de l'ensemble de l'organisme est construit pour combattre vigoureusement tout microbe ou antigène étranger[35,36].

– Le rôle clé des cellules dendritiques du système immunitaire muqueux de l'intestin

Après avoir pénétré dans les plaques de Peyer, les antigènes étrangers vont entrer en contact étroit avec les cellules présentatrices d'antigènes que sont les cellules dendritiques et les macrophages. Les cellules présentatrices d'antigènes vont englober les antigènes circulants et enclencher différentes réponses immunitaires lorsqu'elles présentent ces antigènes étrangers aux lymphocytes T[30,34,37]. En pratique, les cellules dendritiques jouent un rôle de sentinelles, ce qui leur permet de déclencher des réponses immunitaires pour protéger l'organisme contre des antigènes étrangers possiblement nocifs. Les cellules dendritiques de l'intestin contrôlent l'environnement de la muqueuse intestinale grâce à leur capacité de détecter les récepteurs microbiens ainsi que certaines de leurs caractéristiques antigéniques, ce qui va leur permettre d'activer le système immunitaire inné et ensuite le système immunitaire adaptatif[37].

Si les antigènes circulants ne sont pas nocifs, les cellules dendritiques peuvent éviter de déclencher des réponses contre ces antigènes en activant les lymphocytes T régulateurs (Tregs) qui peuvent inhiber les réactions trop agressives des lymphocytes T. Une autre fonction des cellules dendritiques est d'activer les lymphocytes B pour que ces derniers gardent à distance les bactéries commensales par la sécrétion de SIgA. Les SIgA forment des complexes immuns en association avec les cellules dendritiques (DC) situées dans la lamina propria. Ces complexes limitent l'entrée des SIgA et des bactéries dans la lamina propria, ce qui permet de mieux moduler les réponses immunitaires locales et du même coup de limiter le déclenchement de circuits pro-inflammatoires et la dissémination de bactéries dans l'environnement de la muqueuse intestinale[30] .

En conclusion, l'immunité innée de l'hôte par l'intermédiaire des cellules présentatrices d'antigènes (les cellules dendritiques et les macrophages) joue le principal rôle dans la reconnaissance des pathogènes. La reconnaissance des pathogènes par les cellules présentatrices d'antigènes se fait à partir de leurs récepteurs de reconnaissance (récepteurs *toll-like*) capables de reconnaître des motifs antigéniques microbiens qui ont été conservés au cours de l'évolution à la surface de nombreux pathogènes. Ainsi, dans l'état normal des choses, la reconnaissance des pathogènes induit d'abord des réponses immunitaires innées suivies par des réponses immunitaires adaptatives appropriées lorsque nécessaire dans le but de combattre les infections tout en permettant aux microorganismes commensaux et aux antigènes inoffensifs d'être tolérés. S'il est incontestable que les cellules dendritiques de l'intestin jouent un rôle clé dans l'élaboration de la réponse immunitaire, cette réponse est modulée par l'environnement intestinal, c'est-à-dire par le microbiome intestinal, qui est lui-même fortement influencé par la diète[32].

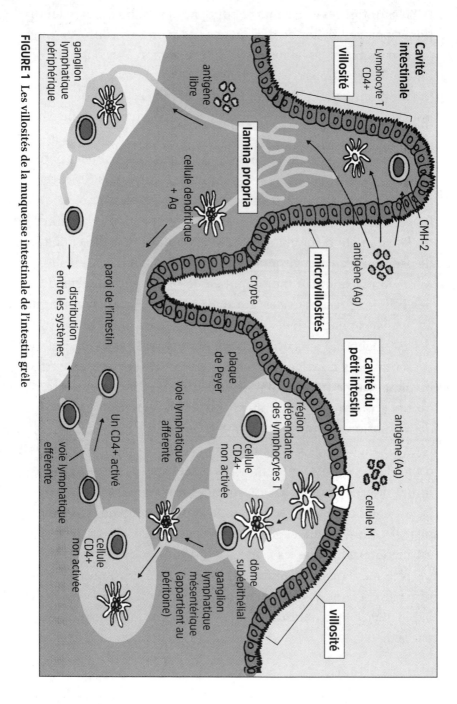

FIGURE 1 Les villosités de la muqueuse intestinale de l'intestin grêle

4. La santé globale et l'équilibre du microbiome intestinal

La santé globale est influencée par des facteurs environnementaux, dont au premier chef notre alimentation, à partir de l'axe micro-biotes-intestin-cerveau. Ces interrelations se produisent par des communications neuronales (neurones) et des neurotransmetteurs (hormones) le long de cet axe bidirectionnel.

L'intestin humain recèle une très grande quantité de microbes variés qui forment un milieu écologique complexe, lequel interagit à la fois avec l'hôte et les facteurs environnementaux. Les facteurs environnementaux positifs tout comme les facteurs environne-mentaux qui peuvent être négatifs (diète appropriée ou non, stress, exercice physique, sédentarité, le fait de fumer ou non, les polluants, le milieu géographique, les conditions sanitaires, le cycle circadien) influencent l'équilibre du microbiome[38]. Les avancées technolo-giques récentes ont permis de démontrer – à partir d'études basées sur différentes populations se nourrissant à l'occidentale ou non, et en fonction de l'âge et du sexe – qu'il existe une grande diversité et variabilité de microbes qui constituent le microbiome intestinal humain[38-40]. Parmi les facteurs environnementaux prédominants qui influencent l'écologie du microbiome, la diète à long terme, donc le choix de nos aliments, serait le facteur qui a le plus grand impact sur le nombre et la variété des microbiotes intestinaux, qui à leur tour conditionnent la santé globale des individus[41]. Le micro-biome manifeste toutefois une certaine résilience, et un changement de diète à court terme ne réussira pas nécessairement à traiter rapidement et avec succès un déséquilibre du microbiome intestinal (dysbiose) causé par de mauvaises habitudes alimentaires installées depuis longtemps[41].

– *Structure et fonctionnement des axes microbiotes-intestin-cerveau*

Les avancées récentes dans le domaine de la génétique ont permis de démontrer que nous possédons deux génomes, un génome hérité de nos parents et un second acquis sous la forme d'un microbiome

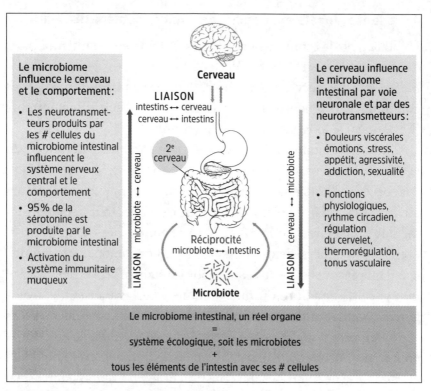

Le microbiome influence le cerveau et le comportement :

- Les neurotransmetteurs produits par les # cellules du microbiome intestinal influencent le système nerveux central et le comportement
- 95 % de la sérotonine est produite par le microbiome intestinal
- Activation du système immunitaire muqueux

Cerveau

LIAISON
intestins ↔ cerveau
cerveau ↔ intestins

2ᵉ cerveau

Réciprocité
microbiote ↔ intestins

Microbiote

LIAISON microbiote ↔ cerveau

LIAISON cerveau ↔ microbiote

Le cerveau influence le microbiome intestinal par voie neuronale et par des neurotransmetteurs :

- Douleurs viscérales émotions, stress, appétit, agressivité, addiction, sexualité
- Fonctions physiologiques, rythme circadien, régulation du cervelet, thermorégulation, tonus vasculaire

Le microbiome intestinal, un réel organe
=
système écologique, soit les microbiotes
+
tous les éléments de l'intestin avec ses # cellules

FIGURE 2 Relations microbiote-intestin-cerveau

intestinal. Les gènes de notre génome microbien représentent 99 % de tout l'ADN que l'on retrouve dans notre corps. De plus, alors que notre génome humain est relativement stable malgré les modifications épigénétiques* qui peuvent survenir en réponse à différents facteurs environnementaux, notre second génome d'origine microbienne est très dynamique et réagit constamment à notre environnement interne et externe ; cela fait de nous des superorganismes qui dépendent grandement des microbiotes qui vivent dans notre intestin parce que ces derniers fabriquent pour nous des molécules indispensables au fonctionnement normal de notre organisme et à notre survie.

---

* Modifications épigénétiques : modifications qui ne changent pas la séquence de l'ADN mais qui peuvent en modifier l'expression.

L'axe cerveau-intestin repose sur une communication bidirectionnelle entre le système nerveux central et le système nerveux entérique ou second cerveau logé dans l'intestin. Ce système de communication relie les structures du cerveau responsables des émotions et de la cognition au microbiome intestinal ainsi qu'à l'ensemble des fonctions qui dépendent du système nerveux autonome (système nerveux sympathique et parasympathique). Les interactions entre les axes cerveau-intestin et intestin-cerveau se produisent par l'intermédiaire de signaux neuroniques (nerfs sensitifs et moteurs) et de signaux humoraux (hormones, neurotransmetteurs, cytokines et métabolites* bactériens) via la circulation sanguine. Le rôle de l'axe cerveau-intestin est de contrôler et d'intégrer les différentes fonctions intestinales, le système nerveux autonome, les centres émotifs et cognitifs du cerveau, le système immunitaire et les signaux neuroniques et humoraux provenant de l'ensemble des composantes reliées à l'axe bidirectionnel intestin-cerveau. À l'intérieur de l'axe cerveau-intestin, la communication passe par l'hypothalamus, la glande épiphyse et les glandes surrénales constituant un noyau à partir duquel sont coordonnées les réponses qui permettent à l'organisme de s'adapter aux différents agents stresseurs[42-44].

On a maintenant des preuves que les interactions bidirectionnelles intestin-cerveau sont fortement influencées par le microbiome intestinal. La plupart des preuves proviennent d'expériences réalisées sur des modèles animaux sans microorganismes en eux et sur eux (*germ-free*). De telles études ont montré que l'administration de microbiotes peut influencer la neurochimie du cerveau des souris, améliorer leur comportement[45] et changer leur tempérament[46]. Lorsque la communication est d'origine neuronale, des expériences ont montré que la communication des microbiotes avec le cerveau passe par le nerf vague (nerf sensitif du système nerveux autonome

---

* Métabolites : un métabolite est un composé organique intermédiaire ou issu du métabolisme. On réserve ce terme en général aux petites molécules par opposition aux macromolécules.

parasympathique) à partir de l'intestin et se dirige vers le système nerveux central. Le fait de couper le nerf vague des souris met fin à la communication et le transfert de microbiotes dans leur intestin ne permet plus d'observer de modifications dans le comportement des souris[45]. On a constaté également que la diète peut influencer le comportement. Des souris nourries avec une diète qui contenait 50 % de bœuf haché maigre ont montré une plus grande diversité de leurs bactéries intestinales comparativement à celles nourries avec une diète standard. Les souris nourries avec le bœuf haché ont fait montre d'une plus grande activité physique, d'une meilleure mémoire et d'un comportement moins anxieux[47]. En pratique clinique, les preuves des interactions de l'axe intestin-cerveau avec le microbiome intestinal viennent du fait que l'on observe une association entre la développement d'une dysbiose (déséquilibre du microbiome intestinal) et la présence de désordres du système nerveux central (autisme, comportements dépressifs) ainsi que des problèmes gastro-intestinaux fonctionnels[44].

L'axe intestin-cerveau est dominé par le système nerveux entérique (qui a rapport à l'intestin), qualifié de second cerveau en raison de sa taille, de sa complexité et de la production de neuromédiateurs (molécules de signalisation) semblables à ceux produits par le cerveau[43]. On qualifie également de « cerveau viscéral » ce second cerveau constitué de 200 à 500 millions de neurones et organisé sous la forme de deux plexus ganglionnaires qui s'étendent sur toute la longueur du tube digestif : le plexus myentérique, situé au centre des muscles lisses du tube digestif, et le plexus submuqueux, situé juste sous la muqueuse intestinale. Le plexus myentérique contrôle la motricité de l'intestin alors que le plexus submuqueux en contrôle les sécrétions. Même si le second cerveau entre en interaction avec les autres parties du système nerveux autonome et qu'il est connecté au système nerveux central via le nerf vague (constitué à 80 % de fibres sensitives issues de la branche parasympathique du système nerveux autonome), il fonctionne de façon indépendante des autres systèmes nerveux[43]. En fait l'intestin est le seul organe autonome à posséder son propre système nerveux. La voie de communication qui passe par le nerf permet également à des métabolites microbiens de communiquer avec le cerveau, le tractus digestif et d'interagir avec le système immunitaire[48].

En plus du second cerveau, on retrouve au niveau de l'intestin des microbiotes intestinaux, un épithélium intestinal constitué principalement de cellules entérocytes responsables de l'absorption des aliments, des cellules à mucus, des cellules M et des cellules sécrétrices d'hormones que l'on qualifie de cellules entérochromaffines. Immédiatement sous l'épithélium intestinal se trouve le système immunitaire muqueux. Les deux axes microbiotes-intestin-cerveau contrôlent donc l'ensemble des organes et activités du système neurovégétatif qui constituent des structures dont les fonctions automatiques ne sont pas soumises au contrôle de la volonté. Il n'est donc pas surprenant que des perturbations endogènes et/ou exogènes qui affectent ces voies de communication aient été associées à de multiples désordres de santé, dont les maladies inflammatoires chroniques : maladies arthritiques, cardiaques, neurologiques, etc[49,50].

– Influence des facteurs environnementaux sur l'axe bidirectionnel microbiotes-intestin-cerveau

Suivant l'axe cerveau-intestin, des perturbations telles que le stress, la prise de certains médicaments neurotropes (destinés au cerveau), certains polluants environnementaux ou autres événements perturbateurs peuvent affecter directement le cerveau, et non seulement modifier le fonctionnement du cerveau mais également induire des perturbations sur l'ensemble des organes non soumis à la volonté, en empruntant l'axe hypothalamo-hypophyso-surrénalien et/ou le système nerveux autonome. Il va sans dire que les perturbations provenant de cet axe ont de fortes chances d'affecter particulièrement le système gastro-intestinal par l'intermédiaire du second cerveau, du microbiome intestinal et du système immunitaire sous-muqueux[31].

Pour sa part, l'axe intestin-cerveau peut être directement influencé par des facteurs de l'environnement tels des changements alimentaires, la prise d'antibiotiques, la consommation d'aliments toxiques ou contaminés par des agents microbiens, la prise de probiotiques, de prébiotiques, ce qui peut provoquer des changements de la composition des microbiotes intestinaux et avoir un impact, positif ou négatif, sur l'homéostasie du microbiome intestinal. Il est maintenant démontré que la présence d'une dysbiose affecte le fonctionnement du second cerveau et entraîne des perturbations du fonctionnement de l'ensemble du système gastro-intestinal et du système immunitaire muqueux avec des répercussions possibles sur le système nerveux central, le comportement et la santé globale[42,43]. Les perturbations du système gastro-intestinal affectent sa vascularisation, la perméabilité intestinale, les mouvements intestinaux (péristaltisme) et la sécrétion des différents produits impliqués dans la digestion (acide chlorhydrique, enzymes, mucines, bile).

– La phosphatase alcaline intestinale, une enzyme qui fait le lien entre les aliments et les microbiotes intestinaux

La phosphatase alcaline intestinale (PAI) est une enzyme sécrétée par les entérocytes des microvillosités intestinales qui permet de maintenir l'équilibre fonctionnel de l'intestin :

1) en maintenant un pH favorable au bon fonctionnement de l'intestin (p. ex. un excès d'acidité nuit au fonctionnement normal de l'intestin) ;

2) en participant, après la digestion des aliments, à l'absorption des nutriments tels les acides gras, les acides aminés, le calcium, et en s'opposant à l'absorption de substances toxiques ;

3) en réduisant l'inflammation intestinale par son action détoxifiante à l'endroit des lipopolysaccharides (LPS), des substances antigéniques présentes dans la paroi des bactéries à gram négatif, des flagellines bactériennes et des nucléotides libres qui peuvent jouer un rôle pro-inflammatoire ;

4) en contrôlant le développement de la communauté des micro-biotes intestinaux et en les empêchant de traverser la barrière intestinale[51,52] ;

5) en régularisant une trop grande perméabilité de la muqueuse intestinale[53].

– De possibles défauts du fonctionnement de la PAI seraient impliqués dans la pathogénèse des maladies de l'intestin grêle

L'expression de la PAI au niveau du duodénum ainsi que son activité sont augmentées de façon excessive dans les cas sévères de maladie cœliaque chez les jeunes enfants, alors que ce défaut est corrigé après l'adoption d'une diète sans gluten[54]. De plus, une anomalie de la PAI pourrait provoquer de l'inflammation intestinale chronique, si l'on se fie à des expériences sur le développement d'infections entériques chez un modèle animal[55].

Chez les humains atteints de la maladie de Crohn ou de colite ulcérative, on a observé que la quantité de PAI est réduite dans les biopsies de côlon pratiquées en zones inflammatoires compara-tivement à celles pratiquées en zones non enflammées[56-58]. Il est maintenant reconnu que l'administration de PAI exogène (souvent d'origine bovine) agit comme agent anti-inflammatoire pour traiter des maladies inflammatoires touchant l'intestin et d'autres organes chez les animaux et les humains[51]. Deux expériences de ce type ont d'ailleurs été réalisées avec succès en double aveugle avec contrôles placebo, chez des patients atteints de septicémie[59,60]. Ces travaux de recherche ont démontré que la détoxification exercée par la PAI est essentielle pour protéger l'hôte contre le développement de septi-cémie lorsqu'il y a présence d'inflammation aiguë et/ou chronique au cours de maladies inflammatoires. En résumé, la phosphatase alcaline intestinale (PAI) se situe au centre des interactions des différents éléments impliqués dans la pathogénèse des maladies inflammatoires chroniques, qu'il s'agisse de la diète, de l'absorption de nutriments, des microbiotes intestinaux, des substances toxiques provenant des LPS bactériens et des nucléotides libres.

Fonctionnement du microbiome intestinal et rôle de la dysbiose dans le développement des maladies inflammatoires chroniques

Plusieurs facteurs environnementaux influencent la composition et le fonctionnement du microbiome intestinal. Le déséquilibre du microbiome intestinal ou dysbiose serait à l'origine du développement de la plupart des maladies inflammatoires chroniques.

1. Composition et fonctionnement du microbiome intestinal

La composition du microbiome dépend à la fois du génotype des individus[1] et des facteurs environnementaux[2-4]. Parmi les facteurs environnementaux, la diète peut avoir une influence importante sur le développement et la modulation du microbiome intestinal, ainsi que le mode d'accouchement, les dégâts causés par des maladies et les traitements d'antibiotiques. La diète constituerait cependant le déterminant central de la composition du microbiome intestinal chez les jeunes enfants[5,6] et par la suite chez les adultes[7]. Des modifications de la diète peuvent induire des changements du microbiome qui s'avéreront réversibles à court terme, alors que dans d'autres cas ils pourront persister tout au long de la vie[6]. Pour que les nouvelles interactions diète-microbiotes puissent s'établir à long terme, le microbiote doit avoir la capacité d'être toléré par le système immunitaire de l'hôte, cette condition étant dépendante des caractéristiques du génotype de ce dernier[8]. Ainsi, il a été démontré que des molécules responsables de la reconnaissance du soi et du non-soi (voir le glossaire) du système immunitaire adaptatif de l'hôte, par l'intermédiaire de récepteurs du complexe majeur d'histocompatibilité (CMH) de classe II des cellules présentatrices d'antigènes, joueraient un rôle dans la formation du microbiome intestinal[9]. Les effets de ces CMH seraient dans certains cas sexe-dépendants ce qui va dans le même sens que les travaux qui ont montré que des aliments peuvent influencer le microbiome intestinal et le développement de maladies en fonction du sexe de l'hôte[8,10]. La prédominance de certaines maladies inflammatoires chroniques chez un sexe – fibromyalgie (XX), syndrome du côlon irritable (XX), spondylarthrite ankylosante (XY) – pourrait être en lien avec ce genre d'interrelations diète-microbiotes-gènes.

Les aliments que nous consommons exercent, par l'intermédiaire de leurs antigènes, une influence à la fois sur les microbiotes et la muqueuse intestinale par l'intermédiaire de récepteurs génétiquement déterminés, ce qui permet d'initier des réactions biologiques chez l'hôte. Conséquemment, la consommation d'aliments par certaines bactéries et l'assimilation de métabolites provenant de la digestion bactérienne de ces aliments, peuvent favoriser le développement de types bactériens plutôt que d'autres, ce qui influence par le fait même l'écologie du microbiome intestinal. Ainsi, le choix des aliments peut influencer le fonctionnement des cellules épithéliales de l'intestin et celui des cellules immunitaires situées directement sous la muqueuse intestinale[11]. Une perte de l'équilibre entre les différents microbiotes intestinaux consécutive à des changements alimentaires non appropriés peut avoir comme conséquence de favoriser le développement de microorganismes pathogènes susceptibles d'induire le développement de maladies chroniques[12]. Parce que la diète et la génétique jouent un rôle prédominant dans la composition des microbiotes qui colonisent l'intestin[6], il y aurait un intérêt thérapeutique certain et peu coûteux à développer des plans nutritionnels aptes à renverser les cas de dysbiose[8]. Un bon exemple des conséquences d'un changement alimentaire à très long terme nous est fourni par l'analyse microbienne de dents provenant de squelettes issus de trois périodes différentes de l'histoire évolutive de l'homme[13]. Il est question ici du passage progressif d'une diète « chasseur-cueilleur » durant la période paléolithique (3 millions d'années jusqu'à ± 10 000 ans av. J.-C.) vers celle dépendante de la culture et de la consommation de céréales et de lait animal qui s'est développée au cours du néolithique (10 000 ans jusqu'à ± 3 300 ans av. J.-C.), pour aboutir à l'instauration de la diète moderne occidentale qui s'est développée graduellement avec la croissance des populations et qui s'est véritablement intensifiée à partir des années 1970. La diète occidentale est caractérisée par la consommation d'aliments transformés par l'industrie alimentaire (alimentation riche en sucre et sel raffinés, produits laitiers, viande rouge, céréales raffinées contenant de grandes quantités de gluten, OGM, pesticides, produits chimiques) alors qu'elle s'appauvrissait en légumes et en fruits.

Cette étude a montré qu'au cours du néolithique, l'introduction d'aliments issus de l'agriculture et de l'élevage avait provoqué une modification de l'écologie microbienne buccale, favorisant ainsi le développement de nouvelles bactéries pathogènes cariogéniques. Cette composition des microbiotes buccaux est restée inchangée jusqu'au début de la révolution industrielle. Les changements alimentaires importants survenus à partir de l'époque moderne industrielle ont transformé encore davantage l'équilibre écologique du microbiome buccal : non seulement ces changements alimentaires ont-ils favorisé le développement de microbes pathogènes inducteurs de caries et de maladies dentaires mais, en plus, ils se sont effectués aux dépens des microbiotes symbiotiques, devenus beaucoup moins nombreux et diversifiés qu'au cours des deux périodes précédentes. Donc, à mesure que les humains s'éloignaient de l'alimentation naturelle ancestrale qui avait eu cours durant le paléolithique au profit d'aliments produits et transformés par l'homme, la carie dentaire, les maladies chroniques buccales et autres sont devenues très courantes[13]. Ces résultats étayent la notion qu'une diète mal adaptée à la physiologie de l'homme induit de la dysbiose, qui à son tour affaiblit le fonctionnement du système immunitaire et favorise le développement de nombreuses maladies chroniques[14].

– Intra- et inter-variabilité du microbiome intestinal humain

Grâce aux nouvelles techniques de la métagénomique quantitative qui permettent entre autres d'étudier les microbiotes de différentes populations humaines du globe, nous commençons depuis peu à comprendre les fondements d'un microbiome en santé ainsi que les perturbations qui caractérisent un microbiome déséquilibré, générateur de maladies. Le fait d'être capable d'identifier avec précision les espèces et les souches bactériennes ainsi que leurs caractéristiques génétiques aide à comprendre si elles sont utiles ou nocives. Il est important également de connaître les facteurs environnementaux et les conditions propres aux individus (en santé ou malades, par exemple) qui influencent la composition du microbiome intestinal. À mesure que nous comprendrons mieux les facteurs qui influencent l'organisation structurelle du microbiome intestinal, le diagnostic et le traitement des maladies chroniques associées aux dysbioses intestinales seront grandement améliorés.

– Évolution du microbiome au cours du développement d'un individu

Contrairement au paradigme accepté depuis le début du XXᵉ siècle[15] selon lequel la colonisation microbienne de l'intestin du nouveau-né débute durant et après la naissance, de nouvelles observations indiquent que le microbiome intestinal humain peut commencer à être ensemencé avant la naissance. Des travaux de recherche chez des nouveau-nés en santé, ne présentant aucun indice d'infection ou d'inflammation, ont montré que la transmission de bactéries à travers la barrière placentaire est possible[16] puisque leur présence a été détectée dans le sang du cordon ombilical[17], dans le liquide amniotique[18,19] et dans les membranes fœtales[19,20]. De plus, à la grande surprise des chercheurs, on a découvert en 2014 la présence d'un microbiome dans le placenta humain[16,21]. Il s'agit de microbiotes commensaux non pathogènes correspondant à différents phylums (Firmicutes, Tenericutes, Proteobacteria, Bacteroidetes et Fusobacteria) ; ce microbiome placentaire serait apparenté à celui retrouvé dans les voies orales[16]. Ces informations viennent appuyer des observations précédentes qui avaient mis en évidence que le méconium (premières selles du nouveau-né) n'est pas stérile, même chez des prématurés[22,23].

La question qui se pose maintenant est de déterminer si les microbes qui colonisent le fœtus constituent un avantage ou un risque potentiel pour la grossesse et l'état de santé futur du nouveau-né. Parce qu'une transmission maternelle prénatale de microbes au fœtus se produit chez tous les mammifères, on favorise l'hypothèse que les contacts microbiens-fœtus durant la vie prénatale peuvent faciliter le développement du nouveau microbiome intestinal de l'enfant et de son système immunitaire avant que l'enfant entre en contact avec une quantité importante de microbes lors de la délivrance vaginale et de l'allaitement[24,25].

La colonisation microbienne de l'intestin du nouveau-né est influencée par l'âge de la mère au moment de la gestation, par le mode de délivrance, le mode vaginal fournissant des microbes issus de ce milieu alors que la naissance par césarienne favorise les microbes provenant surtout de la peau de la mère ; l'allaitement procure à l'enfant des anticorps provenant de la mère ainsi que des bactéries commensales et des probiotiques sous la forme d'oligosaccharides (sucres) complexes susceptibles d'aider à un meilleur établissement des microbiotes intestinaux ; l'état sanitaire des lieux et l'administration d'antibiotiques influenceront également le nombre et la diversité des microbiotes qui coloniseront l'intestin de l'enfant[26,27].

Les microbiotes intestinaux des nouveau-nés sont caractérisés par une diversité faible et la dominance relative des phylums Proteobacteria et Actinobacteria. Par la suite, les microbiotes deviendront plus variés avec l'émergence et la dominance des Firmicutes et des Bacteroidetes[24]; des changements majeurs au niveau du microbiome intestinal de l'enfant seront provoqués par l'introduction de la nourriture solide[26]. Entre 2 et 3-5 ans, le microbiome de l'enfant ressemblera de plus en plus à celui d'un adulte quant à la composition et à la diversité[26,28]. Les trois premières années seraient les moments les plus critiques pour des interventions diététiques susceptibles d'améliorer la croissance, la santé et le neuro-développement de l'enfant[29].

Même si les microbiotes intestinaux sont considérés comme relativement stables chez les adultes et sont dominés par les phylums Bacteroidetes, Firmicutes et Actinobacteria, on constate grâce aux nombreuses études issues de la génomique quantitative qu'il existe de grandes variabilités interpersonnelles et intra-personnelles concernant les différents phylums bactériens présents dans les microbiomes humains. Comme les trois grandes classifications bactériennes qualifiées d'entérotypes et définies par le groupe européen MetaHit ne font pas l'unanimité auprès des Américains, il est courant de continuer à classer les bactéries selon 10 phylums majeurs[30]. Tel que mentionné précédemment, les phylums Bacteroidetes et Firmicutes constituent souvent ensemble plus de 90 % de la population bactérienne totale chez les humains[31,56].

Chez les gens âgés, les changements qui affectent l'équilibre du microbiome intestinal prennent une importance particulière et vont souvent être responsables d'une fragilité croissante. Pourtant les cellules bactériennes de l'intestin ne prennent pas de l'âge, mais les gens qui vieillissent commencent à expérimenter différentes comorbidités associées au fonctionnement de l'intestin et des microbiotes qui l'habitent. On peut se demander si le microbiome intestinal change en fonction de l'âge. Une étude reconnue[33] a démontré que la composition du microbiome intestinal des gens âgés diffère considérablement entre les individus; toutefois chez ceux qui sont fragilisés, on observe un déplacement vers une population bactérienne où les Bacteroidetes deviennent prédominants alors que l'on observe une diminution des Prevotella et autres genres associés en comparaison avec les individus plus jeunes. Toutefois, compte tenu des variations inter-individuelles importantes, la signification de ces observations n'est pas évidente. D'après une étude de quatre sous-populations microbiennes chez les gens âgés, il apparaît que la perte de la diversité des microbiotes est associée à une progression de la fragilité[34] et que ces changements sont le reflet de la durée de leur séjour dans un centre de soins de longue durée[35]. Lorsque cette situation est combinée à un usage fréquent d'antibiotiques, la composition du microbiome intestinal devient encore plus vulnérable aux changements. La diète aurait une influence déterminante dans les changements observés et correspondrait généralement à une réduction de la quantité et de la variété de la consommation d'aliments riches en fibres accompagnée d'un risque de malnutrition[35]. La malnutrition chez les gens âgés est souvent caractérisée par une surpopulation de Clostridiums.

– *Variabilité et stabilité de la composition du microbiome intestinal*

Depuis l'application des nouvelles technologies, il a été démontré que la composition des microbiotes intestinaux varie de façon importante entre les individus. Cela peut être expliqué par plusieurs facteurs: 1) les différences génétiques favorisant la formation de certaines communautés bactériennes plutôt que d'autres[36]; 2) l'origine des échantillons analysés selon qu'ils proviennent des différentes parties du tube digestif; 3) les méthodes d'analyse utilisées; 4) les origines géographiques des sujets étudiés; 5) la démonstration récente que les microbiotes associés à l'écosystème de la muqueuse intestinale d'un même individu seraient beaucoup plus nombreux et variés que ceux situés dans la lumière (la cavité) de l'intestin[37].

Concernant la variabilité des phylums, il ressort que les microbiotes intestinaux du côlon appartiennent à deux phylums dominants, les Firmicutes et les Bacteroidetes, alors que le troisième phylum le plus abondant est représenté par les Actinobacteria appartenant au genre Bifidobacterium[24]. Les microbiotes se présentent d'ailleurs dans l'intestin selon un ordre défini : au début du côlon, on observe la prédominance du phylum des Bacteroidetes alors qu'à son extrémité il y a prédominance des Firmicutes[24]. Il semble de plus qu'un équilibre passablement stable puisse s'installer pendant des périodes assez longues : une étude s'étendant sur cinq ans a permis de retrouver environ 60 % des souches bactériennes d'origine[38]. Par contre, il est relativement facile de perturber la composition du microbiome intestinal par un changement de diète, l'administration d'antibiotiques ou encore une chirurgie de l'intestin[39-43] ; en ce sens, il a été observé que la diversité des microbiotes intestinaux des populations occidentales est réduite comparativement à celles qui ont conservé une alimentation traditionnelle. La raison en est que chez ces populations traditionnelles qui consomment de grandes quantités de fibres alimentaires, leurs microbiotes intestinaux, parce qu'ils ont accès à de grandes quantités de glucides complexes non digérés, sont en mesure d'élaborer un écosystème microbien intestinal complexe et varié, ce qui n'est pas le cas chez les Occidentaux qui, comparativement, consomment généralement peu de fibres alimentaires[44]. Des expériences réalisées chez la souris ont montré que les changements des microbiotes intestinaux des souris qui consommaient une diète pauvre en fibres alimentaires étaient réversibles lorsqu'il s'agissait d'une première génération. Toutefois, lorsque la modification alimentaire persistait au cours de plusieurs générations, il en résultait une perte progressive de la diversité microbienne qui ne pouvait pas être recouvrée même après la réintroduction d'une diète riche en fibres alimentaires digestibles uniquement par les microorganismes. Pour restaurer le microbiome à son stade original, il était nécessaire d'administrer aux souris les espèces bactériennes manquantes en même temps qu'une alimentation riche en fibres alimentaires digestibles seulement par les bactéries[45].

2. Conséquences de la dysbiose dans la pathogénèse des maladies inflammatoires chroniques

Les études actuelles montrent qu'un microbiome associé au développement des maladies inflammatoires chroniques est caractérisé par une dysbiose, soit une faible diversité microbienne et une augmentation des pathogènes, qui entraîne des dommages à la muqueuse intestinale et une hyperméabilité de l'épithélium intestinal[46-49]. La diversité réduite d'espèces bactériennes est parallèle à une forte réduction du nombre de bactéries symbiotiques et à une augmentation du nombre de bactéries pathogènes[50,51]. À l'opposé, un microbiome sain est caractérisé par un nombre élevé de bactéries symbiotiques présentant une large diversité d'espèces et un nombre réduit de pathogènes ainsi que la capacité de résister aux changements lorsque soumis à un stress physiologique. Cette résistance est favorisée par une muqueuse intestinale intègre qui est en mesure de bien exercer son rôle de barrière face aux substances antigéniques néfastes. En résumé, les états pathologiques sont associés à des altérations de l'équilibre entre les bactéries bénéfiques et néfastes qui résident dans l'intestin. La dysbiose a des effets profonds sur l'immunité locale et systémique, ce qui risque d'entraîner, en fonction des prédispositions génétiques des individus, le développement de certaines maladies inflammatoires chroniques. Les émotions, le stress et la dépression associés à une dysbiose intestinale peuvent déséquilibrer les réponses immunitaires de l'hôte et augmenter sa susceptibilité à développer des maladies du système gastro-intestinal et autres maladies systémiques. Il ne fait plus de doute que dans le développement des maladies chroniques, les facteurs de l'environnement – plus particulièrement la diète à long terme, le microbiome intestinal, le système immunitaire de la muqueuse intestinale, le système nerveux entérique, le système nerveux autonome et le système nerveux central communiquent constamment entre eux ainsi qu'avec les différents organes indépendants de la volonté, ce qui finalement conditionne notre état de santé en fonction de nos prédispositions génétiques[52-57].

Au centre de ces intercommunications le long de l'axe bidirectionnel microbiotes-intestin-cerveau, il est de plus en plus évident
que la dysbiose intestinale est associée aux maladies chroniques
intestinales et/ou extra-intestinales : maladies inflammatoires de
l'intestin, désordres extra-intestinaux tels le diabète de type 1 et de
type 2, l'asthme, les maladies arthritiques, les maladies cardiovasculaires, les maladies auto-immunes, les maladies neurologiques et
le cancer chez les adultes[58-63].

3. Influence de la diète sur la composition du microbiome intestinal selon qu'elle est basée sur des aliments d'origine animale ou végétale

Une diète basée surtout sur la consommation de produits animaux
et pauvre en végétaux entraîne une augmentation des microorganismes à potentiel de putréfaction tels les Bacteroides ; une
telle diète a une influence très différente sur la composition du
microbiome, la production de métabolites et l'expression des gènes
comparativement à celle observée avec une diète riche en végétaux
où on note une prédominance de Prevotella.

Des études ont montré qu'une grande consommation de légumes,
fruits et fibres entraîne une diversité et un nombre accrus de gènes
présents dans le microbiome intestinal[57]. On a même constaté,
après seulement cinq jours, une modification de la population des
microbiotes intestinaux en réponse à l'introduction d'une nouvelle
diète basée sur la consommation de végétaux ou de protéines
animales[64,65]. De plus, il a été mis en évidence qu'une diète à base de
végétaux favorise la présence de bactéries produisant des chaînes
courtes d'acides gras (SCFA). C'est le cas des Lactobacillus et des
Bifidobacterium qui ont des effets bénéfiques sur l'intestin grâce
aux sous-produits de leur activité de fermentation qui aboutit
à la production de SCFA très bénéfiques (acétate, le n-butyrate,
propionate, valérate)[66,67]. Ces SCFA sont utilisés par les cellules
épithéliales de l'intestin et jouent un rôle physiologique clé dans

l'axe intestin-cerveau, la résistance aux infections pulmonaires et le développement du système immunitaire[66-69]. Les propriétés anti-inflammatoires des sous-produits des SCFA protégeraient également contre le développement du cancer du côlon[66]. Il est toutefois possible qu'une bactérie commensale pour l'un puisse être pathogène pour un autre en fonction de facteurs comme l'état de santé général, l'environnement et le bagage génétique de l'individu[66].

4. Les maladies chroniques de l'intestin : origines et causes

La découverte de l'importance du microbiome intestinal et de l'axe bidirectionnel intestin-cerveau a permis de comprendre l'importance de leur influence sur le développement des maladies chroniques de l'intestin et, de là, sur l'ensemble des autres maladies inflammatoires chroniques qui affectent nos sociétés modernes. Les principales maladies inflammatoires chroniques sont les maladies arthritiques, qui couvrent une centaine de maladies, le diabète de type 2, les maladies cardiaques, les maladies neurodégénératives et les cancers. Ces maladies débutent par une inflammation silencieuse qui constitue le premier signe que notre mode de vie est déficient. Comme il s'agit d'une inflammation silencieuse, elle n'induit pas de douleur et seules des analyses biochimiques peuvent indiquer sa présence par la détection de certains marqueurs (p. ex. protéines C réactives). Si l'inflammation silencieuse se maintient en raison du mode de vie inadéquat d'un individu, elle pourra entraîner à la longue le développement d'une maladie inflammatoire chronique en fonction des prédispositions génétiques de cet individu. Toutefois, pour que la prédisposition génétique s'exprime, elle doit être activée par un facteur environnemental qui va permettre non seulement le déclenchement mais également le maintien dans le temps de la manifestation de la maladie. C'est pourquoi, contrairement à ce que l'on pensait autrefois, une maladie inflammatoire chronique sera mise en rémission si le facteur environnemental qui provoquait la maladie est éliminé (p. ex. l'élimination du gluten chez les cœliaques). Les principaux facteurs environnementaux susceptibles de favoriser le déclenchement des maladies inflammatoires chroniques sont : un mode de vie déséquilibré (alimentation inadéquate, cigarette, vie sédentaire), le stress, les contaminants présents dans l'environnement, la prise d'antibiotiques ou de certains médicaments et les infections. C'est en provoquant le déséquilibre du microbiome intestinal que des facteurs environnementaux peuvent induire le développement de maladies inflammatoires chroniques en fonction de nos prédispositions génétiques. Par exemple, un facteur environnemental pourra induire chez un individu le développement d'arthrose (ostéoarthrose), alors que chez un autre, le même facteur pourra induire le développement de la maladie de Crohn. Les avancées de la recherche scientifique confirment qu'une alimentation inappropriée joue un rôle prépondérant dans le développement des maladies inflammatoires chroniques[7,57,70-72].

Ce n'est pas un hasard si les maladies inflammatoires chroniques sont en constante progression depuis les cinq dernières décennies à mesure que nos habitudes alimentaires se modifient en faveur d'une alimentation toujours plus industrialisée, bourrée de sel et de sucre raffiné, de mauvais gras, de substances chimiques et chauffée à haute température. Cette industrialisation va de pair avec des conditions de culture et d'élevage qui utilisent des méthodes non écologiques (engrais chimiques, pesticides, OGM) visant essentiellement la majoration des profits tout en niant les effets négatifs que de telles pratiques peuvent avoir sur notre santé et sur l'environnement.

– Pathogénèse des maladies inflammatoires chroniques

Le milieu médical affirme généralement que les causes des maladies inflammatoires chroniques sont inconnues ou mal comprises. Toutefois, l'application des nouvelles technologies de la métagénomique microbienne a mis en évidence que l'intestin et son microbiome jouent un rôle essentiel dans le maintien de la santé et/ou le développement des maladies inflammatoires chroniques. L'équilibre du microbiome intestinal est fortement influencé, positivement ou négativement, par des facteurs environnementaux, dont en premier lieu les aliments que nous consommons trois fois par jour, 365 jours par année. Les modifications qui déséquilibrent le microbiome intestinal affectent parallèlement le fonctionnement de tout le milieu écologique de l'intestin. Le milieu écologique de l'intestin comprend : 1) le système immunitaire muqueux accroché à la paroi intestinale qui compte ± 80 % de toutes les cellules immunitaires de l'organisme ; 2) les cellules épithéliales (entérocytes) de la muqueuse intestinale qui ont plusieurs fonctions et entre lesquelles s'intercalent des cellules sécrétrices ; 3) les microbiotes (microbes) intestinaux ; 4) le système nerveux entérique ou second cerveau ; 5) les cellules musculaires lisses de la paroi intestinale qui permettent de faire progresser le contenu de l'intestin. Ce milieu écologique complexe va influencer, par l'intermédiaire de l'axe bidirectionnel cerveau-intestin, l'état de notre santé globale ainsi que notre comportement. Lorsqu'un ou des facteurs environnementaux provoquent la perte de l'équilibre fonctionnel du microbiome intestinal, ce déséquilibre se transmet à l'ensemble des composantes de ce milieu écologique dont le fonctionnement peut devenir erratique. Plus particulièrement, le système immunitaire muqueux pourra alors induire des réactions immunitaires inappropriées qui pourront favoriser des réactions inflammatoires mal contrôlées et souvent exacerbées. À la longue, ce déséquilibre pro-inflammatoire pourra déclencher des maladies inflammatoires chroniques de nature intra-intestinale et/ou extra-intestinale suivant les prédispositions génétiques des individus.

Les principales maladies chroniques qui affectent l'intestin sont le syndrome de l'intestin irritable (IBS), la maladie cœliaque, le syndrome de la sensibilité au blé chez les non-cœliaques (NCWS), la maladie de Crohn et la rectocolite hémorragique. Ces maladies chroniques qui affectent l'intestin présentent souvent des chevauchements entre elles, ce qui en complique le diagnostic.

5. La maladie cœliaque

La maladie cœliaque est une maladie chronique auto-immunitaire initiée par la consommation de gluten chez des individus dont près de 95 % sont porteurs du facteur de risque de la maladie, soit le marqueur immunitaire HLA-DQ2/HLA-DQ8. On sait que la présence du facteur de risque HLA-DQ2 et/ou HLA-DQ8 ainsi que la consommation de gluten (le facteur environnemental) ne sont pas suffisants pour déclencher la maladie, mais on n'a pas encore identifié le troisième élément qui permet le déclenchement. On soupçonne cependant qu'un déséquilibre du microbiome intestinal pourrait être le troisième élément facilitant. Parce que les lymphocytes T réagissent de façon anormale à la présentation du marqueur HLA-DQ2 ou DQ8 associé à la gliadine-α, ces cellules vont induire un processus inflammatoire d'hypersensibilité qui va entraîner l'atrophie et même, dans certains cas, la destruction des villosités de la muqueuse intestinale. Parallèlement, les lymphocytes T vont activer les lymphocytes B, dont les anticorps vont amplifier les attaques contre les villosités intestinales. Dans les cas graves, on pourra observer des problèmes d'assimilation des substances nutritives, accompagnés de dénutrition pouvant entraîner la mort. Toutefois, la gravité de la maladie cœliaque varie énormément d'un individu à l'autre ; certains sont affectés par une forme si légère de la maladie qu'ils ne sauront jamais qu'ils en sont affectés. Le seul traitement efficace de la maladie cœliaque consiste à éliminer complètement le gluten de l'alimentation ($\leq$ de 20 mg/jour).

– *Le diagnostic de la maladie cœliaque*

De nombreuses études expérimentales et des méta-analyses démontrent que le test sérologique le plus sensible et spécifique pour diagnostiquer la maladie cœliaque est basé sur la détection des anticorps IgA anti-transglutaminase tissulaire de type 2 (tTG2) et secondairement sur la détection des anticorps IgA anti-endomysium (EMA)[73]. Il faut s'assurer toutefois que la personne ne présente pas un problème de déficience en IgA. Des auteurs considèrent que lorsque le test anti-tTG2 est fortement positif, ce test suffit pour établir le diagnostic[74]. Toutefois, d'autres auteurs préconisent de toujours valider le diagnostic par des analyses histologiques de biopsies de la muqueuse intestinale pour confirmer la présence d'atrophie au niveau des villosités intestinales. Cependant, il y a controverse à ce sujet car il n'est pas exceptionnel que ces tests histologiques donnent de faux négatifs ou de faux positifs[73].

La prévalence de la maladie cœliaque a quadruplé depuis 50 ans et elle est actuellement diagnostiquée chez environ 1 % de la population. Les cas non diagnostiqués sont également en hausse et on considère que 80 % des cas de maladie cœliaque aux USA ne seraient pas diagnostiqués. La maladie peut se développer chez l'enfant et chez l'adulte.

6. Le syndrome de l'intestin (ou côlon) irritable (IBS : *irritable bowel syndrome*)

– *Épidémiologie, symptômes et intolérances alimentaires*

Le syndrome de l'intestin irritable (IBS), appelé aussi syndrome du côlon irritable, constitue jusqu'à preuve du contraire le désordre gastro-intestinal le plus commun. Ce désordre a une prévalence de 12 à 30 % dans la population générale. L'IBS est diagnostiqué le plus souvent avant 50 ans et il est plus commun chez les femmes. Ce syndrome est caractérisé par un inconfort ou de la douleur abdominale, un transit intestinal anormal caractérisé par de la diarrhée ou de la constipation ou un mélange des deux et par des ballonnements ou de la distension abdominale[75,76]. L'identification de ces symptômes constitue la pierre angulaire du diagnostic de la maladie selon des critères reconnus par la Fondation Rome III[77]. Cette maladie, sans être grave ou mortelle, réduit considérablement la qualité de vie des patients. Il semble qu'une surcroissance et/ou un changement du type de bactéries de l'intestin grêle, condition que l'on désigne par SIBO (*small intestinal bacterial overgrowth syndrome*), soit responsable des symptômes de la maladie qui seraient dus à un excès de fermentation et de production de gaz dans l'intestin grêle[78]. La condition SIBO est diagnostiquée principalement par une méthode indirecte qui mesure la quantité d'hydrogène libéré au cours de la respiration. Une trop grande quantité d'hydrogène trahit la présence d'un excès de bactéries anaérobiques dont la multiplication a été encouragée par une quantité excessive d'aliments mal digérés et non absorbés dans l'intestion grêle[79]. Les médicaments prescrits donnent généralement des résultats insatisfaisants à moyen et à long terme. De 20 à 65 % des patients IBS attribuent leurs symptômes à des réactions alimentaires indésirables ; pour cette raison, ils ont recours à des tests de laboratoire, souvent coûteux et peu fiables, pour identifier les aliments qui leur causent des problèmes intestinaux et qui affectent la qualité de leur sommeil, leur condition physique et leur vie sociale[80]. Jusqu'à maintenant, le corps médical a montré peu d'intérêt à examiner la possibilité que des éléments de la diète puissent déclencher les symptômes de l'IBS. Pourtant, depuis le début des années 2000, un nombre croissant de preuves confirme que la diète influence l'équilibre du microbiome intestinal et contribue à la pathogénèse de l'IBS[75,81,82]. Les études ont rapporté que 60 % des patients IBS voient leurs symptômes s'aggraver suivant l'ingestion de certains aliments, ce phénomène se produisant à l'intérieur de trois heures chez 93 % d'entre eux alors que, dans ce même groupe, 28 % ressentent ces symptômes après seulement 15 minutes[75]. On a pu identifier, par ordre décroissant d'importance, les aliments qui seraient les principaux responsables des symptômes de l'IBS : tous les aliments qui contiennent du blé (et autres céréales associées) puis tous ceux qui contiennent du lait animal. Plusieurs autres aliments peuvent aussi provoquer des malaises intestinaux chez les patients IBS. Il s'agit de glucides fermentables, soit des oligo-, di- et monosaccharides ainsi que les polyols regroupés sous l'acronyme FODMAP. On a aussi incriminé les aliments riches en amines biogéniques tels que les aliments fermentés contenant de l'histamine et autres substances de même nature : le thon, le salami, certains fromages, le vin, la bière, le chocolat, les tomates, les additifs, les sulfites, les nitrites, le glutamate, les levures et de nombreux autres (voir chapitre 3)[75].

– Que penser des tests de sensibilité alimentaire dans le cas de l'IBS

Il est difficile de diagnostiquer les intolérances et/ou allergies chez les patients IBS parce que les tests médicaux convention-nels, utilisés de routine pour identifier la présence de réactions de sensibilité ou d'allergies médiées par des IgE et/ou des IgA et IgG spécifiques, donnent généralement des résultats discordants, donc non concluants. Ces tests d'intolérance alimentaire utilisent généralement du sérum total pour détecter la présence d'anticorps IgE, IgA et IgG spécifiques à certains aliments. Toutefois, ils per-mettent seulement d'identifier une infime proportion des allergies ou des intolérances alimentaires, bien loin de ce que ressentent la majorité des patients IBS[83]. Des approches plus sophistiquées ont permis d'identifier des anticorps IgE anti-protéines de blé chez tous les patients qui avaient montré une sensibilité réelle au blé lors d'études en double aveugle contrôlées par placebo ; de tels résultats sont en contradiction avec les tests conventionnels puisque ces derniers s'étaient avérés positifs chez seulement 50 % de ces mêmes patients[75]. Cette technique d'« immunoblotting » ou buvardage est beaucoup plus sensible parce qu'elle permet de séparer par migra-tion sur un gel d'électrophorèse les protéines du blé qui sont ensuite transférées sur une membrane ; les protéines transférées sur la membrane sont ensuite détectées par une réaction immunologique à l'aide des anticorps présents dans le sérum des patients[84]. De telles études ont fait la preuve que les méthodes de diagnostic conven-tionnelles utilisées de routine sont inadéquates pour diagnostiquer les allergies alimentaires dues au blé. On comprend maintenant pourquoi les entéropathies (maladies intestinales) médiées par des IgE anti-protéines du blé sont rarement rapportées. Les nouvelles techniques donnent la possibilité de mieux cerner la prévalence des allergies alimentaires chez les patients IBS. Un autre test appelé « test d'activation des basophiles à l'aide de la cytométrie en flux » s'est avéré également supérieur aux tests conventionnels pour diagnostiquer les allergies provoquées par les antigènes alimentaires. Ces tests d'activation des basophiles doivent cependant être pratiqués sur des leucocytes séparés au préalable des autres éléments sanguins pour obtenir une sensibilité de 86 % et une spécificité de 91 %, comparativement à une sensibilité de 15-20 % et à une spécificité de 73 % lorsque ces tests sont effectués sur du sang total pour diagnostiquer les hypersensibilités à des antigènes alimentaires[85]. Finalement, des études réalisées lors de colonoscopies (examen visuel du côlon à l'aide d'une sonde) indiquent clairement que les mécanismes d'hypersensibilité de type 1 (IgE) qui se produisent au niveau intestinal chez les patients IBS seraient localisés uniquement au niveau de la muqueuse intestinale, tel que démontré par l'activation des mastocytes et des éosinophiles qui se trouvent « in situ » (au niveau de la muqueuse intestinale) lors de provocations à l'aide d'antigènes (dans ce cas-ci des antigènes du lait, du blé et de noisettes)[86]. L'élimination de ces trois allergènes chez des patients IBS, pendant une période de trois mois, a permis d'observer des améliorations cliniques de 89 %, alors que les analyses effectuées lors des tests conventionnels chez ces mêmes patients n'avaient pas permis de montrer la présence d'allergies médiées par des IgE contre ces mêmes antigènes testés. De telles études de provocation renforcent l'idée qu'il existe des mécanismes immunitaires locaux médiés par des IgE qui ne peuvent pas être mesurés par les tests conventionnels de routine[87,88]. Il ressort des nombreuses études de provocations alimentaires contrôlées en double aveugle que les aliments les plus susceptibles d'induire de l'hypersensibilité chez les patients IBS sont dans l'ordre décroissant le blé et le lait animal.

Globalement, le déclenchement de maladies inflammatoires chroniques par des aliments inappropriés serait dû au déséquilibre qu'ils induisent sur le microbiome intestinal. Les patients IBS présenteraient de façon générale une condition inflammatoire silencieuse de l'intestin caractérisée par une activation des masto-cytes et des éosinophiles lorsque ces derniers entrent en contact avec des aliments sensibilisants ; les réactions immunitaires qui s'ensuivent induiraient une altération de la motilité* de l'intestin, de la perméabilité intestinale et de l'hypersensibilité viscérale avec tous les problèmes de santé qui en résultent[89,90]. Malheureusement, la majorité des thérapeutes responsables des soins de santé ne tiennent pas encore compte du rôle important que jouent les ali-ments dans la pathogénèse et le traitement des patients IBS ; et ce, malgré le fait que la plupart des patients IBS expérimentent une aggravation de leurs symptômes après un repas[72,75,81].

7. Le syndrome d'intolérance au blé chez les non-cœliaques (NCWS)

– Épidémiologie et caractéristiques des maladies NCWS

Parce que la plupart des gens qui pensent être intolérants au gluten s'auto-diagnostiquent et suivent une diète sans gluten de façon autonome, soit sans l'aide d'un thérapeute, on a peu d'informations sur la prévalence du syndrome NCWS dans la population générale. Toutefois, selon des enquêtes récentes, le syndrome NCWS n'est pas un désordre de santé rare et il semble que la majorité des gens qui en sont atteints et qui souffrent de symptômes extra-intes-tinaux ne sont pas conscients du fait que leurs problèmes sont souvent associés à la consommation de gluten, et souvent aussi de produits laitiers. Un bon exemple est le cas des individus atteints d'arthrose ; ces derniers, lorsqu'ils évitent principalement le gluten et les produits laitiers, mettent fin dans environ 90 % des cas, et cela en quelques semaines ou quelques mois, à leurs douleurs tout en retrouvant un usage normal de leurs articulations.

Selon des travaux de recherche très conservateurs, le syndrome NCWS affecterait entre 0,55 % et 6 % de la population générale

---

* Motilité : ensemble des mouvements propres à un organe. Péristaltisme : contrac-tions musculaires à l'origine du transit intestinal.

aux États-Unis[75]. Ces chiffres ne tiennent pas compte du fait qu'au cours de la dernière décennie, un nombre croissant d'individus ont constaté que l'arrêt de la consommation de gluten améliorait leur santé. Des enquêtes récentes révèlent que 100 millions d'Américains consommeraient, fréquemment ou à l'occasion, des aliments sans gluten et qu'au moins 5 % d'entre eux éviteraient complètement le gluten. Cela va dans le même sens qu'un sondage publié dans le magazine *Vogue* selon lequel 29 % des Américains (90 millions) affirment qu'ils évitent ou veulent éviter le gluten parce qu'ils deviennent malades lorsqu'ils en consomment[91]. Considérant que le pain, les pâtisseries, les pâtes et les céréales pour petit déjeuner sont des aliments que la plupart des gens apprécient énormément et consomment souvent quotidiennement, il est très peu probable que 30 % de la population américaine cherche à les éviter simplement en raison d'un effet de mode, tel qu'avancé par des professionnels de la santé et des journalistes. Au contraire, se priver des aliments qui contiennent du gluten est particulièrement difficile et provoque des symptômes de sevrage chez de nombreux individus en raison d'un phénomène addictif. Le phénomène d'addiction est bien réel chez certains consommateurs et s'explique par le fait que la digestion incomplète du gluten libère des peptides de la gliadine dont certains, appelés exorphines et/ou glutéomorphines, ont un effet opioïde semblable à celui de la morphine. Ces peptides peuvent traverser la barrière sang-cerveau et se lier aux récepteurs de la morphine, ce qui peut créer, chez certains individus sensibles, de la dépendance[92,93]. Ces observations rendent encore moins probable qu'une partie importante d'individus essaie de renoncer au gluten simplement pour une question de mode.

Selon certaines études, le diagnostic d'un nombre significatif de patients IBS serait biaisé parce que ces derniers seraient en réalité des patients NCWS[94,95]. Pourtant ils sont classés comme patients IBS parce que leurs symptômes sont conformes aux critères Rome II même s'ils présentent une sensibilité au blé et/ou à d'autres aliments. En fait, c'est la présence de symptômes extra-intestinaux qui justifierait que des patients IBS soient considérés plutôt comme des patients NCWS.

– Les manifestations cliniques du syndrome NCWS

Les patients NCWS peuvent souffrir, tout comme les patients IBS bien que pas nécessairement, de symptômes intra-intestinaux : inconfort intestinal, douleurs abdominales, transit intestinal anormal, diarrhée, constipation ou un mélange des deux, ballonnements. Mais dans la majorité des cas, le syndrome NCWS entraîne une combinaison de symptômes intra- et extra-intestinaux. Les patients NCWS souffrent généralement d'un ou de plusieurs symptômes extra-intestinaux : maux de tête et/ou migraines, sensation d'un esprit brumeux, fatigue chronique, douleurs articulaires et musculaires, picotements ou sensations de brûlure aux extrémités, engourdissement des jambes, bras et mains, eczéma, anémie, dépression et neuropathies périphériques. De plus, des liens sont souvent démontrés entre le syndrome NCWS, le déficit d'attention et des désordres neurologiques et neuropsychiatriques, incluant entre autres l'autisme et la schizophrénie[96-101].

Récemment, une étude à la fois rétrospective (utilisation d'études antérieures dont on a consigné les données) et prospective (nouvelles études que l'on compare à des études antérieures)[102] a mis en évidence qu'une forte proportion des patients NCWS développent des anticorps antinucléaires. Les anticorps antinucléaires sont des autoanticorps dirigés contre un ou plusieurs éléments du noyau de leurs propres cellules, ce qui peut indiquer la présence d'une maladie auto-immunitaire. L'étude rétrospective a montré que 46 % des patients NCWS avaient développé des anticorps antinucléaires comparativement à 24 % des patients cœliaques et à 2 % des patients IBS. Selon l'étude prospective, 28 % des patients NCWS avaient développé des anticorps antinucléaires comparativement à 7,5 % des patients cœliaques et à 6 % des patients IBS. Fait significatif, plus de 80 % des patients NCWS qui ont développé des anticorps antinucléaires étaient HLA DQ2/DQ8 positifs alors que parmi les individus de ce groupe qui n'avaient pas développé d'anticorps anti-nucléaires, seuls 22 % étaient HLA DQ2/DQ8 positifs[102]. Aussi bien lors des études rétrospectives que lors des études prospectives, les patients cœliaques et NCWS montraient une fréquence comparable (± 25 %) de maladies auto-immunitaires, comparativement à ± 3 % pour les patients IBS. Le premier point fort de cette étude est que le diagnostic des patients NCWS avait été préalablement effectué selon la seule méthode de diagnostic reconnue officiellement, soit des études de provocation et de retrait effectuées en double aveugle avec contrôles placebo. Le second point fort est que l'étude prospective a confirmé l'étude rétrospective.

Lorsqu'une maladie inflammatoire chronique NCWS s'est déjà manifestée chez un patient qui a éliminé le ou les aliments sensibi-lisants, les symptômes de la maladie consécutifs à l'ingestion d'un aliment sensibilisant augmentent généralement à l'intérieur de quelques heures ou jours et diminuent assez rapidement (quelques jours) lorsque l'aliment est éliminé de la diète. Les symptômes caractéristiques du syndrome NCWS disparaissent ou sont for-tement diminués dans la grande majorité des cas chez les patients NCWS qui souffrent de maladies immunitaires ou auto-immuni-taires et qui suivent une diète sans gluten[72] ou la diète hypotoxique.

– Problèmes de diagnostic du syndrome NCWS

Le fait que l'on observe un chevauchement entre le syndrome de l'intestin irritable et d'autres maladies qui affectent le fonctionne-ment normal de l'intestin complique le diagnostic de l'ensemble de ces problèmes de santé, qui sont souvent caractérisés au départ par la présence de diarrhée et/ou de constipation et de douleurs abdominales[103]. Le syndrome NCWS fut d'abord qualifié de maladie de sensibilité au gluten (GS) et ensuite de maladie de sensibilité au gluten chez les non-cœliaques (NCGS). Parce que non seulement le gluten mais également d'autres antigènes du blé pourraient être impliqués dans le développement de ce syndrome, on utilise maintenant le terme de sensibilité au blé chez les non-cœliaques (NCWS).

Même si la description de la maladie NCWS remonte à 1978[104], c'est seulement à partir de 2010 que l'intérêt d'un nombre important de scientifiques pour cette maladie est devenu évident. En fait, entre 2010 et 2013, trois grandes conférences internationales regroupant des sommités scientifiques du domaine ont abouti à la publication de quatre articles qui définissaient les caractéristiques des maladies NCWS[105-108]. Durant la même période, deux études, effectuées en double aveugle avec contrôles placebo, ont confirmé que les personnes souffrant de sensibilité au gluten tout en étant non cœliaques, ont des problèmes de santé importants lorsqu'elles consomment du gluten alors que ces problèmes cessent lorsque l'on retire le gluten de leur alimentation[109,110].

Parce que jusqu'à maintenant aucun marqueur biologique n'a été identifié pour diagnostiquer les maladies classées dans le syndrome NCWS, le diagnostic doit reposer d'abord sur des critères d'exclusion : 1) montrer que les tests de diagnostic de la maladie cœliaque sont négatifs chez les patients NCWS ; 2) éliminer la possibilité que les patients NCWS manifestent des réactions allergiques au blé médiées par des IgE ; 3) montrer que l'ingestion de gluten chez ces patients provoque des symptômes intestinaux et/ou extra-intestinaux qui disparaissent après l'élimination du gluten de leur alimentation. Ces études, pour être vraiment crédibles, doivent être effectuées en double aveugle et contrôlées par placebo. Une telle restriction nécessite que le test soit réalisé dans le contexte de la recherche médicale, ce qui constitue un facteur limitant. Par contre, si un patient NCWS souffre de symptômes extra-intestinaux qui s'amplifient lorsqu'il consomme une diète avec gluten alors que son état s'améliore relativement rapidement (quelques jours) lorsqu'il cesse de consommer du gluten, cela constitue une forte indication qu'il est atteint du syndrome NCWS[111].

8. Le syndrome NCWS peut être causé par des antigènes alimentaires et/ou microbiens sensibilisants

Des travaux de recherche[88,112-114] ont montré que le fait d'exposer la muqueuse intestinale des patients NCWS à la gliadine-α régularise à la hausse la sécrétion de protéines zonulines; cela a comme conséquence de déséquilibrer les jonctions serrées intercellulaires des entérocytes de la muqueuse intestinale, rendant ainsi la muqueuse trop perméable à des molécules indésirables. Les jonctions serrées étant déséquilibrées, elles ne sont plus en mesure de bloquer le passage de molécules alimentaires et bactériennes trop grosses (insuffisamment digérées par les enzymes digestives) qui sont nécessairement antigéniques et possiblement immunogéniques. Ces substances antigéniques peuvent donc passer dans les tissus sous-jacents, la circulation sanguine et la circulation lymphatique et induire de l'inflammation. Avec le temps, l'inflammation va devenir chronique et favoriser le développement de maladies inflammatoires chroniques selon les prédispositions génétiques des individus.

Une autre étude convaincante[88] a été réalisée à partir d'explants intestinaux* provenant de patients cœliaques, de patients NCWS et de sujets sains. Cette étude a montré que la gliadine augmente la perméabilité de la muqueuse intestinale non seulement chez les cœliaques et les NCWS, mais également chez les sujets sains, bien que dans une moindre mesure. Fait intéressant, les sujets sains sécrétaient de l'IL-10, une cytokine** anti-inflammatoire de façon importante comparativement aux autres groupes. On peut en déduire que la gliadine est potentiellement néfaste pour tous mais que des sujets sains arrivent à combattre le phénomène pro-inflammatoire à l'aide de la sécrétion d'une cytokine anti-inflammatoire.

Une autre étude réalisée in vivo[114] vient appuyer la précédente en confirmant non seulement la nocivité potentielle des antigènes du

---

* Explants intestinaux : fragments de la muqueuse intestinale prélevés à partir de l'intestin et cultivés in vitro.

** Cytokines : hormones sécrétées par le système immunitaire.

blé pour la muqueuse intestinale mais également celle des antigènes du lait de vache. Cette étude a été menée pendant un an sur des patients IBS (30 % de ces derniers étant vraisemblablement des patients NCWS) alors qu'ils suivaient une diète d'exclusion, sans gluten et sans produits laitiers, parce que l'on suspectait chez eux la présence d'intolérances alimentaires. On a administré des antigènes dilués provenant du lait de vache et à d'autres moments des antigènes dilués provenant du blé directement sur leur muqueuse duodénale à l'aide d'un endoscope. Cette étude bien contrôlée basée sur la technique de l'endomicroscopie confocale* a montré que le fait d'exposer, à des périodes différentes, la muqueuse intestinale des candidats à des antigènes du blé et du lait de vache a causé chez plus de 50 % d'entre eux des bris immédiats de la muqueuse intestinale et l'augmentation des espaces entre les villosités, augmentant ainsi la perméabilité de la muqueuse intestinale. La présence d'inflammation a été démontrée par l'augmentation du nombre de lymphocytes intraépithéliaux qui ont été mesurés avant et après l'administration des antigènes sensibilisants.

Une autre molécule se révèle encore plus efficace que la gliadine-α à provoquer une hyperméabilité de la muqueuse intestinale par son action sur les jonctions serrées de la muqueuse intestinale. Il s'agit d'un composant essentiel de la membrane externe des bactéries à gram négatif, soit les lipopolysaccharides (LPS). Le LPS est l'endotoxine (toxine produite par la bactérie) connue en tant que le plus important perturbateur des jonctions serrées par son effet inflammatoire important, qui provoque une hyperméabilité marquée de la muqueuse intestinale[115].

---

* Endomicroscopie confocale : sonde (à balayage laser) qui permet d'observer la muqueuse intestinale avec une résolution de l'ordre du micron (grossissement x 1 000), et un examen histologique « in vivo – in situ » des tissus en temps réel, avec une fiabilité comparable à celle d'une biopsie conventionnelle et à un examen en temps différé au laboratoire.

– Homologie entre la gliadine-α et le glutamate, cause de désordres extra-intestinaux ?

Un travail vraiment excitant et novateur[116] portant sur l'étude des mécanismes biochimiques de la sensibilité à la gliadine-α, chez les personnes atteintes de la maladie cœliaque et du syndrome NCWS, permet maintenant de mieux comprendre l'implication possible de la gliadine-α dans le développement des désordres extra-intestinaux chez ces patients. De tels désordres, qui ne peuvent être expliqués à partir des modèles courants de réactions immunitaires, résulteraient de l'homologie (ressemblance) qui existe entre la gliadine-α et le glutamate, qui a un rôle de neurotransmetteur. Le récepteur humain pour le glutamate se trouve sur la partie N-terminale d'une protéine appelée GRINA (NMDA *receptor-associated protein* 1). La protéine GRINA, en plus de porter un récepteur humain pour le glutamate, joue également un rôle de canal ionique qui permet la libération du calcium dans le cytoplasme des cellules. Parce que la gliadine-α possède une forte affinité pour le récepteur du glutamate de la protéine GRINA, elle peut prendre la place du glutamate sur le récepteur de cette protéine, ce qui en modifie le fonctionnement. La protéine GRINA joue un rôle important car elle est fortement exprimée dans les testicules, les reins et le système nerveux central, surtout au niveau du cervelet. À l'intérieur des cellules, la protéine GRINA est principalement présente dans l'appareil de Golgi, une structure cellulaire qui permet la libération de biomolécules, et dans le réticulum endoplasmique, un réseau de tubulures membranaires qui permet les échanges transmembranaires. Lorsque la protéine GRINA se lie à la gliadine-α plutôt qu'à sa cible naturelle, le glutamate, cette interférence peut causer plusieurs désordres de santé extra-intestinaux : dysfonction de la thyroïde, syndrome des jambes sans repos, dépression, ataxie, perte de l'audition, fibromyalgie, dermatite herpétiforme, schizophrénie, toxoplasmose chez les femmes enceintes, anémie, ostéopénie, anomalies cardiaques et autres. Cette théorie, selon ses auteurs, s'appuie sur de nombreux travaux indépendants cités dans leur article[116]. Elle permet d'expliquer le lien fonctionnel qui existe entre de nombreux désordres observés chez les cœliaques et chez les patients atteints du syndrome NCWS, alors qu'à première vue ces désordres semblaient n'avoir aucun lien entre eux. Le développement de modèles animaux est en cours pour confirmer le bien-fondé de ces observations et hypothèses.

9. Des tests sensibles, spécifiques et pratiques conçus pour diagnostiquer les phénomènes de sensibilité alimentaire

Au cours des dernières années, on a développé des tests qui ont permis de déceler chez les patients NCWS et IBS la présence de réactions d'hypersensibilité, impliquant des IgE, à des antigènes alimentaires, ce que les tests de routine habituels n'avaient pas réussi à mettre en évidence. L'échec des tests de routine semble dû en grande partie au fait que les réactions d'hypersensibilité chez ces patients auraient lieu uniquement au niveau de la muqueuse intestinale. Cela a été démontré par les tests effectués lors de colonoscopies durant lesquels l'utilisation de la technique d'endomicroscopie confocale a permis de mettre en évidence des phénomènes d'hypersensibilité à des antigènes alimentaires chez des patients NCWS et IBS[86]. Ce genre de test invasif et coûteux ne peut être appliqué à grande échelle comme outil de diagnostic. C'est également le cas pour des techniques sophistiquées d'immunodétection par buvardage qui exigent une séparation des antigènes sur gel de polyacrylamide[84].

Toutefois, des tests d'activation des basophiles*, tels ceux utilisés et améliorés par l'équipe du Dr Carroccio, pourraient possiblement être modifiés et automatisés pour en permettre l'utilisation à grande échelle. Ces tests sont intéressants car ils ne sont pas invasifs et ils permettent d'atteindre une sensibilité de 86 % et une spécificité de 91 % pour identifier des antigènes alimentaires sensibilisants qui

---

* Basophiles : globules blancs dont le rôle est de déclencher des réactions inflammatoires mais qui, contrairement aux autres polynucléaires dont ils font partie, n'ont pas la capacité de phagocyter (ingérer) des particules.

jouent un rôle important dans le développement et le maintien de maladies chroniques[85].

La recherche de biomarqueurs pour détecter des intolérances alimentaires qui ont une implication clinique dans le développement de maladies chroniques est en pleine ébullition[117,118].

10. Des antigènes alimentaires, autres que le gluten et ceux que la diète hypotoxique qualifie de pro-inflammatoires, pourraient jouer un rôle dans le développement de la maladie cœliaque, du syndrome NCWS et de l'intestin irritable (IBS)

Le rôle critique que joue le gluten dans la maladie cœliaque est reconnu depuis plus de cinquante ans et des marqueurs biologiques sensibles et spécifiques de cette maladie sont couramment utilisés seulement depuis 2004, même si un premier test de diagnostic était disponible à partir de 1984. Depuis quelques années, la reconnaissance de la réalité du syndrome NCWS a fait d'immenses progrès dans le monde scientifique. Malgré des preuves scientifiques convaincantes, il y a encore des professionnels de la santé qui continuent de nier la réalité de ce syndrome causé par l'ingestion de gluten et autres aliments sensibilisants. Pourtant, un nombre croissant d'individus, parce qu'ils souffrent de symptômes de maladies chroniques associés au syndrome NCWS, appliquent avec succès dans la majorité des cas, souvent avec l'aide d'un médecin, les principes de la nutrithérapie.

Parce que le blé occupe dans notre alimentation une importance démesurée tant affectivement qu'économiquement, plusieurs nient les effets négatifs du gluten sur la santé. On cherche donc d'autres agents qui pourraient être responsables des effets négatifs observés. Pourtant, les études sont nombreuses à démontrer que le gluten possède des caractéristiques capables d'induire des problèmes de santé importants lorsque consommé par les mammifères, y compris l'homme. La nocivité du gluten est en grande partie due à l'incapacité des enzymes digestives protéolytiques des mammifères, y compris l'homme, à le digérer complètement en ses constituants de base, les acides aminés. La digestion incomplète du gluten par nos enzymes gastro-intestinales laisse intacts les peptides appelés gliadines qui comportent quatre classes : les gliadines α, β, γ, et Ω.

En conséquence, les gliadines conservent un poids molécu-laire (une dimension) suffisamment élevé, ce qui leur permet de conserver leur antigénicité, donc la capacité à activer le système immunitaire. Il a été démontré que les gliadines possèdent en plus des caractéristiques particulières qui leur permettent d'induire des activités pathogéniques telles l'agglutination, la capacité de modifier la structure des cellules, la capacité d'inhiber la croissance cellulaire, d'induire de l'apoptose (mort cellulaire programmée), d'altérer l'équilibre des systèmes de désintoxication, de causer des réarrangements du cytosquelette des cellules via les zonulines, aug-mentant ainsi la perméabilité de la muqueuse intestinale[113,119,120]. La gliadine-α est particulièrement immunogénique et elle peut se lier à des récepteurs qui entraînent la libération de protéines zonulines par les cellules de la muqueuse intestinale. Comme les zonulines déstabilisent la muqueuse intestinale, des molécules trop grosses et possiblement immunogéniques peuvent la traverser et induire des réponses immunitaires inappropriées. On sait également que la gliadine-α possède une parenté antigénique avec de nombreuses molécules telles les caséines du lait animal, le maïs, des antigènes tissulaires et autres, ce qui peut favoriser des réactions croisées et permettre à ces antigènes, par exemple aux caséines du lait animal, de mimer les effets pathogéniques de la gliadine[121,122]. Et si l'on se réfère à l'étude citée plus haut, la ressemblance entre la gliadine-α et le glutamate pourrait expliquer plusieurs problèmes de santé extra-intestinaux qui semblaient n'avoir aucun lien entre eux chez les patients cœliaques, NCWS et IBS[116].

La recherche de nouvelles molécules susceptibles d'être impli-quées dans le développement de maladies attribuées au gluten a mené à l'identification de protéines inhibitrices de l'enzyme amy-lase-trypsine (ATI) qui comptent pour environ 2 à 4 % des protéines du blé et qui sont très résistantes à la digestion par les enzymes protéolytiques du système gastro-intestinal. Les protéines ATI sont des protéines végétales, en fait des pesticides naturels, qui inhibent les enzymes de certains parasites du blé et qui jouent un rôle dans le développement et la protection des semences. Les ATI sont capables d'induire de l'inflammation au niveau de l'intestin grêle par l'intermédiaire d'une réponse immunitaire innée. De telles réactions immunitaires sont possibles car les ATI peuvent activer les macrophages et les cellules dendritiques (des cellules du système immunitaire inné) par l'intermédiaire du récepteur *toll-like* 4. C'est seulement dans les céréales qui contiennent du gluten que l'on a pu démontrer la présence de l'activité biologique des ATI. Parce que les ATI sont également capables d'induire une activité dose-dépendante liée aux réactions immunitaires adaptatives chez les cœœliaques, il est présumé que les ATI pourraient être également impliqués dans l'expression des maladies intra- et extra-intestinales chez les patients NCWS[123,124-126].

11. Les FODMAP pourraient jouer un rôle dans le développement des maladies qui affectent l'intestin

Le terme FODMAP est dérivé de l'acronyme anglophone *Fermentable oligo-, di-, mono-saccharides and polyols* que l'on trouve dans les végétaux. Les FODMAP sont des hydrates de carbone ou glucides; ils comprennent: des glucides simples ou monosaccharides, des glucides formés de deux sucres simples, des disaccharides, des glucides à chaînes courtes, qui sont des molécules complexes formées de plusieurs monosaccharides réunis par des liens glucosidiques appelés oligosaccharides, et finalement des alcools du sucre ou polyols. En alimentation, les polyols sont des édulcorants à faible valeur calorique: sorbitol, mannitol, xylitol et maltitol.

C'est en 2005 que le terme FODMAP a été utilisé pour la première fois par une équipe de chercheurs de l'université Monash de Melbourne en Australie[127]. La diète FODMAP repose sur les principes suivants : physiologiquement, les FODMAP ne sont pas absorbés dans la région distale de l'intestin grêle, ni dans la première partie du côlon. Conséquemment, la malabsorption des FODMAP est physiologique, d'autant plus que le système digestif des humains ne possède pas les enzymes pour digérer les oligosaccharides qui deviennent alors disponibles pour la fermentation. Cela explique pourquoi les aliments très riches en FODMAP, comme les légumineuses, induisent de la flatulence, des ballonnements et des changements du fonctionnement de l'intestin. Ce ne sont pas les FODMAP en eux-mêmes qui seraient responsables des symptômes observés chez les patients IBS, mais plutôt une réponse anormale de ces patients (par exemple, la présence de dysbiose, de problèmes de motilité intestinale, une augmentation de la sensibilité viscérale, des réflexes de contractions excessives des muscles abdominaux[128]). Les réponses anormales induiraient des effets osmotiques importants (appel d'eau) et une accélération de la fermentation. Le succès d'une diète faible en FODMAP serait dû à la restriction globale des glucides, ce qui permettrait d'éviter leurs effets additifs. Cette approche globale présume que la restriction des glucides qui induisent des effets similaires devrait atténuer les symptômes des patients IBS. En fait, il suffirait de diminuer la dose des aliments les plus riches en FODMAP pour diminuer les effets d'intolérance[129]. Il faut considérer toutefois que la majorité des FODMAP dans l'alimentation de la plupart des gens proviennent du blé, du seigle, des oignons et de l'ail, surtout parce que ces aliments sont généralement consommés en grande quantité, même s'ils ne sont pas nécessairement plus riches en fructanes (glucides riches en fibres) que bien d'autres aliments. On considère que lors de la fermentation des FODMAP, les acides gras à courtes chaînes ainsi libérés, qui sont des glucides complexes, constituent des prébiotiques puisqu'ils stimulent la croissance et l'activité de bactéries bénéfiques telles les *Bifidobacteries* et *Lactobacilles*[130], ce qui n'est pas le cas des amidons.

Des études ont montré que la diète FODMAP réduisait les symptômes chez environ 70 % des patients IBS comparativement à environ 20 % dans les groupes contrôles; la durée des études portant sur la diète FODMAP était variable et l'étude la plus longue a duré six mois[128]. La validité de ces études chez les patients atteints du syndrome de l'intestin irritable (IBS) est controversée parce qu'il est très difficile d'obtenir des contrôles placebo adéquats et pratiquement impossible de faire une diète FODMAP en double aveugle. De plus, des chercheurs qui ont publié de telles études se demandent si la sensibilité au blé, au gluten et aux FODMAP chez les patients IBS est un fait réel ou une fiction[131]. Ce questionnement est probablement la conséquence de la méta-analyse que certains d'entre eux ont publiée, laquelle démontre que des traitements d'hypnothérapie ciblant l'intestin ont eu un impact aussi positif à long terme sur les symptômes des patients IBS que la diète FODMAP[132]. Selon eux, l'hypnothérapie axée sur l'intestin agirait sur l'axe bidirectionnel intestin-cerveau, ce qui induirait des modifications physiologiques positives sur le système gastro-intestinal de ces patients. Six des sept études contrôlées par placebo et menées chez des patients IBS rapportaient une réduction significative ($P \leq 0,05$) de l'ensemble des symptômes gastro-intestinaux chez 24 à 73 % des sujets qui avaient reçu des traitements d'hypnothérapie, comparativement à une thérapie uniquement de soutien (encouragement, écoute) chez le groupe témoin[132]. L'efficacité des traitements d'hypnothérapie a été maintenue à long terme dans quatre des cinq études qui avaient fait l'objet d'une étude à long terme.

– *Les points faibles du concept de la diète FODMAP*

La diète FODMAP exigeant la restriction de plusieurs aliments bons pour la santé, cette restriction alimentaire constitue un problème en soi. Il a d'ailleurs été observé que cette diète induit de la léthargie ainsi que d'autres manifestations extra-digestives dont les causes ne sont pas élucidées[128].

Le large éventail d'aliments qui doivent être évités peut engendrer de la confusion lorsque l'on compare les effets d'une diète sans gluten avec la diète FODMAP, puisque cette dernière diète recommande l'arrêt des céréales qui contiennent du gluten. On recommande d'éviter à moyen terme (2 à 6 semaines), une cinquantaine d'aliments qui sont riches en fibres. Par la suite, on doit recommencer à consommer ces aliments tout en cherchant à identifier ceux qui induisent une intolérance[133]. Pour réaliser cet objectif, le patient doit être exposé à de petites quantités de chacun des groupes alimentaires de FODMAP qui ont été éliminés pour vérifier si la réintroduction de chacun de ces aliments provoquera des symptômes à mesure que les doses seront graduellement augmentées. On recommande également de tester l'influence des différentes combinaisons de FODMAP. Finalement, après avoir appliqué les principes de cette diète, le patient pourra consommer les aliments qu'il tolère bien.

Selon les cinq équipes qui ont analysé les tenants et aboutissants de la diète FODMAP chez les patients IBS[128], la pratique de cette diète ne tient pas la route pour plusieurs raisons : d'abord, aucune étude clinique n'a rapporté jusqu'à maintenant des résultats démontrant l'efficacité des « challenges » de réintroduction des FODMAP, et ce, ni à moyen ni à long terme. Les analystes font remarquer, de plus, que la majorité des études ont duré moins de six semaines. Ils soulignent également que le protocole proposé de réintroduction graduelle des FODMAP ne tient pas compte du concept selon lequel ce sont les effets additifs des glucides qui sont délétères.

La restriction alimentaire des aliments riches en fibres (glucides fermentables à chaînes courtes), qui sont en réalité des prébiotiques, aurait des conséquences négatives sur le nombre et la diversité des microbiotes intestinaux[134,135]. On pense même qu'à long terme la réduction des fibres alimentaires pourrait favoriser une augmentation des maladies cardiovasculaires et des cancers colorectaux[136-139].

Suivre cette diète faible en FODMAP exige des gens hautement motivés. Adopter une telle diète à long terme n'est pas facile et complique la vie sociale. Le fait de réduire les fibres alimentaires pourrait empirer les symptômes de constipation. On ne connaît donc pas à long terme les incidences sur la santé d'une diète faible en FODMAP. Une chose est sûre, la réintroduction des aliments selon les principes de cette diète exige absolument l'aide d'un expert diététicien formé dans ce domaine[128].

– La diète FODMAP est-elle utile dans le cas du syndrome NCWS ?

La plupart des scientifiques qui s'intéressent aux maladies NCWS considèrent que des molécules du blé, tels le gluten et les glia-dines, sont les principaux agents causals de ce syndrome. Depuis la découverte que les FODMAP pourraient jouer un rôle dans la pathogénèse du syndrome IBS, on a élargi cette hypothèse à la maladie cœliaque et au syndrome NCWS[140], lequel ne serait pas une entité différente de l'IBS et constituerait plutôt un sous-groupe de cette maladie. Cet avis est loin d'être partagé par l'ensemble des chercheurs dont ceux issus de trois équipes internationales renom-mées dans le domaine[72]. Selon ces derniers, il est important de faire la distinction entre des réactions d'intolérance alimentaire, qui se manifestent par des symptômes gastro-intestinaux secondaires à la fermentation des glucides FODMAP par les microbiotes du côlon, et la sensibilité à des antigènes alimentaires qui provoquent une réponse immunitaire, qu'elle soit innée ou spécifique. Les réac-tions à des antigènes alimentaires peuvent induire des symptômes intra-intestinaux (mais pas nécessairement) et des symptômes extra-intestinaux. Dans le cas des maladies en lien avec le syndrome NCWS, lesquelles sont caractérisées par des symptômes intestinaux et/ou extra-intestinaux suite à l'ingestion de céréales contenant du gluten, les symptômes se résolvent généralement lorsque les céréales de blé sont éliminées de la diète ; et ce, même si les patients NCWS continuent à ingérer des FODMAP à partir d'autres sources. Pour ces auteurs, il devrait être clair que le syndrome de l'intestin irritable est distinct du syndrome NCWS, bien qu'il y ait certains chevauchements entre ces deux entités pathologiques. Même si les FODMAP peuvent causer des symptômes gastro-intestinaux et possiblement une légère intolérance au blé, ces glucides inhiberaient au contraire l'inflammation intestinale, puisque leur présence permet l'obtention de chaînes courtes d'acides gras reconnus en tant qu'inducteurs de changements bénéfiques chez les microbiotes intestinaux[72]. Ils font valoir, de plus, que les céréales de blé et apparentées, lorsqu'elles sont consommées en quantité normale, constituent une source mineure de FODMAP[72].

Conclusion

Les microorganismes nombreux et diversifiés qui forment un système écologique complexe à l'intérieur de l'intestin humain interagissent continuellement avec leur hôte ainsi qu'avec les facteurs de l'environnement. Parmi tous les facteurs exogènes qui influencent la composition et le métabolisme du microbiome intestinal, une diète à long terme constitue, d'après les études les plus récentes, le facteur qui a le plus d'influence sur la composition, soit le nombre et la variété des microbiotes intestinaux[141]. Il faut rappeler que les microbiotes intestinaux jouent également un rôle important dans l'obtention d'énergie à partir de la nourriture[142].

Il y a actuellement un consensus qui prend de l'ampleur, à partir de nombreuses études récentes, à savoir que les maladies inflammatoires chroniques, qui affectent une part grandissante de notre population et cela de plus en plus précocement, débutent dans l'intestin et sont la conséquence d'un déséquilibre de notre microbiome intestinal. La dysbiose est la conséquence d'un mode de vie qui ne respecte pas nos caractéristiques génétiques propres, qu'il s'agisse au premier chef d'une alimentation inappropriée, d'un manque d'exercice physique, du fait de fumer, de la pollution environnementale, et autres facteurs. À mesure que les études sur la pathogénèse des maladies inflammatoires chroniques progressent, il devient évident que ces maladies sont caractérisées par des réponses inappropriées et bien souvent exacerbées des systèmes immunitaires, inné et/ou adaptatif, à des antigènes alimentaires et/ou microbiens. Avec la découverte de l'importance du microbiome intestinal et de l'influence qu'il exerce sur l'axe bidirectionnel microbiotes-intestin-cerveau dans le maintien de la santé et/ou le développement des maladies chroniques, ce n'est qu'une question de temps pour que l'ensemble du corps médical prenne conscience de l'importance du choix de nos aliments non seulement pour prévenir, mais également pour traiter les maladies inflammatoires chroniques.

CHAPITRE 8

Traitements (non médicamenteux) des maladies inflammatoires chroniques

Les bactéries qui colonisent notre intestin sont 10 fois plus nombreuses que nos propres cellules et, plus impressionnant encore, le nombre de gènes bactériens présents dans notre organisme surpasse de 100 fois le nombre de nos propres gènes. Cela fait de nous des superorganismes, soit des êtres hybrides dont les fonctions métaboliques résultent de l'association symbiotique de deux génomes, un génome humain et un génome bactérien.

Les progrès prodigieux de la métagénomique quantitative nous ont permis de prendre conscience de la diversité et des fonctions multiples des microbiotes dans le fonctionnement de notre organisme. Définir à quoi correspond précisément un microbiome humain en santé est complexe car les espèces, et même les souches bactériennes à l'intérieur d'une même espèce, présentent de grandes différences interindividuelles[1,2]. Si on se base sur un ordre taxonomique plus élevé, soit le genre ou le phylum, on s'aperçoit que les communautés de microbiotes intestinaux des différents individus présentent des points communs mais aussi des variations aux points de vue de l'abondance relative et de la diversité des différents genres ou phylums en fonction de la présence ou non de dysbiose[3]. Malgré sa diversité et sa complexité, il existe un microbiome intestinal humain fondamental qui émane de l'ensemble des gènes microbiens impliqués dans les fonctions métaboliques de l'hôte (nutrition, physiologie, immunité)[3-5]. Cette diversité est due au fait que les microbiotes des différents genres et/ou phylums qui participent aux fonctions métaboliques de l'hôte présentent entre eux des similarités chez les individus en santé. C'est à partir de la reconnaissance de ces similarités fonctionnelles chez les individus en santé que l'on peut caractériser la dysbiose chez les individus atteints de maladies du système gastro-intestinal et/ou autres maladies inflammatoires chroniques.

1. Les microbiotes qui caractérisent un intestin en santé

Les microbiotes présents dans l'intestin sont principalement de nature strictement anaérobique (respiration en l'absence d'oxygène) et surpassent en nombre les microbiotes anaérobies facultatifs, alors que les microbiotes aérobies (respiration qui nécessite la présence d'oxygène) sont 100 fois moins nombreux que les anaérobies stricts[5]. Même si jusqu'à maintenant on a détecté plus de 50 phylums bactériens dans l'intestin humain, cinq phylums sont dominants : les Bacteroidetes (leurs genres sont présentés en italique) (*Bacteroides, Prevotella, Xylanibacter*) et les Firmicutes (*Ruminococcus, Clostridium, Lactobacillus*), suivis par ordre d'importance par les Actinobacteria (*Bifidobacterium, Collinsella*), les Proteobacteria (*Escherichia, Desulfovibrio*) et les Verrucomicrobia (*Akkermansia*). À l'intérieur de chacun des genres, on retrouve de nombreuses espèces qui peuvent également être divisées en souches. Même si le nombre d'espèces bactériennes varie beaucoup suivant les études sur le sujet, on reconnaît que les humains hébergent généralement au moins 1 000 espèces bactériennes[4,6]. Les Bacteroidetes et les Firmicutes sont pour l'essentiel présents chez tous les individus même si leurs proportions relatives peuvent varier. Cependant, lorsque l'on fait le décompte des espèces bactériennes qui se situent à l'intérieur des phylums, les variations des espèces bactériennes entre les individus sont beaucoup plus grandes que celles observées au niveau des genres et/ou des phylums. Ces variations souvent très importantes seraient dues à la redondance des nombreuses fonctions métaboliques auxquelles participent les microbiotes intestinaux au profit de leur hôte ; en second lieu, la pression sélective exercée sur les microbiotes par l'hôte joue également un rôle dans cette diversité puisque différentes fonctions métaboliques peuvent être accomplies indifféremment par plusieurs espèces bactériennes faisant partie des différents phylums et genres[5]. Une diète riche en protéines animales et en gras favorise une plus grande abondance des espèces appartenant au genre *Bacteroides* alors qu'une diète végétarienne ou riche en monosaccharides favorise une plus grande abondance des espèces *Prevotella*. La composition des communautés microbiennes varie en fonction des différentes parties de l'intestin grêle et du côlon. Chez les individus en santé, les échantillons de biopsies montrent que l'intestin grêle est surtout riche en certains membres du phylum des Firmicutes alors que dans le côlon on retrouve principalement des membres du phylum des Bacteroidetes[5]. Des coupes transversales de l'intestin montrent d'importantes variations dans la composition des microbiotes dépendamment des différents microenvironnements qui existent à travers l'intestin. Les microbiotes qui sont présents dans la lumière (cavité) de l'intestin diffèrent de façon significative de ceux qui sont attachés à l'épithélium de la muqueuse intestinale. Par exemple, les genres *Bacteroides, Bifidobacterium, Streptococcus, Enteroccus, Clostridium, Lactobacillus* et *Ruminococcus* sont tous retrouvés dans les matières fécales alors que seuls les *Clostridium, Lactobacillus et Enterococcus* sont détectés dans la couche muqueuse et l'épithélium de la paroi du petit intestin. Dans un intestin en santé, les microbiotes intestinaux commensaux produisent des substances qui ont un effet bactéricide direct sur les pathogènes et/ou peuvent prévenir l'adhérence des bactéries pathogènes à la paroi du système gastro-intestinal[5]. Il a été observé que la diversité des genres bactériens du microbiome augmentait avec l'âge parallèlement à une baisse du nombre de bactéries. La consistance des selles et la durée du transit intestinal influencent également la diversité de la flore intestinale et l'abondance de certains genres bactériens[8]. La consommation de lait entier 3 %, de boissons gazeuses sucrées et le grignotage avaient un effet négatif sur la diversité des microbiotes intestinaux alors que les boissons qui contiennent une grande quantité de polyphénols avaient un effet positif sur la diversité microbienne[9].

En fait, un microbiome intestinal en santé comporte une grande diversité de microbiotes, contrairement à un microbiome « malade » dont les microbiotes sont beaucoup moins diversifiés. Un microbiome en santé peut gérer les conditions difficiles de l'environnement (stress, antibiotiques, changements alimentaires) et s'opposer à la colonisation par des pathogènes entériques aptes à favoriser le développement de maladies, qu'elles soient aiguës ou chroniques[10]. Un bas niveau du marqueur fécal appelé CgA, lequel est secrété par certaines cellules entérocytes de la muqueuse intestinale, a été associé à une forte diversité des microbiotes et à une forte concentration du bon cholestérol (HDL) chez les individus qui consomment des fruits et des légumes, alors que chez ceux qui en consomment peu ou pas, on remarque le contraire, et des problèmes en lien avec le syndrome de l'intestin irritable[9].

Des études récentes effectuées chez les humains et les modèles animaux révèlent que l'abondance de certaines espèces bactériennes est régulée en partie par le génome particulier de l'hôte. Certains gènes seraient associés aux préférences alimentaires, au métabolisme et à l'immunité de l'hôte. Toutefois, les facteurs environnementaux ont plus d'influence que les gènes de l'hôte pour déterminer la composition du microbiome intestinal, même si la persistance de certains microorganismes reconnus pour leur importance dans le maintien de la santé dépendent de certains gènes de l'hôte en relation avec leurs caractéristiques immunitaires et leur diète[11].

2. Les microbiotes qui caractérisent un intestin déséquilibré ou malade

Les microbiotes jouent un rôle pivot aussi bien dans le maintien de la santé que dans le développement des maladies inflammatoires chroniques[12]. Alors qu'un microbiome intestinal équilibré permet à l'organisme de mieux résister à des conditions adverses comme le stress ou la présence de pathogènes, un microbiome intestinal déséquilibré est beaucoup moins efficace. À cet égard, Louis Pasteur affirmait déjà au XIXe siècle : « Le microbe n'est rien. Le terrain est tout. » Lorsque des facteurs environnementaux défavorables (alimentation inappropriée, stress, infection, la prise de médicaments tels des antibiotiques, des laxatifs osmotiques*, des anti-inflammatoires qui visent l'intestin, des antidépresseurs, des antihistaminiques, des inhibiteurs de la pompe à protons, les statines) induisent une diminution de la variété des microbiotes intestinaux, cela facilite l'adhésion des pathogènes à la muqueuse intestinale[9,12,13]. S'il s'agit de pathogènes entériques**, leur adhésion à la muqueuse intestinale leur permettra d'induire de l'inflammation intestinale, ce qui pourra affecter le processus digestif et permettre, par exemple, le développement du syndrome de l'intestin irritable (IBS) ; il y aura alors excès de fermentation au niveau du côlon avec induction de symptômes intestinaux. Chez les patients IBS, on observe fréquemment une réduction des bactéries du genre *Bifidobacterium* qui a été associée à des symptômes particulièrement souffrants[14]. La dysbiose, selon les pathogènes présents et les caractéristiques génétiques des individus, pourra induire le développement de diverses maladies inflammatoires chroniques. Il a été observé qu'un microbiome altéré peut modifier les effets normaux d'un aliment sur l'hôte[15]. Les pathogènes humains entériques font partie d'un petit groupe de familles bactériennes issues du phylum Proteobacteria, soit la famille des Enterobacteriaceæ

---

* Laxatifs osmotiques : qui engendrent un appel d'eau dans l'intestin.
** Pathogènes entériques : qui induisent des maladies intestinales.

(E. coli, Yersinia sp., Salmonella sp. et Shigella sp.), la famille des Vibrionaceæ (Vibrio choleræ) et la famille des Campylobacteriaceæ (Campylobacter sp.). Les membres de ces familles, qui constituent une minorité parmi les microbiotes intestinaux, possèdent une caractéristique pathogénique spéciale : ils peuvent proliférer de façon anormale lors de changements : modifications alimentaires, traitements d'antibiothérapie, présence d'inflammation, etc.[16]. Il est maintenant connu que l'administration d'antibiotiques au cours de la première année de vie prédispose à développer durant l'enfance des allergies et, à l'âge adulte, une ou des maladies inflammatoires de l'intestin[17].

En conséquence, ces protéobactéries peuvent se comporter comme des bactéries commensales et, à d'autres moments, comme des pathogènes. Il ne fait plus de doute que, d'une part, les micro-biotes intestinaux jouent un rôle majeur dans le développement et la régulation du système immunitaire muqueux et systémique alors que, d'autre part, le système immunitaire de l'hôte exerce un contrôle sur la composition des microbiotes[10]. Cette action est particulièrement évidente dans le cas des maladies inflammatoires de l'intestin (IBD) telles la maladie de Crohn et la colite ulcérative, où l'inflammation est causée par une réponse immunitaire excessive contre les propres microbiotes commensaux du patient[18]. La présence d'une prédisposition génétique favoriserait le dérèglement de la réponse immunitaire en présence de facteurs environnementaux.

En résumé, la dysbiose chez les patients atteints de la maladie de Crohn et de la colite ulcérative est souvent caractérisée par une augmentation relativement abondante des bactéries anaérobies facultatives (bacilles enterobacteriaceæ) parallèlement à une diminution des bactéries anaérobies obligatoires de la classe des Bacteroidia et des Clostridia. Des travaux récents mettent en lumière que les réponses inflammatoires du système immunitaire qui affectent l'intestin peuvent causer de la dysbiose tout comme elles peuvent être causées par de la dysbiose[19].

3. L'expression de la dysbiose chez des jeunes atteints de la maladie de Crohn

L'importance de la dysbiose liée aux modifications des microbiotes intestinaux qui se produisent lors du développement de la maladie de Crohn est bien démontrée par le travail de recherche suivant. Une étude multi-centres, réalisée par les chercheurs de 21 centres universitaires américains et de deux centres universitaires canadiens, a analysé les modifications du microbiome intestinal de 447 enfants et adolescents âgés de moins de 17 ans au moment où ils recevaient pour la première fois un diagnostic de la maladie de Crohn[20]. Il s'agit du suivi de la cohorte la plus importante à ce jour de patients atteints de cette maladie. Une population contrôle de 221 sujets sains a également participé à l'étude qui s'est déroulée entre novembre 2008 et janvier 2012. Les conditions particulières de cette étude ont permis d'obtenir des échantillons du microbiome de différentes parties du système gastro-intestinal qui ont été analysées par les méthodes récentes de la génomique microbienne avant qu'un traitement soit entamé chez ces patients nouvellement diagnostiqués.

Le fait que l'étude ait utilisé une cohorte multi-centres aussi importante a permis d'augmenter la résolution et le pouvoir statistique des données recueillies et de déterminer le rôle des différents microbiotes du microbiome intestinal au cours de l'évolution de la maladie. Plusieurs des microbiotes identifiés durant cette étude étaient déjà connus en tant que colonisateurs des muqueuses enflammées et reconnus pour leur potentiel d'exacerbation de l'inflammation et/ou envahissement des cellules épithéliales de l'intestin. Les analyses ont permis de démontrer qu'il y avait chez les patients atteints de la maladie de Crohn une importante augmentation des Enterobacteriaceæ, des Pasteurellaceæ, des Veillonellaceæ et des Fusobacteriaceæ parallèlement à une importante diminution des Erysipelotrichales, des Bacteroidales et des Clostridiales, lesquels changements étaient fortement corrélés avec le développement de la maladie de Crohn.

Cette étude est particulièrement importante car elle a permis : 1) d'identifier les microbiotes clés responsables de la dysbiose microbienne chez les patients atteints de la maladie de Crohn ; 2) de démontrer que les biopsies provenant de l'iléum et du rectum présentaient le même pouvoir discriminatoire pour diagnostiquer la maladie ; 3) d'établir que la simple collecte de matières fécales à partir de la lumière intestinale ne reflète pas la dysbiose présente au niveau de la muqueuse intestinale alors que c'est la plus révélatrice de l'état pathogénique du patient ; 4) de démontrer que la communauté microbienne associée à l'épithélium muqueux enflammé présente une importance croissante de souches de type aérobie et anaérobie facultative (les Proteobacteria) alors que les souches de type anaérobie obligatoire sont dominantes au niveau des fèces (p. ex. Bacteroides et Clostridiales) ; 5) d'observer que les traitements d'antibiotique appliqués aux patients atteints de la maladie de Crohn favorisent une plus grande dysbiose au niveau du microbiome intestinal ; 6) de démontrer qu'au stade précoce de la maladie l'analyse du microbiome associé à la muqueuse rectale permet d'obtenir un diagnostic fiable de la maladie de Crohn.

Ces résultats confirment que la dysbiose intestinale constitue un élément majeur dans le développement des maladies inflammatoires chroniques tout en apportant des précisions non seulement sur les microbiotes impliqués dans l'évolution de la maladie de Crohn, mais aussi dans les sites où leur présence a une signification pathologique. D'après ces résultats, il semble que la seule analyse des matières fécales ne soit pas la meilleure méthode pour comprendre les modifications qui se produisent aux niveaux des différentes souches de microbiotes au cours du développement des maladies inflammatoires chroniques, tel qu'établi également par l'étude de Ringel *et al* publiée en 2015[21]. Ces derniers auteurs concluaient, tout comme les précédents, que les écosystèmes microbiens présents dans la lumière intestinale et ceux associés à la muqueuse intestinale diffèrent de façon significative tant au point de vue de leur nombre que de leur diversité. Selon eux, les microbes de ces deux niches écologiques devraient être investigués indépendamment pour mieux comprendre le rôle des microbiotes intestinaux tant chez les gens en santé que chez ceux atteints de maladies inflammatoires chroniques.

4. Le traitement des maladies inflammatoires chroniques à l'aide de probiotiques

Les probiotiques sont des microorganismes vivants qui ont des effets bénéfiques sur la santé de l'hôte lorsqu'ils sont administrés en quantité adéquate. Ces organismes probiotiques doivent être sans danger pour le patient et capables de survivre à leur passage dans l'estomac (liquides gastriques) et dans l'intestin tout en maintenant leur efficacité et leur puissance jusqu'à la date d'expiration du produit[22]. Selon la FAO (Food and Agriculture Organization des Nations Unies) et l'OMS (Organisation mondiale de la santé), tous les produits probiotiques manufacturés devraient indiquer l'identification précise des souches bactériennes contenues dans le produit et la quantité des microorganismes requis pour assurer les bénéfices attendus. De plus, chaque souche devrait être caractérisée pour confirmer son degré de sécurité et ses effets bénéfiques sur la santé à partir d'études validées chez l'homme. Ces souches devraient être déposées dans une collection de cultures internationale. En définitive, les informations fournies sur l'étiquette devraient être véridiques et conformes aux allégations d'identité et d'efficacité du produit ainsi qu'à sa durée de vie selon la date de péremption.

Les organismes probiotiques les plus étudiés et utilisés appartiennent aux genres *Lactobacillus* et *Bifidobacterium*. Les études ont montré que l'efficacité des probiotiques est variable et dépend non seulement de l'espèce mais également de la souche, ce qui complique leur évaluation. Dans quelques études effectuées chez les humains, il a été démontré que les probiotiques peuvent améliorer le pronostic de certaines maladies mais, dans la plupart des cas, on a plutôt observé une mince amélioration ou aucun effet[22]. En fait, il y a encore trop peu d'études de qualité effectuées chez les humains qui permettent de vérifier véritablement les effets des probiotiques sur la santé et, pour cette raison, il est encore trop tôt pour juger de leur efficacité réelle. Ces études comportent également d'autres limitations dues au fait que l'activité des probiotiques est toujours dépendante d'une souche spécifique plutôt que de l'espèce et que les réponses individuelles des humains aux différentes souches de probiotiques varient en fonction de leur propre génétique et d'autres facteurs, dont la diète entre autres[23].

Malgré tout, depuis quelques années des études in vitro et in vivo effectuées chez des animaux ont montré que les probiotiques peuvent améliorer l'intégrité de la muqueuse intestinale, stimuler le système immunitaire, manifester des effets antibactériens, moduler la motilité intestinale et réduire la douleur viscérale. En fait les organismes probiotiques présentent les mêmes caractéristiques que les autres bactéries commensales, et c'est à partir de la sélection des souches de bactéries commensales qui possèdent les caractéristiques attendues que les probiotiques sont développés pour traiter les maladies, ce qui n'est pas une tâche facile[22]. Par exemple, chez les patients IBS, les probiotiques Bifidobacteria augmentent l'activité du système immunitaire de l'hôte alors que chez les modèles animaux IBS, les mêmes probiotiques supprimeraient l'inflammation de la muqueuse intestinale[22]. On a ainsi pu constater que les effets positifs des probiotiques observés in vitro ainsi que chez les modèles animaux ne se traduisent pas toujours par des effets cliniques bénéfiques chez les humains. Il faut préciser que les probiotiques ne colonisent pas l'hôte après leur consommation[24] et il est suggéré d'utiliser plusieurs probiotiques comme dans la formulation VSL#3, où on retrouve trois souches de Bifidobacterium et quatre souches de Lactobacillus qui ont montré une bonne efficacité chez les enfants obèses[25].

Il reste passablement de travail à faire pour développer le potentiel des probiotiques de seconde génération qui pourront aider à réduire les infections causées par les souches bactériennes fortement résistantes aux antibiotiques[26]. Toutefois, l'expérience actuelle montre que c'est à partir d'une meilleure connaissance des bactéries fécales que l'on pourra aider efficacement au rétablissement d'un microbiome stable et fonctionnel[27].

5. Les prébiotiques : nouvelle définition et propriétés thérapeutiques

Les prébiotiques étaient décrits antérieurement comme des oligosaccharides ou polysaccharides à chaînes courtes constitués approximativement de deux à vingt unités de sucre. Ils devaient résister à la digestion dans l'intestin grêle et constituer le substrat de la fermentation d'un nombre réduit de souches bactériennes bénéfiques dont ils stimulaient la croissance au niveau du côlon[28].

Les travaux de recherche issus de la métagénomique microbienne ont mené à une redéfinition des prébiotiques pour mettre en évidence les caractéristiques écologiques et fonctionnelles des microbiotes, comme la physiologie et la diversité de l'écosystème microbien de leur hôte, la participation d'une plus grande variété de microorganismes et la production d'acides gras à chaînes courtes (SCFA)[29,30]. En tant que tel, un prébiotique est défini comme un substrat non digestible qui, suite à sa métabolisation (fermentation) par les microorganismes du côlon, module la composition et/ou l'activité des microbiotes de l'intestin, conférant ainsi des effets physiologiques bénéfiques pour l'hôte. En plus des fructo-oligosaccharides (FOS) et des galacto-oligosaccharides (GOS), les auteurs incluent maintenant un plus grand nombre de composés dans la liste des prébiotiques : les amidons résistants à la digestion, la pectine, les arabinoxylans, les grains entiers et des composés qui ne sont pas des glucides tels les polyphénols (antioxydants)[29,30].

On observe des constantes par rapport à la présence ou à la diminution de certaines maladies lors de l'expression de maladies métaboliques. Par exemple, la population des bifidobacteria et autres bactéries appartenant au phylum Firmicutes est proportionnellement plus petite chez les individus qui sont obèses comparativement à ceux qui sont minces ; on a observé ce même phénomène chez les diabétiques de type 2 comparativement aux groupes contrôles[22]. Chez les souris obèses et diabétiques auxquelles on avait administré le prébiotique inuline, la proportion de bifidobacteria avait été augmentée de façon significative comparativement aux autres souris qui n'avaient pas reçu de prébiotiques[22]. Plusieurs études effectuées sur des souris qui avaient reçu des prébiotiques ont montré une diminution des complications associées à des désordres métaboliques incluant l'obésité et la résistance à l'insuline[31] ainsi qu'une augmentation de la sécrétion de peptides antimicrobiens[32]. Les preuves de l'efficacité des prébiotiques chez les humains demeurent limitées et seules des études prospectives randomisées sur de larges populations permettront de vérifier leur réelle efficacité pour prévenir et traiter les maladies chroniques.

6. Traitement des infections intestinales et des maladies chroniques à l'aide de la transplantation fécale

En raison des échecs et des effets secondaires néfastes des médicaments, la médecine moderne a commencé à s'intéresser à des approches alternatives qui visent à modifier la composition du microbiome intestinal. L'une de ces approches consiste à pratiquer la transplantation fécale (ou greffe de microbiotes fécaux) à partir de l'infusion, dans l'intestin d'un receveur, d'un filtrat liquide de matières fécales provenant d'un donneur sain pour traiter les désordres de santé associés à de la dysbiose[33]. Le filtrat de matières fécales peut être administré de différentes façons : par voie nasogastrique, par l'ingestion orale de capsules, par voie nasale à l'aide d'un tube qui se rend directement dans le duodénum, par colonoscopie ou encore à l'aide d'un sac de lavement[33,34]. Toutefois, une étude menée chez 305 patients a montré que l'administration du filtrat fécal par voie rectale semble plus efficace que la voie nasale pour prévenir les récurrences des infections à la clostridium difficile[35].

La transplantation fécale n'est pas une technique réellement nouvelle puisque déjà au quatrième siècle de notre ère, cette pratique était utilisée en médecine traditionnelle chinoise[37]. La pratique de la transplantation fécale par la médecine moderne au cours des dernières années a permis d'établir qu'il s'agit d'une technique sécuritaire et efficace pour traiter les patients qui souffrent d'une dysbiose sévère causée par la bactérie clostridium difficile. Une méta-analyse comportant 516 patients infectés par la C. difficile, qui ont été traités à l'aide de la transplantation fécale, a montré un taux de succès de 85 % comparativement à 20 % lorsque les patients du groupe contrôle étaient traités avec le meilleur antibiotique standard pour ce genre d'infection, soit la vancomycine[38]. D'autres études ont donné également d'excellents résultats puisque près de 90 % des patients affectés par une infection sévère à la C. difficile ont été guéris, tel que rapporté par différentes études[39,40]. Une étude randomisée récente a même été arrêtée de façon précoce en raison de la supériorité de la transplantation fécale dont le taux de succès était de 90 % comparativement à 26 % pour la vancomycine[41].

La transplantation fécale a également donné de bons résultats expérimentaux chez l'humain lors du traitement de maladies chroniques extra-intestinales dont le développement serait associé à de la dysbiose : maladie de Parkinson, fibromyalgie, syndrome de la fatigue chronique, dystonie myoclonique*, sclérose en plaques, obésité, résistance à l'insuline, syndrome métabolique et autisme[42]. Le mécanisme central susceptible d'expliquer l'efficacité de la transplantation fécale est probablement dû, selon des chercheurs qui travaillent dans ce domaine, à la réintroduction et au rétablissement d'une communauté bactérienne intestinale stable provenant d'un donneur sain ; ce nouveau microbiome équilibré supplante celui du malade, qui acquiert alors un microbiome en santé[42,43]. Selon les travaux de l'équipe du Dr Li, les différentes souches du receveur et du donneur coexisteraient au moins pendant trois mois après le traitement. Le succès de la colonisation serait favorisé par la

---

* Dystonie myoclonique : affection génétique et héréditaire qui se manifeste en général avant l'âge de 20 ans ; elle se caractérise par des contractions musculaires involontaires et des mouvements anormaux.

présence de souches apparentées de part et d'autre plutôt que par l'introduction d'espèces nouvelles. Cela démontre l'importance d'une compatibilité entre le donneur et le receveur[44].

La transplantation fécale, en plus de permettre de traiter efficacement des désordres de santé qui résistent aux médicaments usuels, présente d'autres effets positifs comme la capacité d'inhiber des pathogènes intestinaux résistants à de nombreux médicaments chez des patients immunodéprimés[45]. La transplantation fécale, en éradiquant des pathogènes, élimine par le fait même des gènes de résistance aux antibiotiques chez les individus ainsi traités[46]. Lorsque l'on considère les problèmes financiers que connaît notre système de santé, une étude réalisée en Australie est très inspirante tant au point de vue de la qualité des soins que financièrement ; cette étude a montré que traiter à l'aide de la transplantation fécale les patients qui souffrent d'une infection récurrente à la C. difficile permet d'épargner au moins 4 000 $ (australiens) par patient, comparativement au traitement standard à la vancomycine ; parallèlement à ce gain financier, le nouveau microbiome du patient lui permet d'améliorer de façon marquée sa qualité de vie[47].

En dépit des succès thérapeutiques du traitement à l'aide de la transplantation fécale, sa disponibilité reste limitée parce qu'il y a une résistance à introduire de nouvelles pratiques médicales, même lorsqu'elles s'avèrent supérieures à celles pratiquées de routine. Certains plaident le manque de standardisation des aspects techniques de cette transplantation pour justifier le fait que l'on empêche un nombre important de personnes d'avoir recours à une thérapie qui s'avère plus efficace et moins onéreuse que les traitements conventionnels. L'expérience a pourtant montré que la pratique de la transplantation fécale est sécuritaire et sans effets secondaires sérieux, et ce, même sans tenir compte des nombreux cas de mortalité causés par la C. difficile dans nos hôpitaux. Cette technique pratiquée dans les hôpitaux est exécutée de façon sécuritaire et les donneurs sont soumis à partir de tests de dépistage pour éviter de causer de nouveaux problèmes de santé aux receveurs[48].

Même chez les patients immunosupprimés et chez les gens âgés, la transplantation fécale semble relativement sécuritaire[49,50].

7. Les effets thérapeutiques de la transplantation fécale chez des patients atteints de la maladie de Crohn

Tel que vu précédemment, la dysbiose intestinale joue un rôle pivot dans le développement des maladies inflammatoires. Chez les patients atteints de la maladie de Crohn, le système immunitaire adaptatif est hyper réactif envers les bactéries commensales de l'intestin, ce qui entraîne une diminution des microbiotes intestinaux de l'ordre de 30 à 50 %[51]. La dysbiose intestinale qui s'ensuit peut provoquer des symptômes tels que des douleurs abdominales, de la diarrhée, de la fatigue, de l'anorexie et de la malnutrition, avec des complications possibles (fistules et perforations). La transplantation de microbiotes fécaux a été utilisée par l'équipe de Cui *et al.* pour renverser la dysbiose chez des patients atteints de la maladie de Crohn[36]. Cette équipe a de plus fait un effort de standardisation pour promouvoir une utilisation plus éclairée de la technique de transplantation fécale. Ils ont effectué une analyse métagénomique des fèces des donneurs avant et après purification. Ils ont standardisé les préparations fécales des microbiotes et simplifié les aspects pratiques de la transplantation en injectant les microbiotes dans l'intestin moyen plutôt qu'au niveau du duodénum. Ils ont suivi les patients transplantés au moyen de l'étude de différents paramètres durant au moins six mois et jusqu'à quinze mois chez un plus petit groupe de patients. L'effet bénéfique clinique maximal a été obtenu un mois après la transplantation, période au cours de laquelle étaient observées une amélioration clinique chez 86,7 % des patients et une rémission clinique chez 76,7 % d'entre eux. Six mois après la transplantation fécale, il y avait encore une amélioration chez 66,7 % des patients et une rémission chez 60 % d'entre eux. Selon les auteurs, des facteurs comme la génétique de l'hôte, la diète, l'environnement intestinal et autres facteurs pathogéniques pourraient expliquer la baisse de la performance en fonction du temps. Les auteurs concluaient que la transplantation fécale était sécuritaire, aisément réalisable et constituait une thérapie efficace pour les patients souffrant d'une maladie de Crohn réfractaire aux traitements conventionnels.

8. Développement de nouvelles thérapies pour les individus intolérants au gluten : probiotiques spécifiques du gluten et enzymes anti-gliadine

Il est reconnu que la gliadine, un constituant du gluten, est très résistante à la digestion par les enzymes protéolytiques des humains et de l'ensemble des mammifères. La résistance de la gliadine aux enzymes digestives est due au fait qu'elle a des domaines qui résistent aux protéases digestives en raison de leurs structures cycliques très riches en prolines-glutamines (deux acides aminés)[52]. Certains microorganismes ont la capacité de produire des enzymes qui peuvent digérer parfaitement le gluten. Malheureusement, les suppléments d'enzymes digestives présentement disponibles sur le marché, qui prétendent aider à dégrader le gluten, ne remplissent pas leur promesse selon une étude très minutieuse réalisée par trois équipes universitaires. Ces scientifiques ont déterminé que les enzymes en question laissent largement intacts les fragments de la gliadine-α et de la gliadine-γ et, conséquemment, ils concluent que les suppléments enzymatiques qui sont présentement sur le marché sont inefficaces pour dégrader les fragments immunogéniques du gluten[53].

Il y a un intérêt certain à développer des préparations enzymatiques aptes à hydrolyser efficacement la gliadine en ses composants de base (acides aminés) pour la rendre inoffensive. L'isolement et l'identification de bactéries capables de fournir de telles enzymes est d'un intérêt thérapeutique important pour les gens intolérants au gluten. Ces bactéries pourront également servir à produire des probiotiques, à la condition qu'elles soient inoffensives pour l'homme, alors que parallèlement leurs enzymes anti-gliadine pourront être purifiées, encapsulées et administrées oralement en tant que thérapie enzymatique pour traiter les individus intolérants au gluten.

Des travaux de recherche ont identifié et isolé quelques souches bactériennes qui sécrètent des enzymes capables de dégrader complètement le gluten. Ainsi, une équipe a identifié la pseudolysine, une enzyme secrétée par *Pseudomonas æruginosa* qui peut cliver efficacement les domaines immunogéniques (responsables des effets nocifs) de la gliadine. Cette enzyme est active aux pH se situant entre 2,0 et 4,0, donc elle peut travailler dans un milieu aussi acide que l'estomac[54]. Une autre équipe a produit et caractérisé deux enzymes appelées prolyl-endopeptidase produites par *Aspergillus oryzæ*. Ces enzymes digèrent de façon très efficace la gliadine-α et les activités de ces deux enzymes sont complémentaires, tant au point de vue de leur spécificité que de leur pH[55,56]. Une troisième équipe a développé une nouvelle méthode plus efficace d'isoler les bactéries, ce qui a permis de découvrir de nouvelles enzymes capables d'hydrolyser efficacement le gluten[57]. Ainsi, les chercheurs ont pu isoler et identifier, à partir de la salive et des selles de quatre individus, cinq souches bactériennes capables de dégrader la gliadine. Deux de ces souches bactériennes, *Bacillus pumilis* et *Bacillus subtilis*, permettent d'obtenir des enzymes digestives qui peuvent hydrolyser le gluten en l'absence de bactéries vivantes. Les trois autres souches doivent être vivantes pour qu'il y ait hydrolyse du gluten[57]. Par conséquent, ces souches bactériennes présentent un potentiel thérapeutique important : 1) leurs enzymes capables d'hydrolyser le gluten en l'absence des cellules bactériennes permettront le développement de thérapies enzymatiques orales après leur purification et leur encapsulation ; 2) après la démonstration de leur innocuité, les bactéries vivantes qui sont aptes à hydrolyser le gluten pourront servir à la production de produits probiotiques. Dans les deux cas, de tels produits devraient être d'une grande aide pour les individus qui sont intolérants au gluten.

9. Le traitement des maladies inflammatoires chroniques basé sur des interventions diététiques : les avancées actuelles et celles précédant les techniques génomiques de seconde génération

On reconnaît que le mode de vie, et plus particulièrement la diète occidentale fortement industrialisée, est la principale cause des maladies inflammatoires chroniques, lesquelles maladies sont non seulement en croissance chez les adultes de 40 ans et plus mais également chez les jeunes adultes (20-30 ans) et même chez les enfants[58,59]. Depuis la découverte de l'importance du microbiome intestinal dans le maintien de la santé et/ou le développement des maladies chroniques, on a commencé à reconnaître qu'une alimentation inappropriée peut causer le déséquilibre du microbiome intestinal (dysbiose). Fait important, la dysbiose précéderait le développement des maladies chroniques. Par exemple, des études effectuées chez des animaux et des humains ont montré que le fait d'adopter une diète malsaine entraîne des changements majeurs de la composition des microbiotes intestinaux qui peuvent être mis en évidence à l'intérieur de quelques jours et même de seulement 24 heures[60,61]. Une autre étude a démontré qu'une diète alimentaire de type industriel administrée à des souris aurait plus d'influence que leurs gènes sur la composition de leur microbiome intestinal[62]. Globalement la diète, la génétique de l'hôte et son fonctionnement métabolique influencent ensemble l'instauration des microbiotes intestinaux, et ce sont les interactions entre ces différents éléments qui déterminent l'équilibre écologique du microbiome des individus[24,63].

Malgré la reconnaissance de l'importance de la diète dans le maintien de l'équilibre du microbiome intestinal, les thérapies basées sur une diète ciblée ou de restriction sont mal comprises et sous-utilisées, car ce n'est que récemment que l'on a concédé que la diète a une grande influence dans les manifestations du déséquilibre du microbiome intestinal. La raison de cette admission repose sur le développement des techniques génomiques de seconde génération (technologie de séquençage à haut débit) qui ont permis, à partir de 2010, d'amplifier de façon prodigieuse la compréhension que nous avons du fonctionnement et de l'influence du microbiome intestinal. Comprendre qu'il existe des liens étroits entre l'alimentation, la dysbiose et les maladies inflammatoires chroniques permet maintenant de jeter les bases d'une meilleure compréhension de l'étiologie de ces maladies, alors que jusqu'à tout récemment la médecine affirmait que les causes des maladies inflammatoires chroniques étaient inconnues. Il apparaît cependant que l'on a occulté l'importance de plusieurs études de qualité qui indiquaient que des aliments, tels le gluten, le lait, le sucre, la viande, le café et autres, pouvaient favoriser chez des individus sensibles le développement de maladies immunitaires; par exemple, plusieurs études sur l'arthrite rhumatoïde démontraient que des changements alimentaires induisaient des bénéfices cliniques significatifs chez un pourcentage important de ces patients[64-67].

Les maladies inflammatoires chroniques incluent l'ensemble des maladies chroniques dans lesquelles il y a une composante inflammatoire, qu'elle soit silencieuse ou symptomatique: les plus connues sont la centaine de maladies arthritiques (arthrite.ca), les maladies métaboliques (obésité, résistance à l'insuline, hyperglycémie, hyperlipidémie, hypertension), les maladies cardiovasculaires, les maladies neurodégénératives et le cancer[67-70]. Le vieil adage qui affirmait « nous sommes ce que nous mangeons » prend maintenant tout son sens avec la pléthore de publications qui confirment l'importance de la diète et du microbiome intestinal dans le maintien de la santé et/ou le développement des maladies inflammatoires chroniques[71-73]. En dépit de ces avancées scientifiques, il est pour le moins surprenant que des professionnels de la santé persistent à nier la possibilité qu'une diète ciblée puisse induire et maintenir la rémission de nombreuses maladies inflammatoires chroniques[71-75]. Cette incapacité, de la part de cliniciens, d'admettre que la diète puisse être autant la cause que le remède à des problèmes de santé chroniques est probablement due à leur formation, qui néglige l'enseignement de la médecine préventive et de la nutrithérapie. En fait, l'enseignement de la médecine est fortement axé sur la prise de médicaments, et ce, particulièrement dans le cas des maladies inflammatoires chroniques, alors que la médication s'avère incapable d'induire la rémission de ces maladies, contrairement aux résultats obtenus avec l'adoption d'une diète d'élimination tel que démontré par les travaux du Dr Seignalet qui sont appuyés par les milliers de commentaires/témoignages reçus sur mon blogue (jacquelinelagace.net). Qui plus est, les médicaments anti-inflammatoires entraînent des effets secondaires qui s'accentuent avec le temps puisqu'ils doivent être pris à vie dans le cas des maladies inflammatoires chroniques. Compte tenu des limitations inhérentes aux médicaments anti-inflammatoires, il est regrettable que la majorité des patients ne reçoivent que rarement de l'information de la part de leur médecin concernant des changements alimentaires qui pourraient leur permettre de recouvrer la santé. Il n'y a rien de surprenant au fait que les aliments que nous consommons trois fois par jour, 365 jours par année influencent pour le meilleur et pour le pire notre santé.

Les diètes ciblées, qualifiées aussi par les termes anti-inflammatoires, d'élimination ou encore d'exclusion, visent dans un premier temps à identifier et à éliminer les aliments potentiellement nocifs pour l'ensemble des humains qui souffrent de maladies inflammatoires chroniques. Ces diètes recommandent la consommation d'une alimentation qui a des effets anti-inflammatoires et qui favorise à la fois un microbiome et une santé équilibrés. Cependant, environ 20 % des individus qui souffrent de maladies inflammatoires chroniques ne répondent que partiellement ou aucunement à la diète hypotoxique. Dans ces cas, il semble fréquent que des aliments autres que ceux éliminés par la diète soient responsables, en partie ou totalement, des échecs observés. Il est alors utile de tenter d'identifier et d'éliminer le ou les aliments auxquels ces individus pourraient être sensibles en raison de leurs caractéristiques génétiques et physiologiques propres. Comme les tests de détection des intolérances alimentaires disponibles actuellement en pratique médicale sont généralement peu concluants, le moyen le plus abordable, pratique et efficace pour réussir à identifier les aliments sensibilisants est de tenir quotidiennement un journal de bord. Dans ce journal, on note tous les aliments consommés, y compris les épices, les suppléments et les médicaments, et chaque matin on décrit son état général et les problèmes d'inconfort ressentis (système gastro-intestinal, douleurs, qualité du sommeil et toute information qui pourrait être pertinente). Après quelques semaines, tout au plus deux à trois mois, la plupart des individus sont normalement capables d'identifier le ou les aliments qui leur causent des problèmes, si ce sont effectivement des aliments qui sont l'agent causal de leurs problèmes de santé. En plus de leur grande efficacité, les diètes ciblées n'entraînent pas d'effets secondaires néfastes, comme c'est le cas des médicaments anti-inflammatoires et immunosuppresseurs chez les adultes et à plus forte raison chez les enfants puisque ces médicaments nuisent à leur croissance[74].

Parce que le traitement de toutes ces maladies chroniques repose sur la même thérapie, soit une alimentation anti-inflammatoire, j'ai limité à quelques maladies seulement les exemples démontrant l'efficacité des thérapies qui visent à corriger le déséquilibre intestinal à la base du développement de l'ensemble de ces maladies. En fait, il s'agit ici de mettre en évidence les progrès, souvent lents mais actuellement bien réels, de la recherche scientifique portant sur le rôle des aliments, en tant que cause et remède, dans les cas de maladies inflammatoires chroniques.

– Démonstration de l'efficacité d'une diète d'exclusion associée à une nutrition partiellement entérale chez des patients atteints de la maladie de Crohn

Quarante-sept adolescents et jeunes adultes atteints de la maladie de Crohn reçurent au début de leur maladie et sous forme entérale (sonde introduite dans le tube digestif par voie nasale), 50 % de leurs calories sous la forme d'une formule polymérique contenant des molécules non altérées de protéines, carbohydrates et de gras (substances nutritives faciles à digérer et à absorber) alors que le reste de l'alimentation provenait d'une diète d'exclusion. La diète d'exclusion, qui a duré six semaines, cherchait avant tout à réduire les aliments qui induisent de l'inflammation. Étaient exclus de cette diète les aliments suivants : le gluten, les produits laitiers, les pâtisseries, biscuits, gâteaux et pains même sans gluten, les farines de patates et de maïs, les levures pour cuisson, le gras animal, les viandes et poissons transformés, les aliments contenant des émulsifiants, les produits en conserve, tous les produits commerciaux empaquetés avec dates de péremption, les produits contenant du soya, toutes les sauces commerciales, les fruits secs, les collations empaquetées (croustilles, pretzels, maïs soufflé, noix), toutes les boissons douces, les jus de fruits commerciaux, les boissons sucrées, l'alcool, le café, les bonbons et le chocolat. De plus, on limitait fortement le sucre raffiné dans les repas cuisinés. On encourageait la consommation de poulet et de poissons frais, celle de nombreux légumes variés, de quelques fruits, de riz, de pommes de terre nature, d'œufs, d'huile d'olive et de canola. On permettait les assaisonnements ainsi que la consommation de miel pur[76]. En gros, cette diète anti-inflammatoire était semblable, à peu de chose près, à la diète hypotoxique. La seule différence était que la cuisson des protéines animales permises n'exigeait pas que la température soit à moins de 110 °C ou 230 °F comme c'est le cas pour la diète hypotoxique qui vise à réduire au maximum la consommation de glycotoxines[77].

Ce genre d'alimentation a entraîné une réponse positive chez 78,7 % des patients alors qu'une rémission était observée chez 70,2 % d'entre eux ; les analyses sériques ont montré que l'index de l'activité de la maladie baissait de façon significative ($P \leq 0,001$) alors que la quantité des protéines C-réactives était normalisée chez 70 % des patients en rémission. Il est intéressant de noter que la formule polymérique d'une diète entérale partielle (représentant 50 % des calories) avec une diète normale (donc non restrictive) s'est avérée un échec, ce qui signifie qu'aucun des individus qui avaient suivi ce mode alimentaire n'a amélioré son état de santé. Par contre, six patients sur sept qui avaient refusé la diète entérale partielle et qui s'étaient alimentés uniquement avec la diète restrictive ont obtenu la rémission de leur maladie.

– Démonstration à l'aide d'un modèle animal de l'importance d'un microbiome équilibré sur la socialisation et le comportement

Le neurologue John Cryan et son équipe ont observé au cours des dernières années que les souris *germ-free*, nées et élevées en milieu stérile et dépourvues de microbiotes intestinaux, étaient incapables de reconnaître les autres souris avec lesquelles elles étaient en contact[78]. Cette équipe a de plus mis en évidence qu'un microbiome intestinal déséquilibré était associé chez la souris à de la dépression, au syndrome de l'intestin irritable et à des désordres du développement du cerveau tel l'autisme[79]. Cette équipe a également constaté que l'administration de certaines souches de bactéries commensales pouvait avoir un impact positif sur les désordres psychiatriques reliés au stress[80]. Une autre équipe de chercheurs, travaillant également avec des souris *germ-free*, a démontré que si leur axe bidirectionnel intestin-cerveau pouvait induire dans de telles conditions une réponse excessive au stress, l'administration du probiotique *Bifidobacterium infantis* pouvait renverser positivement la situation ; ces observations signifient que les microbiotes commensaux jouent un rôle important dans le développement et le fonctionnement postnatal de l'axe bidirectionnel intestin-cerveau[81].

Des études réalisées à l'université McMaster de Toronto ont montré qu'il était possible d'échanger certains traits de comportement entre différentes souches de souris en transférant les microbiotes intestinaux d'une souche de souris à une autre souche par la technique de transplantation fécale[82]. Ainsi, des souris timides sont devenues plus hardies, alors que celles qui étaient fonceuses sont devenues timides et craintives. Ce même groupe de chercheurs a par la suite induit chez des souris *germ-free* plusieurs symptômes gastro-intestinaux qui caractérisent le syndrome du côlon irritable en leur transférant les matières fécales d'humains affectés par ce syndrome.

Compte tenu de l'importance croissante des cas d'autisme, il avait été noté que les femmes ayant souffert de fortes fièvres prolongées durant leur grossesse avaient une probabilité non négligeable de donner naissance à un enfant autiste[83]. Pour cette raison, l'équipe de Patterson a reproduit chez la souris enceinte ce genre d'infection qui sollicite le système immunitaire de la mère (*maternal immune activation*: MIA), ce qui a permis de démontrer que les souriceaux nés de ces mères présentaient un risque élevé de développer des comportements caractéristiques de l'autisme[84]. Cette équipe a par la suite mis en évidence que les souris autistes issues d'une mère MIA souffraient de dysbiose intestinale, ce qui les a conduits à émettre l'hypothèse que le comportement autiste prend naissance dans l'intestin plutôt que dans le cerveau[85]. Pour confirmer cette hypothèse, les chercheurs ont tenté de traiter les symptômes des souris autistes avec le probiotique *Bacteroides fragilis* connu pour ses propriétés anti-inflammatoires. Ils ont ainsi pu constater que l'administration orale de ce probiotique corrigeait le problème de perméabilité de l'intestin, modifiait la composition des microbiotes et améliorait les problèmes de communication et les comportements stéréotypés associés à l'anxiété chez les souris autistes[86].

– Les aliments modulent la composition du microbiome intestinal qui à son tour influence le métabolisme de l'hôte : focus sur les maladies qui affectent le système nerveux

On reconnaît que les microbiotes intestinaux interagissent avec les autres facteurs de risque de l'environnement, plus particulièrement la diète et le stress. Des études récentes montrent que l'axe micro-biotes-intestin-cerveau a une grande influence sur les désordres neurologiques et/ou neuropsychiatriques par l'intermédiaire du dérèglement du système immunitaire[87]. Ces connaissances nouvelles ouvrent la porte à des interventions thérapeutiques qui ciblent le microbiome intestinal pour prévenir et traiter les désordres de santé mentale.

Les éléments clés à considérer : 1) le microbiome intestinal est essentiel au développement et au fonctionnement du système immunitaire ; 2) le dérèglement du système immunitaire a une incidence sur le développement des maladies qui affectent le cerveau ; 3) il existe des preuves que l'humeur et le comportement sont influencés par le microbiome intestinal ; 4) une diète inappropriée est corrélée avec un risque accru de dépression et autres maladies neurologiques alors que la correction de la diète favorise la prévention et le traitement de ces maladies[87,88].

Il y a des preuves qui remontent à près de cinquante ans qu'une diète dans laquelle on a éliminé le blé et les céréales apparentées (en fait les céréales avec gluten) ainsi que les produits laitiers – en raison de la parenté antigénique qui existe entre le gluten et les caséines (protéines du lait animal) – a permis à des patients qui souffraient de maladies mentales de retrouver la santé. Les premiers essais fructueux ont été effectués chez des patients atteints de schizophrénie[89-91]. D'autres excellents résultats ont été obtenus chez des patients schizophrènes qui avaient passé la majeure partie de leur vie en institution[92]. Parce que dans d'autres études, l'élimination du gluten et des produits laitiers n'a pas permis d'obtenir des résultats concluants, cette diète a été discréditée et rejetée[92]. Il faut admettre que la divergence de résultats des études sur un sujet est chose courante et qu'il n'existe aucune thérapie, qu'elle soit naturelle ou médicamenteuse, qui s'avère efficace pour tous ; il est néanmoins reconnu que la consommation de blé à long terme peut induire des dommages permanents chez des gens qui y sont sensibles[93].

Au cours des dernières années, on a observé que l'élimination du gluten et des caséines du lait pendant plusieurs mois a été bénéfique chez des enfants souffrant de troubles du spectre autistique[94].

Dans une étude qui comportait 700 enfants affectés de troubles du spectre autistique et qui n'avaient répondu à aucune thérapie, 80 % d'entre eux ont connu une amélioration importante de leur état après trois mois de la diète sans gluten et sans caséine[95].

Tel que qu'énoncé précédemment dans un témoignage présenté au chapitre deux, une jeune mère de famille a réussi à renverser la problématique de l'autisme chez ses deux jeunes enfants. Pour ce faire, cette dernière a entrepris de tester une diète sans gluten, sans produits laitiers et qui respectait les bases de la diète hypotoxique. En septembre 2016, elle a publié un livre intitulé *Être et ne plus être autiste ou comment notre famille a vaincu l'autisme... naturellement.* Ce livre est à mon avis d'un intérêt scientifique et humain important pour trois raisons : 1) ses enfants ont été suivis tout au long de leur parcours (soit avant le diagnostic et jusqu'après le renversement du diagnostic d'autisme) par une équipe de professionnels de la santé (orthophoniste, physiothérapeute, ergothérapeute, éducatrice spécialisée, psychoéducatrice, médecin et physiatre) qui peuvent témoigner du fait que l'autisme peut être réversible ; 2) cette mère a compilé par écrit chaque jour, la date et les changements qu'elle observait chez ses enfants ; 3) elle a décrit en détail la diète que ses enfants suivaient, tous les soins qu'ils ont reçus et les résultats observés jour après jour. Pour toutes ces raisons, son livre est d'un grand intérêt pour les professionnels de la santé qui travaillent auprès des enfants et pour tous les parents dont les enfants souffrent d'un trouble neuro-développemental, tels l'autisme, le syndrome d'Asperger, le TDAH (trouble du déficit de l'attention avec ou sans hyperactivité) et autres.

Je recommande également le livre *Ces glucides qui menacent notre cerveau*[96] du Dr David Perlmutter, un neurologue qui traite depuis plusieurs années ses patients atteints de dépression et autres maladies neurologiques et/ou psychiatriques à l'aide d'une diète sans gluten et/ou d'élimination d'aliments sensibilisants. Il rappelle que le système nerveux est la cible privilégiée du gluten, et que ses effets ne se font pas nécessairement sentir au niveau intestinal.

Toutefois, sa recommandation d'éviter presque complètement les aliments glucidiques et en particulier toutes les céréales, même sans gluten, et les légumineuses ne s'appuie sur aucune étude scientifique à l'exception de l'indice glycémique des aliments. Pourtant de nombreux travaux scientifiques et arguments montrent la non-pertinence de l'indice glycémique pour le choix des aliments (voir l'argumentation présentée au chapitre 9, section 2).

– Le syndrome de la douleur vésicale/cystite interstitielle et le syndrome des jambes sans repos : quelles sont les solutions possibles

Le syndrome de la douleur vésicale/cystite interstitielle et le syndrome des jambes sans repos préoccupent beaucoup de gens tel que mentionné sur mon blogue. Entre décembre 2011 et avril 2016, le « Message encourageant pour ceux qui souffrent de cystite interstitielle » a suscité plus de 43 000 clics (ou consultations) et celui intitulé « Réponse aux gens qui souffrent de neuropathie et jambes sans repos », plus de 40 000 clics. Fait surprenant, en dépit de l'intérêt suscité, je n'avais reçu que de rares témoignages à propos de ces deux syndromes. La plupart des lecteurs qui émettaient des commentaires à ce sujet demandaient simplement si la diète hypotoxique pouvait les aider.

Il y avait donc lieu de se questionner au sujet de l'efficacité de la diète hypotoxique à résoudre ces problèmes de santé. C'est la raison pour laquelle j'ai fait une démarche spéciale auprès des lecteurs de mon blogue pour demander à ceux qui avaient suivi la diète hypotoxique pendant au moins trois mois s'ils avaient connu une rémission, une amélioration de leur condition ou si la diète avait été inefficace.

– Le syndrome de la douleur vésicale/cystite interstitielle, que dit la majorité des articles scientifiques à ce sujet ?

D'abord, on propose maintenant d'utiliser le terme syndrome de la douleur vésicale (ou de la vessie douloureuse) plutôt que le terme cystite interstitielle. Le syndrome de la vessie douloureuse est une maladie chronique qui provoque des douleurs au bas-ventre et des envies fréquentes d'uriner souvent très intenses, parfois insupportables. Ce syndrome, qui affecte surtout les femmes, peut avoir une incidence négative importante sur leur qualité de vie. Comme pour l'ensemble des maladies inflammatoires chroniques, il est précisé que l'on comprend mal l'étiologie et la pathogénèse de ce syndrome dont le diagnostic est complexe. Toutefois, au cours des dernières années, des chercheurs ont mis en évidence une augmentation de l'activité des mastocytes durant le développement et la persistance de ce syndrome ainsi que la présence de protéines pro-inflammatoires (interleukines Il-33) et de glycotoxines. Ces phénomènes pro-inflammatoires jouent un rôle important dans le développement de réactions de sensibilités immunitaires[97]. Une autre équipe de chercheurs[98] a observé que dans le syndrome de la vessie douloureuse, les mastocytes-IgE sont très actifs et libèrent des substances pro-inflammatoires (histamine, héparine) qui sont impliquées dans les réactions allergiques, alors que l'Il-33 permet d'établir un pont entre l'immunité innée et l'immunité adaptative. Des réactions immunitaires d'allergie joueraient donc un rôle dans la pathogénèse de la cystite interstitielle[98,99]. Il a été démontré de plus, par des études épidémiologiques, que la cystite interstitielle est souvent associée à d'autres maladies inflammatoires chroniques incluant le syndrome de l'intestin irritable, la fibromyalgie et le syndrome de la fatigue chronique[100]. Une étude publiée en 2016 confirme, à l'aide d'une analyse très sophistiquée (analyse multiplexe), que les patients atteints du syndrome de la douleur vésicale se distinguent des sujets témoins et autres conditions pathologiques par la présence de quatre protéines inflammatoires associées à des réactions inflammatoires excessives de la vessie[101].

Les avancées très récentes de la recherche médicale ont mis finalement en lumière qu'un processus inflammatoire chronique s'installe au cours du développement du syndrome de la douleur vésicale à la suite de réactions allergiques dans lesquelles sont impliquées les mastocytes. Cette nouvelle compréhension de ce syndrome explique pourquoi une alimentation anti-inflammatoire telle la diète hypotoxique peut constituer une solution thérapeutique efficace et sans effet secondaire. Quelques témoignages reçus antérieurement montraient que l'alimentation hypotoxique pouvait améliorer ce problème de santé récalcitrant et le mettre en rémission. Une lectrice (Lucie) signalait qu'au début de la diète hypotoxique le recours à une ostéopathe spécialisée en uro-gynécologie et à une physiothérapeute spécialisée en rééducation périnéale et pelvienne avait accéléré sa mise en rémission. Une autre lectrice (Noëlla) affirmait qu'une naturopathe avait été d'un grand secours pour éliminer ses douleurs intenses et que, par la suite, c'est l'alimentation hypotoxique qui la gardait en santé. Toutefois, ces rares témoignages m'avaient laissée perplexe quant à la réelle efficacité de la diète hypotoxique à mettre ce syndrome en rémission. Les témoignages positifs de Marie, Christine et Priscilla, reçus après mon intervention, montrent à l'évidence que la diète hypotoxique à elle seule peut permettre la mise en rémission du syndrome de la douleur vésicale, alors que deux correspondantes ont indiqué avoir fait face à un échec. Donc, chez les lectrices qui ont répondu à mon appel, le taux de succès a atteint 60 % par rapport à 40 % d'échecs. Ce résultat est clairement sous la norme habituelle puisque les réponses positives à la diète hypotoxique sont d'environ 80 % pour l'ensemble des autres maladies inflammatoires chroniques ; ce résultat de 60 % confirme que la résolution de ce problème de santé représente un défi particulièrement difficile.

– Le syndrome des jambes sans repos, qu'en savons-nous ?

Le syndrome des jambes sans repos est caractérisé par un urgent besoin de bouger les jambes durant les périodes de repos. Ce syndrome peut être associé à de la dysesthésie (sensibilité altérée, sensations de fourmillement, de picotements, de brûlure et/ou d'irritation ou encore d'engourdissement, de pression). Le fait de bouger les jambes calme habituellement l'inconfort. Les médicaments usuels prescrits sont les agonistes de la dopamine utilisés en première ligne et par la suite des médicaments de la famille des narcotiques et des anticonvulsivants (médicaments antiépileptiques)[102] ; ces médicaments perdent de l'efficacité avec le temps, et à mesure que les doses augmentent, les effets secondaires deviennent plus importants. Comme pour l'ensemble des maladies inflammatoires chroniques, l'étiologie du syndrome des jambes sans repos est peu comprise et en excluant la prise des médicaments, réservés aux cas sévères et pas toujours efficaces, la médecine actuelle n'offre pas de solution de rechange.

Par contre, il a été mis en évidence que ce syndrome est associé à de l'inflammation et que l'augmentation des protéines C-réactives (marqueurs de la présence d'inflammation) chez les individus atteints de ce syndrome est corrélée avec l'aggravation de la maladie[103]. Si l'on considère que le syndrome des jambes sans repos est en fait une maladie inflammatoire chronique, il est pertinent de considérer qu'une diète anti-inflammatoire peut permettre de mettre en rémission ce syndrome, tout comme c'est le cas avec d'autres maladies inflammatoires chroniques qui lui sont souvent associées. Un seul auteur proposait d'utiliser des changements nutritionnels et la prise de probiotiques et de prébiotiques pour modifier de façon thérapeutique le microbiome intestinal des individus atteints de ce genre de maladie[104].

Après mon appel auprès des lecteurs de mon blogue, je dois dire que les témoignages positifs des deux Lise, de Sylvie, d'Hélène et de Lisette (83 %), opposés à l'échec de Cécile, m'ont rassurée sur l'efficacité de la diète hypotoxique à mettre en rémission le syndrome des jambes sans repos.

– *Ouverture vers l'avenir : un modèle de micro-ingénierie*

Une nouvelle technique in vitro qui mime le fonctionnement de l'intestin humain permet maintenant d'étudier les contributions relatives à la pathophysiologie des maladies inflammatoires de l'intestin. Ce genre d'étude n'est pas possible chez les modèles in vitro conventionnels ainsi que chez les modèles animaux et les modèles humains. Le nouveau modèle in vitro, appelé en anglais *gut-on-a-chip*, « intestin sur une puce », permet de mimer le fonctionnement de l'intestin humain vivant dans un écosystème stable qui comprend des cellules épithéliales différenciées de l'intestin, des cellules immunitaires et des microbiotes intestinaux qui peuvent être cultivés ensemble pendant plusieurs jours et même durant des semaines. La création de ce système de micro-ingénierie comporte un dispositif qui permet de maintenir mécaniquement une microcirculation active au niveau des différents éléments de l'intestin humain. Un tel mécanisme permet des mouvements semblables à ceux du péristaltisme, ce qui favorise la différentiation intestinale et permet à la population bactérienne d'atteindre graduellement de façon dynamique un plateau. Cette technique permet ainsi de maintenir la culture pendant quelques semaines. De plus, la production active de mucus par les bactéries qui est déposé sur les villosités intestinales du système de micro-ingénierie, constitue une barrière protectrice pour l'épithélium des villosités, ce qui aide à maintenir à long terme leur coexistence avec les microbiotes intestinaux[105]. En définitive, ce modèle de micro-ingénierie permet de mimer les éléments clés de la pathophysiologie de l'intestin humain durant le processus de l'inflammation chronique et de la surcroissance bactérienne, incluant le processus inflammatoire de l'épithélium et sa vascularisation parallèlement au phénomène de destruction des villosités intestinales. Il peut servir à développer des traitements personnalisés, dont les diètes, et pourrait s'avérer particulièrement utile pour traiter les maladies inflammatoires les plus récalcitrantes en raison d'intolérances multiples.

Conclusion

Grâce à l'avancement des techniques génétiques de seconde génération, il est maintenant admis que l'équilibre du microbiome intestinal influence fortement le maintien de la santé et/ou le développement des maladies inflammatoires chroniques. L'influence du microbiome intestinal se transmet par l'intermédiaire de molécules messages (neuro-hormones) et de nerfs sensitifs et moteurs qui originent de l'intestin et empruntent l'axe bidirectionnel microbiotes-intestin-cerveau pour atteindre les organes cibles. Comme il s'agit d'un axe bidirectionnel, les messages originant du cerveau sont transmis dans le sens inverse.

Même si la médecine a longtemps négligé et néglige encore l'importance de la diète dans le maintien de la santé et/ou le développement des maladies inflammatoires chroniques, les travaux de recherche actuels démontrent clairement que des facteurs de l'environnement (la diète, le stress, l'exercice physique et/ou la sédentarité, le fait de fumer, la pollution, etc.) ainsi que des événements infectieux exercent une influence importante sur la composition et l'équilibre du microbiome intestinal. Les nouveaux traitements proposés pour lutter contre les maladies chroniques visent à rétablir l'équilibre du microbiome intestinal par l'intermédiaire de diètes adaptées, de la transplantation fécale, de la prise de prébiotiques et de probiotiques, et du développement de produits dont le but est de permettre la digestion complète du gluten. Toutes ces interventions visent à favoriser un meilleur équilibre du microbiome intestinal. Il y a une résistance évidente d'une part importante de la population, qu'elle ait ou non une formation scientifique, à accepter que des changements alimentaires sous la forme de diètes d'exclusion soient indispensables pour prévenir et/ou traiter efficacement les maladies inflammatoires chroniques. Dans le même ordre d'idée, il est décevant de constater que des chercheurs scientifiques, qui admettent sans problème l'influence du microbiome intestinal dans le développement des maladies inflammatoires chroniques, se contentent de proposer comme principale intervention diététique de consommer des prébiotiques et des probiotiques au lieu de conseiller de modifier son alimentation. Outre le fait que les preuves de l'efficacité de ces nutraceutiques ne sont pas encore établies pour traiter efficacement les maladies inflammatoires chroniques, on néglige de proposer des changements alimentaires restrictifs alors que de nombreuses études démontrent que le gluten et plus précisément la gliadine-α, ainsi que les caséines du lait, en raison de leurs particularités pro-inflammatoires et de leurs structures non hydrolysables par nos enzymes digestives, peuvent engendrer des problèmes de santé importants chez un pourcentage non négligeable d'individus.

Comme le principe de base du traitement est le même pour l'ensemble des maladies inflammatoires chroniques, seules quelques-unes ont fait l'objet d'une attention spéciale dans le cadre de ce chapitre. Deux raisons ont motivé le choix de l'une ou l'autre de ces maladies : soit qu'elles aient fait l'objet de plusieurs études thérapeutiques particulièrement intéressantes comme c'est le cas pour la maladie de Crohn, soit que les études concernant ces maladies inflammatoires chroniques (non nécessairement reconnues comme telles par les thérapeutes) aient été très limitées, comme c'est le cas pour la cystite interstitielle et le syndrome des jambes sans repos.

CHAPITRE 9

Compléments d'informations pratiques sur les aliments

1. Les fibres alimentaires et leurs rôles dans le maintien de la santé

Les fibres alimentaires, définition et classification

Les fibres alimentaires constituent les éléments structuraux des végétaux que l'on peut qualifier de squelette (externe et/ou interne). On trouve des fibres alimentaires dans les fruits, les légumes, les légumineuses et les graines oléagineuses. Les fibres alimentaires résistent à l'hydrolyse (digestion) effectuée par les enzymes digestives de l'homme et pour cette raison ne sont pas absorbées au niveau du grêle. Ces fibres, qui sont non digérées lorsqu'elles circulent dans l'intestin grêle, sont soumises à leur arrivée dans le côlon à un processus de fermentation partielle ou complète qui aboutit à la libération d'acides gras à chaînes courtes qui jouent un rôle important dans l'homéostasie (équilibre) de l'organisme[1].

Les fibres alimentaires sont classées en deux grands groupes : les fibres solubles (solubles dans l'eau) et les fibres insolubles[2]. Il faut savoir que les végétaux pourvus en fibres alimentaires contiennent à la fois des fibres solubles et insolubles. Par exemple, les pommes contiennent des fibres solubles sous forme de pectine dont 15 % se trouve dans la pelure et le reste dans la chair du fruit. Elles contiennent également des fibres insolubles sous forme de cellulose, un constituant important de la pelure. Les graines de lin pour leur part contiennent des quantités équivalentes de fibres solubles et insolubles.

On trouve des fibres solubles hautement fermentables dans les aliments suivants : légumineuses, noix, différentes graines (lin, chia, chanvre), fruits (poires, pêches, agrumes, pruneaux, fraises, bananes fermes, etc.), légumes (oignons, ail, artichauts, asperges, carottes, haricots, pois verts, choux de Bruxelles, pommes de terre, patates douces, courgettes et courges), céréales (sarrasin, millet, etc.), amidons résistants à la digestion (gomme de guar, inuline). Il y a de plus en plus de preuves que les fruits, les légumes et les grains entiers ont des effets bénéfiques sur la santé attribuables à la synergie entre leurs composés bioactifs et les autres nutriments. Afin d'avoir une nutrition et une santé optimales, il est recommandé de se procurer les nutriments, les antioxydants, les composés bioactifs et les composés phyto-chimiques à partir d'une diète équilibrée contenant une grande variété de fruits, de légumes, de grains entiers et autres végétaux, et non pas à partir de suppléments[3].

Les fibres insolubles sont soit à fermentation lente, soit non fermentables au niveau du côlon. On trouve des fibres insolubles à fermentation lente dans les céréales et pâtes faites de grains entiers, les fruits, les légumes et les graines de lin. Les fibres insolubles et non fermentables se trouvent dans la peau des fruits et des légumes (cellulose, hémicellulose), les graines et céréales fortement fibreuses et les noix (lignine).

Comment les fibres alimentaires affectent-elles la fonction gastro-intestinale ?

Les fibres alimentaires jouent un rôle majeur dans le fonctionnement gastro-intestinal en augmentant le volume des selles, ce qui améliore le transit intestinal. Les glucides, non digérés mais fermentables lorsque les fibres atteignent le côlon, sont fermentés (partiellement ou totalement) par les bactéries de la flore intestinale (microbiome). La fermentation de ces glucides entraîne la production d'acides gras à courtes chaînes. Les acides gras à courtes chaînes créent une charge osmotique, ce qui favorise leur absorption et leur métabolisation par les cellules du côlon, celles du foie et celles des tissus périphériques[4-6]. La fermentation des fibres alimentaires influence directement la formation des matières fécales via la rétention d'eau qu'elles entraînent. La fermentation agit également de façon indirecte sur la flore intestinale du côlon en stimulant sa croissance et, de là, la biomasse microbienne. C'est pourquoi les différents types de fibres influencent la composition du microbiome du côlon[7].

Plus les fibres alimentaires sont insolubles, plus leur effet laxatif et la vitesse du transit intestinal sont augmentés, alors que les fibres solubles ont généralement un effet laxatif plus doux, tout en influençant peu ou pas la vitesse du transit intestinal. Les fibres solubles influenceraient à la hausse et possiblement de façon sélective la croissance de certaines bactéries saprophytes (bonnes bactéries) alors que les fibres insolubles influenceraient de façon globale la croissance bactérienne. La fermentation des fibres alimentaires peut provoquer chez certaines personnes des effets secondaires indésirables, soit la production de plusieurs gaz, tels le dioxyde de carbone, l'hydrogène et le méthane. Ces gaz sont souvent malodorants et peuvent provoquer de l'inconfort sous forme de ballonnements et de flatulences chez les individus sensibles. Ces désagréments affectent particulièrement les personnes qui souffrent de problèmes gastro-intestinaux[2]. Lorsque la fermentation est pratiquement inexistante (p. ex. la cellulose), il y a moins de formation de gaz. Pour cette raison, la consommation de fibres non fermentables peut parfois aider à traiter la constipation chez les personnes qui souffrent du syndrome du côlon irritable[2].

Les bénéfices potentiels des fibres alimentaires pour la santé dépendent des caractéristiques suivantes: plus les fibres sont hydrosolubles, plus elles ralentissent les taux d'absorption du glucose et des lipides à partir de l'intestin grêle, ce qui serait bénéfique puisque cela permettrait de diminuer le cholestérol sanguin et particulièrement le taux de LDL (*low density lipoproteins* ou mauvais cholestérol)[2]. D'autre part, les fibres insolubles favorisent la quantité d'eau présente dans les matières fécales, ce qui accélère la vitesse de transit du côlon, incluant celle du péristaltisme (mouvement de l'intestin vers la sortie). Lorsque le transit intestinal est accéléré par la présence de fibres insolubles, cela aurait un effet anti-inflammatoire[8].

L'importance des fibres alimentaires et des acides gras
à chaînes courtes sur la santé

Les acides gras à chaînes courtes, issus de la fermentation des fibres alimentaires, exerceraient un effet calmant sur l'ensemble du système gastro-intestinal, y compris la partie proximale de l'estomac, ce qui pourrait avoir un effet bénéfique sur les symptômes du reflux gastro-œsophagien. De plus, les acides gras à chaînes courtes influenceraient le profil du microbiome intestinal en favorisant la croissance des bactéries bénéfiques. Par exemple, les glucides – tels l'inuline présente dans l'ail, le poireau, l'oignon, l'asperge, l'artichaut – sont considérés comme des prébiotiques qui peuvent stimuler la croissance d'espèces bactériennes favorables à la santé, qui résident déjà dans le côlon (les lactobacilles et les bifidobactéries)[7,9], ce qui peut aider les personnes qui souffrent du syndrome du côlon irritable[10].

Les données scientifiques confirment que les fibres alimentaires provenant d'aliments complets peuvent réduire le risque de maladies cardiovasculaires en réduisant la concentration du cholestérol sanguin de faible densité (LDL) chez les adultes et les enfants. Le fait de consommer des aliments riches en fibres améliore la réponse glycémique de l'ensemble des aliments. En outre, une forte consommation de fibres est associée à un risque réduit de cancers colorectaux et du sein ainsi qu'à une diète riche en antioxydants[11].

Les fibres alimentaires possèdent des structures
qui agissent en tant que prébiotiques

Les bienfaits sur la santé des fibres alimentaires sont reconnus depuis les années 1970, mais ce n'est qu'au cours des dernières décennies que certaines de ces fibres alimentaires ont fait l'objet d'études plus approfondies en tant que prébiotiques. Parce que la composition des microbiotes est complexe, il est difficile de démontrer les effets bénéfiques propres aux prébiotiques associés à des fibres alimentaires. D'autre part, les analyses des métabolites qui résultent de la fermentation des fibres alimentaires dans le côlon offrent la possibilité de mieux comprendre les liens qui existent entre la consommation de fibres et leur avantage pour la santé. En fait, des travaux de recherche récents démontrent l'importance des prébiotiques dans le contexte large des fibres alimentaires. Bien que les effets positifs sur la santé des fibres alimentaires soient reconnus – évacuation facilitée des selles, réduction de la réponse glycémique postprandiale (ou à jeun) et maintien d'un niveau normal de cholestérol – les bénéfices des fibres en tant que probiotiques font encore l'objet de débats. En ce sens, il y a maintenant des preuves que certains éléments des fibres alimentaires, qui seraient des probiotiques, améliorent l'intégrité de la muqueuse intestinale, augmentent sa résistance à la colonisation des bactéries pathogènes, réduisent le risque de développer des cancers colorectaux, augmentent l'absorption des minéraux et influencent positivement l'activité du système immunitaire[15]. Même si la ligne qui sépare les propriétés prébiotiques et non prébiotiques des fibres alimentaires n'est pas encore bien établie, les connaissances nouvelles tendent à confirmer que les fibres prébiotiques occupent une place méritée dans une diète santé[13,14].

Les fibres alimentaires : les recommandations des autorités en santé

Toutes les recommandations récentes émanant du ministère américain de l'agriculture (USDA)[12,15,16], de l'Autorité européenne de sécurité des aliments (EFSA)[17,18], de l'Organisation mondiale de la santé (OMS)[19] et du World Cancer Research Fund[20,21] préconisent la consommation de fibres alimentaires, associées à une baisse du risque de développer des maladies chroniques et des problèmes métaboliques. Ces organismes concluent que les fibres alimentaires, en plus d'influencer positivement la digestion et l'absorption des aliments dans le tractus gastro-intestinal, peuvent favoriser des taux normaux de glucose sanguin, d'insuline, de lipides, de cholestérol, procurer une sensation de satiété, favoriser l'équilibre énergétique, la composition de la microflore intestinale ainsi que l'utilisation des métabolites issus de la digestion. Pour sa part, l'EFSA recommande la consommation de 25 g par jour de fibres alimentaires pour un fonctionnement adéquat de l'intestin chez l'adulte. Cet organisme ajoute en complément que la consommation de fibres alimentaires a des effets favorables sur la pression sanguine, le poids corporel et un risque réduit de développer un cancer colorectal ou un diabète de type 2. Par contre, selon le Rome Foundation Working Group (2013), l'efficacité des fibres alimentaires pour améliorer les fonctionnalités lors de maladies intestinales serait limitée, et même une utilisation judicieuse des fibres pourrait exacerber le gonflement abdominal, les flatulences, la constipation et la diarrhée.

En conclusion, les résultats des travaux du Dr Jean Seignalet et les nombreux commentaires/témoignages reçus (jacquelinelagace.net) montrent que la diète hypotoxique, qui préconise l'élimination d'aliments pro-inflammatoires et la consommation de grandes quantités et variétés de légumes, de fruits et de céréales entières riches en fibres, constitue une solution efficace pour rétablir l'équilibre du microbiome intestinal et de là, la mise en rémission des maladies inflammatoires chroniques. De plus, les règles alimentaires de la diète hypotoxique développée par le Dr Seignalet montrent une efficacité indéniable à mettre en rémission des maladies intestinales telles que le syndrome de l'intestin irritable, la colite, la maladie de Crohn, la maladie cœliaque et le reflux œsophagien, ces maladies faisant partie de la centaine de maladies inflammatoires chroniques susceptibles de répondre positivement à la diète hypotoxique.

2. Devons-nous faire le choix de nos aliments en fonction de leur indice glycémique?

La remise en question de la pertinence de l'indice glycémique (IG) comme guide pour le choix d'une alimentation santé concerne d'une manière particulière les aliments riches en amidon. On a prétendu que les aliments riches en amidon et/ou dont l'indice glycémique était élevé favorisaient un surplus de poids. De telles affirmations, non fondées pour l'ensemble de la population, ont influencé la rédaction de guides alimentaires inappropriés. S'appuyant sur l'indice glycémique des aliments, des médecins et des nutritionnistes ont conseillé d'éviter ou de limiter fortement la consommation d'aliments riches en amidon alors que ces derniers possèdent souvent des caractéristiques santé indéniables. C'est d'autant plus regrettable que ces aliments nutritifs sont souvent offerts à des prix abordables. C'est le cas par exemple de la pomme de terre bouillie, riche en fibres solubles, vitamine C, potassium, magnésium et polyphénols; même ses protéines, bien qu'elles soient peu nombreuses, sont facilement digestibles et de qualité (présence des acides aminés essentiels).

Il faut savoir que le concept de l'IG a été développé en 1981, principalement pour les diabétiques[1]. L'indice glycémique des aliments est en relation avec la quantité d'insuline qui est sécrétée dans le sang après l'ingestion d'un aliment particulier, en fonction des glucides à digestion lente ou rapide qu'il contient. Plus la sécrétion d'insuline est rapide, plus l'indice glycémique de l'aliment sera élevé.

Les recommandations des autorités en santé

Toutes les recommandations récentes émanant des autorités en santé – USDA[2-4], EFSA[5,6], OMS[7], The World Cancer Research Fund[8] – concluent qu'il n'y a pas suffisamment de preuves pour affirmer que choisir des aliments avec un indice glycémique faible permet de diminuer le risque de développer des maladies chroniques pour l'ensemble de la population.

Le groupe d'experts The Nordic Nutrition Recommandations (NNR) – qui a effectué une revue systématique des travaux scientifiques portant sur la qualité et la quantité des glucides consommés dans le but d'évaluer l'influence de l'indice glycémique sur l'état de santé des populations – est d'avis également que l'ensemble de la population n'a pas à faire ses choix alimentaires en fonction de l'indice glycémique des aliments[9]. Récemment, Santé Canada a publié un article indiquant que les valeurs de l'indice glycémique apparaissant sur les étiquettes des aliments pouvaient induire les consommateurs en erreur et n'ajoutaient aucune information valable susceptible d'aider les consommateurs à faire des choix alimentaires plus sains[10].

Tous ces groupes reconnaissent que la méthodologie, la validité et l'utilisation de l'indice glycémique des aliments doivent être clarifiées. Les raisons de douter de la pertinence de l'indice glycémique pour choisir ses aliments viennent du fait que l'IG peut être influencé par la nature chimique et physique de l'ensemble des aliments consommés au cours d'un repas, le moment de la journée au cours duquel le repas est pris (le repas du matin assure un meilleur contrôle glycémique que le repas du soir) ainsi que par des facteurs propres à chacun d'entre nous. En fait, tous les éléments suivants influencent l'indice glycémique : le type de fibres alimentaires, la structure des amidons, les types de sucre, de lipides, le contenu en protéines, en eau, la structure cellulaire des aliments, leurs interactions moléculaires, la distribution de la taille des particules, la présence d'inhibiteurs d'amylase ou d'acides organiques, les méthodes de préparation des aliments et le degré de mastication[11-13].

Les études qui cherchaient à établir un lien entre le choix des aliments à indice glycémique faible et la prévention des maladies chroniques et/ou des problèmes métaboliques ont échoué pour les raisons suivantes :

1) la présence de différences individuelles considérables dans la réponse au glucose quand différents aliments sont testés ;

2) la disponibilité des glucides dans les aliments, qui peut être surestimée par rapport aux quantités réellement absorbées ;

3) l'utilisation de tables internationales qui ne correspondent pas nécessairement aux différentes productions locales d'aliments ;

4) dans plusieurs essais, les aliments considérés comme ayant un IG faible et les aliments contrôles différaient sur des éléments tels que le contenu en fibres solubles et insolubles, la viscosité des fibres et autres contenus en macronutriments ;

5) les effets de l'heure du repas et l'influence du repas précédent ne sont pas pris en compte, sans oublier que la réponse au glucose dépend de l'ensemble des différents aliments consommés durant un repas, alors qu'avec l'IG on ne tient compte généralement que des glucides ;

6) il n'y a pas toujours de cohérence entre l'IG et la réponse insulinémique ;

7) des tests physiologiques ont montré que les formules utilisées pour évaluer l'indice glycémique des aliments surestiment de façon générale ces indices par des marges de 22 à 50 %.

Une chose est certaine, l'influence de l'indice glycémique quant au choix des aliments santé prête énormément à controverse, particulièrement pour les gens qui ne souffrent pas de diabète ni d'excès de poids.

Une étude récente particulièrement révélatrice a été effectuée sur de jeunes adultes en santé, chez lesquels on a étudié l'influence de l'heure à laquelle un repas à indice glycémique faible et/ou élevé était consommé. Lorsque le repas était consommé le matin, quel que soit l'indice glycémique du repas, on observait un très bon contrôle glycémique. Lorsque le même repas était consommé à la fin de la journée, on observait une dégradation du contrôle glycémique, indépendamment de l'indice glycémique du repas. De plus, la différence était plus marquée dans le cas du repas à faible indice glycémique puisqu'aucun avantage métabolique n'était obtenu suite à ce repas[13].

Ces résultats viennent à mon avis appuyer l'importance du petit déjeuner pour une santé optimale et devraient influencer les diabétiques et les personnes qui souffrent d'embonpoint à considérer ce repas en tant que pivot de leur alimentation. Ils auraient, de plus, avantage à prendre un repas léger au souper.

En 2010, The Dietary Guidelines Advisory Committee on the Dietary Guidelines for Americans[14] conclut que «lorsque l'on sélectionne des aliments glucidiques, il n'est pas nécessaire de tenir compte de leur indice glycémique ni de leur charge glycémique. Ce qui est important, c'est d'être conscient de leurs calories, de leur densité calorifique et de leur contenu en fibres». Par contre, les différents rapports américains et européens cités précédemment concernant la consommation de glucides dans l'alimentation humaine concluent: «Il y a des éléments de preuves contradictoires qui indiquent que les aliments ayant un IG élevé pourraient être associés à une augmentation du risque de développer un diabète de type 2 ainsi que des maladies cardiaques, particulièrement chez les gens en surpoids ou obèses.» Ces preuves, selon eux, seraient toutefois insuffisantes pour recommander d'introduire l'indice glycémique dans les recommandations nutritionnelles concernant l'ensemble de la population.

Un article publié en 2014 dans la revue scientifique *JAMA*[15] avait pour objectif de démontrer que l'indice glycémique des aliments et la quantité totale de glucides alimentaires étaient des facteurs qui pouvaient favoriser le développement des maladies cardiovasculaires et du diabète. L'étude fut réalisée sur 163 adultes de 30 ans et plus qui ne souffraient pas de maladies cardiovasculaires ni de diabète ou de maladies rénales chroniques mais qui présentaient un risque élevé de développer une maladie chronique: 56 % étaient obèses, 26 % souffraient d'hypertension et les autres de pré-hypertension, 56 % présentaient des taux de cholestérol LDL supérieurs à 132 mg par décilitre et 30 % présentaient un taux de glycémie à jeun trop élevé. Les patients ne devaient prendre aucun médicament en lien avec leur problème de santé pour faire partie de l'étude.

Les participants avaient la possibilité de suivre quatre diètes santé complètes. Les aliments pour chacune des diètes étaient fournis et contrôlés par le centre de recherche. Chaque diète durait cinq semaines et était suivie par un retour à la diète usuelle des participants pendant deux semaines. Chaque participant a complété au moins deux de ces diètes qui étaient attribuées de façon aléatoire. Deux des diètes glucidiques comportaient un nombre élevé de calories (58 % des calories totales) ; une de ces diètes comportait des aliments à indice glycémique faible (≤ 45) alors que l'autre comportait des aliments à indice glycémique élevé (≥ 65) ; les deux autres diètes étaient moins riches en glucides et leur nombre total représentait un nombre de calories plus faible (40 % des calories totales) ; une de ces diètes comportait des aliments à indice glycémique faible (≤ 45) alors que l'autre comportait des aliments à indice glycémique élevé (≥ 65). Contrairement à ce qui était attendu, les diètes glucidiques à indice glycémique faible, lorsque comparées aux diètes glucidiques à indice glycémique élevé, n'ont pas entraîné une amélioration de la sensibilité à l'insuline, ni une amélioration du niveau de lipides sanguins ou de la pression sanguine systolique. Les auteurs en ont conclu que dans le contexte d'une diète santé (genre diète méditerranéenne riche en grains entiers, légumes et fruits), utiliser l'indice glycémique pour sélectionner les aliments n'améliore pas les facteurs de risques cardiovasculaires et ou la résistance à l'insuline.

Une méta-analyse effectuée à partir de 28 travaux de recherche a montré également que le fait de diminuer l'indice glycémique des aliments n'a pas diminué le taux de cholestérol HDL, de triglycérides, ni de cholestérol LDL sauf dans les cas où le contenu en fibres avait été augmenté[16]. L'influence favorable marquée de la consommation d'une alimentation riche en fibres alimentaires en améliore significativement la réponse glycémique, entraîne une diminution sérique du cholestérol de faible densité (LDL) ainsi que la réduction du risque de maladies cardiovasculaires chez les adultes et les enfants[17]. En fait, augmenter le contenu en fibres de la diète en améliore la qualité, le contenu en antioxydants et a un effet bénéfique sur la santé humaine.

En conclusion, les individus qui ont une diète santé équilibrée, riche en fibres, légumes variés, légumineuses, fruits, grains entiers tout en consommant de façon raisonnable des viandes maigres lorsque désiré, n'ont pas à se préoccuper de l'indice glycémique des aliments, même ceux qui sont en surpoids. En fait, suivre une diète équilibrée semble avoir beaucoup plus d'incidences positives sur la santé que choisir ses aliments en fonction de leur indice glycémique.

3. Les aliments crus et cuits, leurs avantages et leurs inconvénients

L'influence de la cuisson des aliments sur l'évolution de l'homme

Les aliments que nous choisissons de consommer ou non ainsi que leurs modes de préparation ont des conséquences sur la palatabilité (consistance et goût des aliments), l'appétit, la digestion, l'assimilation de leurs différents constituants, l'élimination des déchets et des toxines ainsi que sur les gains énergétiques. Toutes ces fonctions, qui sont influencées par nos caractéristiques génétiques particulières et par notre mode de vie, ont un impact important sur notre santé, y compris sur notre système immunitaire, dont le rôle est de nous protéger contre le développement de maladies infectieuses et/ou chroniques. On ne connaît pas la date précise du début de la pratique de la cuisson des aliments. On sait toutefois que la cuisson des aliments est une coutume très ancienne si l'on tient compte de la durée de temps requise pour que des adaptations biologiques qui en découlent, telle la réduction de la taille des dents et de la mâchoire, en raison d'une mastication facilitée, deviennent évidentes. En ce qui concerne les intestins qui sont des tissus mous, les études archéologiques ne peuvent pas nous renseigner sur leur anatomie. Toutefois, lorsque l'on compare notre anatomie digestive avec celle des grands singes, les différences incluent un volume intestinal plus petit, un intestin grêle plus long, un cæcum et un côlon plus petits et un transit intestinal plus rapide chez les humains. Ces dernières caractéristiques seraient des adaptations essentielles à une diète relativement élevée en densité calorifique qui caractérise l'utilisation de la cuisson des aliments[1,2].

Ainsi, analyser l'influence des aliments crus et cuits nous ramène obligatoirement à l'histoire évolutive de l'homme qui, à partir des préhominiens apparus il y a environ 25 millions d'années, a abouti il y a ± 200 000 ans à *Homo sapiens* dont nous partageons encore aujourd'hui les mêmes gènes. Des données biologiques indiquent que la cuisson des aliments pourrait avoir débuté chez nos ancêtres *homos* il y a environ 2 millions d'années, alors que des preuves archéologiques de la maîtrise du feu remonteraient à 1,5 million d'années, et la construction de foyers à 0,7 million d'années[2]. Par exemple, en Chine et en Europe, des traces de feux entretenus sur de longues périodes de temps, montrant la présence de carcasses d'animaux, remonteraient à environ 400 000 ans. La cuisson des aliments est donc loin d'être un évènement récent comparativement à la culture des céréales et à l'élevage des animaux (consommation de laits animaux) qui auraient commencé il y a 10 000 ans, ce qui représente moins de 1 % de l'histoire évolutive de l'homme[1,2].

La viande et les tubercules semblent avoir été consommés par nos ancêtres hominidés depuis au moins 2 millions d'années. Ce sont les ressources énergétiques qui proviennent de ces aliments préparés grâce à l'utilisation du feu qui, par leur apport indispensable d'énergie, auraient favorisé une plus grande capacité d'activité, une augmentation de la fécondité et du taux de natalité, ainsi que celle de la taille de leurs corps et de leurs cerveaux. On sait qu'encore aujourd'hui les gains énergétiques associés à la cuisson des aliments restent très importants puisque les protéines animales et les tubercules continuent d'être les aliments de base dans le monde et que les gains énergétiques conférés par la cuisson contribuent à expliquer pourquoi ces aliments sont cuits avant d'être consommés[1,2].

La cuisson des aliments a permis d'améliorer la mastication, la consommation, la digestion et l'assimilation des aliments. Ces progrès ont été réalisés par le fait : 1) de briser les barrières physiques des enveloppes et des fibres des aliments ; 2) de faire éclater les cellules pour rendre leur contenu plus accessible à la digestion et à l'absorption ; 3) de modifier la structure physique des protéines et de l'amidon dans des formes plus accessibles à la digestion par les enzymes ; 4) de réduire la structure chimique des molécules non digestibles en des formes plus petites qui peuvent être fermentées plus rapidement et complètement ; 5) de dénaturer des toxines et de tuer les pathogènes. De plus, l'adoption de la cuisson des aliments, en plus d'accroître la variété des aliments comestibles, aurait créé une nouvelle forme de distribution de la nourriture qui a généré de nouveaux comportements sociaux permettant de mieux gérer les pressions de la compétition alimentaire, avec probablement une forte influence sur la psychologie évolutive[3,4].

Il ne fait pas de doute que les humains sont des omnivores, mais à quelle forme d'aliments sont-ils mieux adaptés biologiquement ?

Est-ce qu'il y a des variétés et/ou des combinaisons particulières d'aliments ou de modes de préparation qui sont mieux adaptées à l'anatomie et à la physiologie *homo* et qui sont aptes à favoriser un développement plus harmonieux ? C'est à ces questions que les chercheurs tentent de répondre à partir de leurs observations et de leurs analyses. Même si la consommation de viande pourrait avoir contribué à la qualité de la diète des hommes préhistoriques, le seul fait de consommer de la viande serait insuffisant pour soutenir le développement des caractéristiques de l'homme moderne parce que ce dernier ne répond pas de façon optimale à une diète crue même lorsqu'elle comporte de la viande. Des paléontologistes soutiennent que la cuisson confère des bénéfices physiques et chimiques aux aliments qui sont compatibles avec les adaptations alimentaires humaines observées telles que la mastication, l'augmentation de la digestibilité des aliments ainsi que les gains énergétiques nets obtenus à partir des plantes et des animaux consommés régulièrement par les humains. Les travaux de recherche en anthropologie montrent que la cuisson des aliments aurait permis d'améliorer plusieurs aspects de la biologie évolutive des humains du paléolithique : l'augmentation du cerveau, de la masse corporelle, de la vitesse de croissance et de reproduction, la défense contre les parasites et les agents pathogènes d'origine alimentaire ainsi que la capacité de se déplacer sur de longues distances. Ces changements évolutifs seraient reliés à une meilleure palatabilité et une digestibilité supérieure grâce à la gélatinisation des amidons, la dégradation des fibres, la prédigestion des protéines qui permettent à la fois des gains énergétiques tirés des aliments tout en réduisant le coût énergétique de la désintoxication et de la défense contre les pathogènes[4]. Des expériences récentes ont montré qu'une diète basée sur des aliments cuits influence l'expression des gènes de telle façon qu'ils favorisent une sélection positive en faveur du développement d'une lignée humaine[1].

Un des grands avantages de la cuisson est de tuer les bactéries d'origine alimentaire, incluant des souches associées à de la viande crue : Escherichia coli, Salmonella, Campylobacter, Staphylococcus et Listeria. Si ingérés vivants, ces pathogènes régulent à la hausse le système immunitaire en augmentant le coût énergétique du métabolisme de base pour protéger l'organisme contre ces pathogènes dans le meilleur des cas[5].

L'observation des aborigènes d'Australie, dont le mode de vie serait encore proche de celui de la période paléolithique, montre que la cuisson des aliments était importante à cette époque : ils font cuire 94,1 % des racines (51 espèces), 87,5 % des noix (16 espèces), 84,4 % des graines (45 espèces). De plus, la prédigestion des amidons par la cuisson a une importance particulière pour les humains puisque dans presque toutes les sociétés les aliments riches en amidon constituent les denrées prédominantes durant une grande partie de l'année[6].

*Les performances physiologiques seraient compromises
chez les crudivores*

Il apparaît que de nombreux crudivores ne limitent pas la quantité de nourriture qu'ils consomment puisqu'ils disent avoir faim constamment même s'ils mangent fréquemment. Les humains qui suivent une diète végétarienne prennent plus de poids et montrent une meilleure capacité reproductive lorsqu'ils consomment une alimentation cuite plutôt qu'une alimentation crue. Ainsi, consommer uniquement des aliments crus fournit moins d'énergie, tel que démontré chez les femmes crudivores qui présentent des taux d'aménorrhée (absence ± prolongée de menstruation) ou d'irrégularité menstruelle plus élevés que celles qui consomment des aliments cuits. Les travaux de Koebnick *et al.*[7] ont montré que les menstruations étaient absentes chez 23 % des femmes en âge de procréer qui consommaient au moins 70 % de leurs aliments sous forme crue et chez 50 % de celles qui sont crudivores à 100 %. Il est révélateur que l'addition de viande crue à leur diète végétarienne n'améliore pas la situation. Par contre, les femmes végétariennes qui consomment des aliments cuits ne montrent pas de tels problèmes. Donc les problèmes ovariens ne sont pas dus à une alimentation végétarienne, mais bien à une alimentation exclusivement crue à long terme. Une autre étude crédible a permis de démontrer, à la fois chez des hommes et des femmes, qu'une diète essentiellement crue à long terme était associée à une masse osseuse plus faible, comparée à celle des sujets témoins, au niveau de zones cliniquement importantes telles la colonne lombaire et les hanches, sans qu'une augmentation du taux de renouvellement osseux ou un manque de vitamine D aient été décelés[8].

De plus, les crudivores qui désirent engraisser n'y arrivent pas même si les végétaux qu'ils consomment sont de grande qualité, qu'il s'agisse des graines et légumineuses germées, des pousses vertes, des fruits, des noix et des céréales, incluant des huiles. Il est remarquable que même si les crudivores s'opposent à la cuisson des aliments, ils les préparent avec soin à l'aide de méthodes de broyage, de germination, de compression et même de la chaleur jusqu'à 48 °C (118 °F). Certains auteurs affirment qu'une diète d'aliments crus naturels qui présentent des valeurs énergétiques faibles et qui sont riches en fibres peut limiter l'apport énergétique dans des communautés traditionnelles, de telle sorte que cette diète complique leur survie et leur reproduction[9].

On peut en déduire que chez les humains, les gains calorifiques apportés par la cuisson peuvent non seulement être avantageux mais nécessaires à long terme pour des fonctions biologiques normales. Il serait donc utile que l'étiquetage des denrées alimentaires tienne compte de la préparation des aliments, ce qui n'est pas le cas actuellement. Cette inadéquation entraîne des erreurs d'estimation des apports nutritionnels concernant les aliments cuits[10].

Des expériences ont démontré que des souris nourries avec des viandes cuites développent une masse corporelle plus grande que celles nourries avec des viandes crues même lorsqu'elles en consomment moins (poids secs), confirmant que la cuisson augmente l'énergie extraite par gramme de viande consommée. Ce paradoxe peut s'expliquer en grande partie par la meilleure digestibilité des aliments cuits, leurs coûts énergétiques moindres durant la digestion et le fait que le système immunitaire soit moins sollicité, puisque la cuisson tue la grande majorité des pathogènes. De plus, des travaux ont montré que deux groupes d'individus qui consomment les mêmes aliments tout en comptant les calories expérimentent un gain de poids plus important pour un niveau d'activité physique comparable selon qu'ils consomment leurs aliments cuits plutôt que crus[2,9,11].

En conclusion, les études qui montrent une masse corporelle et une capacité reproductrice moindres parmi les individus qui suivent une diète végétarienne crudivore indiquent que la cuisson est nécessaire chez les humains pour extraire efficacement l'énergie à partir des végétaux, même quand ces aliments ont été modifiés par l'agriculture et traités par des procédés non thermiques. La possibilité que la cuisson soit obligatoire repose sur le fait, calculs à l'appui, qu'une diète crue ne peut apporter la quantité de calories suffisante pour le mode de vie d'un chasseur-cueilleur normal. Plus précisément, plusieurs plantes sont trop riches en fibres lorsqu'elles sont crues alors que la plupart des viandes crues apparaissent trop difficiles à mastiquer.

Les bienfaits d'une diète crue

Une diète crue s'avère efficace pour contrer les problèmes de gain de poids. Plusieurs aliments conservent mieux les qualités de plusieurs nutriments lorsqu'ils sont consommés crus, car la chaleur peut détruire des nutriments, les vitamines solubles dans l'eau, plusieurs antioxydants et des gras non saturés. De plus, les effets bénéfiques des fibres alimentaires insolubles et solubles peuvent être altérés et réduits par la cuisson. L'alimentation crue, en stimulant le système immunitaire, favoriserait la prévention des maladies d'inflammation chronique y compris les maladies cardiovasculaires et les cancers[12]. Les aliments crus favoriseraient également la capacité d'améliorer le contrôle du glucose sanguin chez les diabétiques.

On insiste beaucoup sur les bienfaits d'une alimentation crue. Par exemple, on affirme que les enzymes contenues dans les aliments crus, lesquels sont détruites par la cuisson, favorisent la digestion. Une certaine digestion par les enzymes des végétaux est probable dans la bouche, par contre je n'ai trouvé aucune étude qui démontre que ces enzymes de plantes peuvent résister à l'acide chlorhydrique présent dans l'estomac. De plus, comment imaginer que des enzymes de plantes aient évolué de sorte qu'ils résistent à un pH approximatif de 2 tel celui de l'acide gastrique?

L'alimentation crue repose sur une grande quantité de végétaux variés. En alimentation crue, les grains, les noix et les légumineuses doivent subir des traitements parce que ces aliments contiennent des antinutriments et des inhibiteurs d'enzymes (phytates ou acide phytique, lectines, saponines et inhibiteurs de protéase) s'ils ne sont pas désactivés. Ces antinutriments peuvent nuire à la digestion et à l'assimilation des nutriments. Le trempage dans de l'eau, la germination, différentes formes de fermentation permettent de rendre disponibles les différents nutriments de ces aliments tout en neutralisant une partie de ces antinutriments[13]. De plus, ces procédés augmentent le potentiel de l'activité biologique des aliments ainsi traités, comme la production d'antioxydants et de vitamines, particulièrement celles du complexe B. Il est important de faire tremper les légumineuses et de les préparer de façon adéquate selon leurs caractéristiques, car les humains ne possèdent pas les enzymes digestives capables de réduire les phytates. De plus, après le trempage et la germination, les légumineuses (lentilles, haricots mungos, niébés, fèves soya et graines de radis, de brocoli, et de tournesol) montrent une augmentation de leurs qualités nutritives en lien avec leurs propriétés antioxydantes dues aux polyphénols (simples phénols, acides phénoliques, coumarines, flavonoïdes, stilbènes, tannins et lignines).

Différentes conditions de trempage (ajout de jus de citron par exemple) et/ou de germination des légumineuses et des graines, selon les temps d'exposition à la lumière et en fonction de leurs caractéristiques propres, peuvent influencer le potentiel de leurs activités biologiques. Ainsi, dans le cas des lentilles, un éclairage continu et une durée de germination de 3-4 jours peuvent augmenter leur profil phénolique, ce qui peut se traduire par une augmentation significative de leur potentiel antioxydant[14].

N.B. Le trempage et la cuisson des légumineuses inactivent les antinutriments contenus dans les légumineuses, sans toutefois entraîner l'augmentation de l'activité biologique obtenue par la germination. D'autre part, le trempage et la germination n'éliminent pas complètement l'activité des antinutriments.

Quelles sont les conditions de préparation des aliments les plus aptes à favoriser leur potentiel pro-santé ?

– L'influence de la cuisson sur l'activité antioxydante
et/ou anticancérigène des légumes

Les végétaux contiennent plusieurs composés antioxydants hydrophiliques (miscibles dans l'eau) et/ou lipophiliques (miscibles dans les graisses). Il y a synergie entre ces composants antioxydants dans leur efficacité à capter les radicaux libres, cause d'oxydation et de vieillissement accéléré. Les antioxydants agissent aussi en tant que chélateurs de métaux, donc comme détoxifiants. De plus, des molécules telles les isothiocyanates contenues dans les végétaux de la famille des crucifères auraient un impact épigénétique dans la prévention de cancers. Ainsi, les antioxydants peuvent réguler les réponses immunitaires inflammatoires et exercer des propriétés antiulcéreuses, comme c'est le cas pour les sulphoranes et les isothiocyanates du brocoli ainsi que pour l'allicine de l'ail[15]. Comme la plupart des légumes sont consommés après cuisson, il est important de connaître les modes de cuisson à privilégier – sans oublier qu'il est important aussi de consommer certains d'entre eux sous leur forme crue.

Le mode de cuisson par ébullition dans l'eau est celui qui induit les plus grandes pertes d'antioxydants pour la majorité des légumes et particulièrement pour le chou-fleur, les pois et les courgettes[16]. Quelques légumes conservent malgré tout un peu plus de 60 % de l'activité de leurs antioxydants lors de ce type de cuisson, il s'agit de l'artichaut, du chou, du kale, des choux de Bruxelles, du radis, de l'ail, de la betterave, du haricot vert et de l'asperge. Par contre, l'ail perd sa capacité de piégeage des métaux lors de la cuisson par ébullition. À l'opposé, la bette à carde et les poivrons sont les plus affectés par tous les modes de cuisson en ce qui concerne la préservation des antioxydants. La cuisson vapeur par pression (presto) par opposition à la cuisson vapeur douce, entraîne une perte importante (25-50 %) des antioxydants pour la très grande majorité des légumes à l'exception de ceux qui résistent à l'ébullition. Par contre, quelques rares études utilisant la cuisson à la vapeur douce montrent que le chou-fleur ainsi que des plantes de jardin consommées dans la diète méditerranéenne conservent un pourcentage élevé de leur contenu en antioxydants. L'avantage secondaire de la cuisson à la vapeur douce dans le cas des plantes de jardin était que dans sept cas sur huit, la quantité de nitrate était diminuée par comparaison avec les plantes non cuites.

Selon une étude physiologique de Vermeulen, la consommation de brocoli cru résulte en une absorption plus rapide, une plus grande bioaccessibilité et un pic plasmatique plus élevé des substances anticancérigènes que le brocoli cuit[17]. Il a été également démontré que la consommation de crucifères crus réduirait le risque de développer un cancer de la vessie. L'ail cru présente une action protectrice contre le cancer du poumon. Cette action est dépendante de la dose-réponse, ce qui est une preuve difficilement contestable de l'efficacité de l'ail cru en tant qu'agent chémopréventif du cancer du poumon[15].

Récemment, on a observé chez les femmes susceptibles de développer de l'ostéoporose que la consommation de 100 ml de jus d'oignons quotidiennement pendant huit semaines pouvait entraîner une augmentation significative de différents antioxydants et de leur activité, ce qui n'était pas observé dans le groupe contrôle. On a pu mesurer chez trois femmes ménopausées une amélioration légère de la densité minérale des os, alors que des mesures in vitro ont permis d'inhiber la production d'ostéoclastes, les cellules responsables de la résorption du tissu osseux. Ces résultats incitent les auteurs de l'article à recommander le jus d'oignons pour traiter les problèmes osseux, particulièrement l'ostéoporose, puisqu'il diminue la perte osseuse et augmente la densité minérale des os[18].

– Stabilité et bioaccessibilité des différentes formes de carotène et de
vitamine A

La cuisson amollit les membranes et facilite l'extraction des caroté-
noïdes. La perte des vitamines tout comme celle des antioxydants
varie avec le mode de cuisson. La friture, globalement, est un mode
de cuisson très défavorable parce qu'elle déshydrate les légumes
permettant ainsi au gras de pénétrer dans les aliments. De plus, les
aliments cuits dans de l'huile déjà utilisée (restaurants) contiennent
des niveaux élevés de produits polymérisés mauvais pour la santé[19].

Les carotènes présents dans de nombreux fruits et légumes sont
instables et peu bioaccessibles. La meilleure source de carotène provient des épinards cuits pour une valeur de 2,6 mg/100 g de matière
sèche comparativement à 2,0 mg/100 g pour les épinards crus. C'est
sous forme de jus de carottes crues que l'on obtient la plus grande
quantité de vitamine A bioaccessible soit 1 850 µg/100 g de matière
sèche. Par comparaison on obtient 790 µg/100 g de matière sèche
avec les épinards cuits et 80 µg/100 g avec les épinards crus. Il y
a donc près de 10 fois plus de vitamine A bioaccessible dans les
épinards cuits que dans les épinards crus[20].

– L'effet de la cuisson sur l'activité antiplaquettaire (inhibition de
l'agrégation des plaquettes sanguines responsables de la coagulation du
sang) de l'oignon et de l'ail

Les oignons et l'ail sont riches en substances antiplaquettaires
(SAA) qui peuvent contribuer à la prévention des maladies cardiovasculaires. De façon générale, même si la cuisson affecte l'activité
antiplaquettaire contenue dans les légumes, les effets varient selon
leur mode de préparation. Il a été démontré que l'activité SAA de
ces légumes peut être préservée en grande partie si les bulbes sont
intacts et que la durée de la cuisson ne dépasse pas 10 min à une
température moyenne. Par contre, si l'on désire conserver l'activité
maximale antiplaquettaire des oignons et de l'ail, ces derniers
devraient être coupés en petits morceaux et consommés crus[21,22].

– L'activité antimicrobienne du jus d'ail frais

Le jus d'ail frais possède une activité antimicrobienne importante[23]. Cette activité peut s'exercer contre de nombreux microorganismes : Escherichia coli, Staphylococcus aureus, Streptococcus hemolyticus B, S. hemolyticus A, Klebsiella sp., Shigella dysenteriæ et Candida albicans. Candida albicans est une levure responsable de plus de 70 % des infections vaginales et de 60 % des infections urinaires qui touchent un nombre considérable de femmes au cours de leur vie. C'est ce microorganisme qui est le plus sensible à l'activité antimicrobienne du jus d'ail frais, qui doit être consommé rapidement à une concentration de 5 % ou plus et ne doit pas être conservé même à 4 °C.

– La cuisson à la vapeur douce de certains légumes améliore la détoxication de l'organisme

La cuisson à la vapeur douce améliore de façon significative la capacité du chou vert, du kale, des feuilles de moutarde, du brocoli et du poivron vert à se lier aux acides biliaires et à favoriser leur excrétion fécale, comparativement aux valeurs obtenues lorsque ces mêmes légumes sont consommés crus[24]. Tous ces légumes verts diminueraient le risque de maladies cardiovasculaires et de cancer.

– Effets de la cuisson sur la biodisponibilité du calcium, du fer et du zinc contenus dans les légumineuses

Les fèves blanches contiennent calcium, fer et zinc, mais également des phytates, oxalates, protéines, polyphénols et des sucres complexes qui interagissent avec les minéraux, et qui affectent leur biodisponibilité. Des expériences ont montré que la cuisson augmentait le pourcentage de biodisponibilité du calcium (disponibilité de 18,8 % par rapport à 3,6 % pour le cru), du fer (33,7 % par rapport à 1,7 %) et du zinc (17,2 % par rapport à 2,1 %)[25]. Cette plus grande disponibilité de ces minéraux serait due à la diminution des substances antinutritives (phytates) lors de la cuisson.

Conclusion

Il est maintenant évident que la diète est un facteur qui influence grandement la santé humaine et on ne peut plus continuer à la considérer comme de la simple nutrition. Une diète idéale, que l'on peut qualifier de nutrigénomique* doit s'appuyer sur les données de l'évolution, de la génétique et de l'épigénétique pour le choix des aliments et leurs modes de préparation[26]. Une telle alimentation doit permettre de répondre le mieux possible aux exigences de notre physiologie pour le maintien d'une santé équilibrée capable de moduler l'homéostasie (équilibre de fonctionnement) de tout l'organisme et en particulier celle du système immunitaire, des fonctions de désintoxication de l'organisme, ainsi que l'expression appropriée de nos gènes.

Le fait de consommer des aliments cuits et/ou crus ainsi que les techniques utilisées pour préparer les aliments ont une grande influence sur leurs propriétés nutritives et leur biodisponibilité. Comme il n'est pas toujours évident que tel principe de préparation (cru et/ou cuit) est nécessairement idéal pour tirer le maximum de bienfaits de tel aliment, il est indiqué de consommer, lorsque c'est possible, les mêmes aliments sous leur forme crue et cuite. De plus, le choix d'un mode de cuisson qui protège le plus possible les principes actifs des aliments s'impose. La cuisson à la vapeur douce est une méthode recommandée.

Des travaux de recherche soulignent fortement qu'une alimentation exclusivement crue et à long terme n'est pas bien adaptée à notre génétique ; ce qui n'exclut pas que certaines personnes puissent profiter de ce mode d'alimentation, mais il est clair qu'il ne convient pas à tous. La règle d'or en alimentation, il ne faut pas l'oublier, peut se résumer dans cette simple phrase : « Écoute ton corps. »

---

* La nutrigénomique est la science qui étudie la façon dont les gènes et les nutriments interagissent et qui explique pourquoi les personnes réagissent différemment aux nutriments en fonction de leurs variations génétiques.

Il est important de préciser que des quantités adéquates de nutriments provenant d'une alimentation équilibrée qui tient compte des caractéristiques pro-inflammatoires de certains aliments, en fonction des prédispositions génétiques des individus, jouent un rôle essentiel dans le maintien de la santé, la prévention et la mise en rémission de maladies inflammatoires chroniques. On reconnaît également depuis peu l'importance de la consommation d'antioxydants, contenus dans certains de nos aliments, et qui jouent aussi un rôle dans la prévention et le traitement des maladies inflammatoires, incluant les maladies neurodégénératives et le cancer[27]. Pour conclure, il est urgent de reconnaître que plus nos aliments sont transformés par l'industrie alimentaire, plus on observe une croissance accélérée des maladies inflammatoires chroniques, alors même que la science de l'épigénétique nous apprend que les changements pathologiques ainsi observés peuvent se répercuter chez les générations suivantes.

Épilogue

Si j'ai fait le choix ardu de m'engager dans l'écriture à plein temps d'un second livre de vulgarisation scientifique, c'est que j'en voyais la nécessité pour les raisons suivantes : 1) j'ai développé une expertise concernant les subtilités de la diète hypotoxique pendant plus de neuf ans au cours desquels j'ai connu des périodes parfois difficiles ; 2) j'ai eu l'immense privilège de recevoir sur mon blogue ou lors de rencontres les commentaires et les témoignages de milliers de personnes qui ont généreusement fait part de leur expérience de la diète hypotoxique ; ces données m'ont permis de faire des compilations et de tirer des enseignements qui, je pense, seront très utiles à mes lecteurs ; 3) les avancées phénoménales de la science au cours des dernières années ont révolutionné le domaine de la génétique et ont permis de démontrer que nous possédons deux génomes qui contrôlent le fonctionnement de notre organisme : un génome humain hérité de nos parents dont l'expression peut être modifiée par des facteurs environnementaux (modifications épigénétiques qui influencent l'expression des gènes), et un génome microbien acquis sous la forme d'un microbiome intestinal (microbiotes + intestin et leur environnement écologique) dont les gènes représentent 99 % de tout l'ADN que l'on retrouve dans notre corps. Ce second génome microbien est extrêmement dynamique et réagit constamment à notre environnement interne et externe ; le fait de posséder deux génomes fait de nous des « superorganismes » qui dépendent fortement de leurs microorganismes intestinaux parce que ces derniers fabriquent différentes molécules qui sont indispensables au fonctionnement normal de notre organisme et conséquemment au maintien de notre santé et même de notre survie. En résumé, notre santé globale et notre comportement dépendent en très grande partie de notre microbiome intestinal dont l'équilibre est conditionné par le choix des aliments que nous consommons ainsi que par notre environnement et notre mode de vie (stress, cigarette, manque d'exercice, pollution, etc). Ces nouvelles données confirment du même souffle la justesse des fondements sur lesquels reposent les principes de la diète hypotoxique, soit le maintien de l'équilibre de notre flore intestinale en réponse à une alimentation équilibrée qui respecte nos caractéristiques génétiques.

Les nouvelles données de la science actuelle devraient convaincre les professionnels de la santé, particulièrement ceux spécialisés dans le traitement de la douleur et des maladies inflammatoires chroniques, qu'il est urgent d'introduire dans leur pratique médicale les bases d'une alimentation qui tienne compte des intolérances alimentaires de leurs patients qui sont aux prises avec des maladies inflammatoires chroniques. Il est par ailleurs encourageant de constater qu'il existe une ouverture d'esprit de la part d'un nombre grandissant de médecins de différentes nationalités quant à une diète anti-inflammatoire comme moyen de lutte contre les maladies chroniques. Ce changement graduel de paradigme chez les médecins est encouragé par l'observation qu'une telle diète donne très souvent des résultats probants chez leurs patients atteints de douleurs chroniques qui répondent mal aux médicaments d'ordonnance. Malheureusement, il existe encore un réel malaise dans la communauté médicale à soutenir une diète anti-inflammatoire qui demande d'éliminer des aliments recommandés par le guide alimentaire canadien et/ou américain, bien que de nouvelles voix dénoncent l'influence de l'industrie alimentaire dans l'élaboration de ce guide (http://jacquelinelagace.net/2014/08/12/une-emission-radio-tres-instructive).

On ne peut nier, en outre, qu'en raison de l'existence d'un corporatisme médical puissant et de l'absence formelle d'une formation médicale en nutrithérapie, la grande majorité des médecins et autres professionnels de la santé semblent craindre d'exposer ouvertement leur intérêt pour la diète hypotoxique dans la prévention et/ou le traitement des maladies chroniques, et ce en dépit des résultats positifs qu'ils observent souvent sur eux-mêmes et/ou sur leurs patients et malgré le fait que les améliorations observées soient la plupart du temps confirmées par des tests physiologiques et de laboratoire. Selon les dirigeants du consortium MetaHit, les Drs S. Dusko Ehrlich et Joël Doré, dont l'équipe a été la première à développer les outils de la métagénomique bactérienne, les travaux de recherche sur le microbiome intestinal « pourraient conduire vers la réorientation de la médecine d'une approche curative vers une approche préventive, avec un impact majeur sur le bien-être des patients et l'économie de la santé publique ».

Un autre facteur qui favorise un changement de paradigme vers une alimentation qui tient mieux compte de nos deux génomes, humain et bactérien, est le nouvel intérêt, bien que timide et d'une prudence de Sioux, de la part des médias d'information les plus en vue pour des sujets qui concernent les aliments que nous consommons et le microbiome intestinal en relation avec les maladies chroniques. Le temps est révolu où des journalistes mal informés se permettaient encore jusqu'à tout récemment de conspuer les individus qui adoptent une alimentation différente, qu'elle soit biologique, sans OGM, sans gluten, sans produits laitiers, végétalienne, végane, etc. Il est aberrant de lire en 2016, dans un journal connu pour son objectivité, un article qui affirme que l'étiquetage des OGM sur les aliments que nous achetons est d'une « cruelle inconséquence ».

Compte tenu des problèmes aigus de maladies chroniques auxquels nous faisons face actuellement, il est urgent et essentiel que des scientifiques prennent l'initiative d'informer le plus rapidement possible les professionnels de la santé qui n'ont pas nécessairement le temps et/ou l'occasion de parcourir les articles scientifiques, ainsi que les étudiants, particulièrement ceux en sciences de la santé, et le public en général que le choix des aliments que nous consommons a un impact majeur et direct sur l'équilibre de notre microbiome intestinal, lequel conditionne notre santé globale, y compris celle de notre système nerveux, et notre comportement.

Souhaitons que l'aphorisme d'Hippocrate, le père de la médecine occidentale, qui affirmait il y a 2 500 ans que l'aliment et l'exercice physique devaient être nos médicaments, devienne pratique courante. Cela ne nie en aucun cas les apports extrêmement utiles et souvent spectaculaires de la pratique médicale moderne concernant de nombreux problèmes de santé qui nécessitent des traitements médicaux précis et bien souvent urgents. Toutefois, il est plus que temps que les collèges de médecine, les autorités universitaires responsables de l'enseignement des sciences de la santé et tous les professionnels de la santé commencent à modifier leurs directives, leur enseignement et/ou leur pratique pour tenir compte des nouvelles données de la science concernant l'influence des aliments que nous consommons sur l'équilibre du microbiome intestinal qui conditionne notre santé globale.

Je m'en voudrais de ne pas souligner à nouveau l'influence déterminante qu'exerce sur notre santé l'activité physique. Plus on avance en âge, plus l'activité physique est importante pour conserver la souplesse et le fonctionnement optimal de l'ensemble de nos organes : cerveau, cœur, poumons, foie, reins, intestins, système locomoteur, etc. L'activité physique a même un effet direct sur notre microbiome intestinal puisqu'il a été démontré expérimentalement qu'elle permet d'augmenter le nombre et la variété des microbiotes qui peuplent notre intestin. C'est à partir de l'axe bidirectionnel microbiotes-intestin-cerveau que l'encéphale (le cerveau contenu dans la boîte crânienne) et le second cerveau (situé dans l'intestin) contrôlent l'ensemble des fonctions non volontaires de l'organisme. D'autres part, des activités conscientes telles l'exercice physique, la méditation, la visualisation positive, différentes formes de yoga et autres pratiques apparentées peuvent exercer un impact important sur notre humeur, notre comportement, notre sentiment de bien-être moral et physique et sur l'ensemble du fonctionnement de notre organisme et donc sur notre santé.

Je termine en remerciant le Dr Jean Seignalet, ce visionnaire, qui grâce à son sens de l'observation, sa créativité et son intuition a basé l'essentiel des fondements de la diète hypotoxique sur le retour à l'équilibre de la flore intestinale. Son travail monumental et son courage lui ont permis, avec peu de moyens financiers, de développer une diète anti-inflammatoire capable d'aider véritablement les gens qui souffrent de maladies inflammatoires chroniques. Je profite également de l'occasion pour remercier chaleureusement toutes les personnes qui ont bénéficié des bienfaits de la diète hypotoxique et qui, par empathie, font activement la promotion de cette diète qui bien souvent a changé leur vie.

Glossaire

ACIDE GRAS TRANS : tout acide gras insaturé qui contient un ou plusieurs doubles liens isolés dans une position trans. Les gras trans sont considérés nocifs pour la santé. Un bon exemple : la graisse Crisco.

ADN (ACIDE DÉSOXYRIBONUCLÉIQUE, MOLÉCULE) : support de l'information génétique héréditaire présente sous forme de gènes dont l'ensemble forme, avec d'autres molécules, les chromosomes situés dans le noyau cellulaire.

AFLATOXINE : toxine produite par des champignons et des moisissures.

ALGODYSTROPHIE : enraidissement progressif et douloureux d'une articulation, auquel s'ajoute après une certaine évolution une déminéralisation osseuse.

ALLÈLE : une des différentes formes que peut prendre un même gène.

AMINE BIOGÉNIQUE : molécule biogénique impliquée dans la signalisation chimique. Ce peut être un neurotransmetteur qui affecte le système nerveux, ou une substance telle que l'histamine impliquée dans des réactions d'allergie ou d'intolérance alimentaire.

ANAMNÈSE : correspond en médecine à l'historique de la maladie.

ANAPHYLATOXINE : substance qui peut provoquer ou amplifier des réactions inflammatoires.

ANTICORPS : protéine (immunoglobuline) qui reconnaît un site antigénique particulier nommé épitope. Les anticorps facilitent l'élimination des antigènes. Des anticorps membranaires sont exprimés à la surface des lymphocytes B qui n'ont pas encore rencontré l'antigène qui leur est spécifique (lymphocytes B naïfs).

ANTIGÈNE : vient du grec *anti* « contre » et *genos* « origine ». Le mot désigne en immunologie toute molécule susceptible de déclencher une réponse immunitaire visant à neutraliser ou à détruire cette molécule antigénique.

ALLOANTIGÈNES : du grec *allo* qui signifie « autre ». Les individus d'une même espèce sont différents au point de vue immunologique à l'exception des jumeaux vrais ou homozygotes.

APOPTOSE : mort cellulaire programmée, soit un suicide cellulaire déclenché à partir d'un signal. Il s'agit d'une activité particulièrement bénéfique dans le cas de cellules anormales ou cancéreuses.

ARNr POUR ARN (ACIDE RIBONUCLÉIQUE) RIBOSOMIQUE : les ARN ribosomiques sont en quelque sorte des usines d'assemblage qui traduisent en protéines les informations codées qui se trouvent sur l'ARN messager (ARNm).

ARTICULATION DIARTHRODIALE : articulation mobile (p. ex. du genou) possédant une capsule.

ASPARAGINE : acide aminé qui, lorsque chauffé à plus de 110 °C, s'unit à l'amidon (un sucre) pour former une glycotoxine appelée acrylamide, toxique pour le système nerveux.

ASTAXANTHINE CAROTÉNOÏDE : pigment aux propriétés antioxydantes qui appartient au groupe des carotènes.

ATAXIE : différents troubles d'équilibre et de coordination liés à une atteinte du cervelet.

AUTOANTICORPS : anticorps dirigé contre ses propres antigènes ou tissus.

AXONE : long prolongement cylindrique d'un neurone qui permet la circulation de l'influx nerveux.

BACTÉRIES COMMENSALES : microorganismes qui vivent aux dépens d'un autre organisme sans lui causer de dommage ; ils peuvent lui être bénéfiques Dans de rares cas, ces bactéries peuvent se transformer en pathogènes.

BACTÉRIES SAPROPHYTES : même définition que pour les bactéries commensales.

CALCIDIOL : molécule intermédiaire de la vitamine D.

CALCITRIOL : hormone synthétisée par le foie et le rein à partir de la vitamine D. Elle augmente le taux de calcium dans le sang et favorise l'ossification.

CANNABINOÏDES : famille de molécules, présentes notamment dans le cannabis, qui agissent sur certaines cellules de l'organisme.

CASÉINE : constitue les principales protéines du lait. Ces protéines sont précipitées à partir du lait à pH 4,6 alors que les protéines qualifiées de petit-lait restent en solution à ce pH.

CERVEAU ENTÉRIQUE : il s'agit du second cerveau situé au niveau intestinal qui se présente sous la forme de ganglions dans lesquels il y a entre 200 et 500 millions de neurones. Le système nerveux entérique synthétise par exemple 95 % de la sérotonine, une molécule qui sert, entre autres, à réguler notre humeur, la température du corps, les cycles de veille et de sommeil, la douleur ou l'anxiété.

CHÉMOKINES : cytokines chimiotactiques qui contrôlent les motifs de migration et le positionnement des cellules immunitaires. Leur fonction la plus étudiée est l'attraction (chimiotactisme) et le contrôle de l'état d'activation des cellules du système immunitaire.

COLIQUE LYMPHOCYTAIRE : appartient à la catégorie des colites microscopiques révélées par une biopsie endoscopique. Ce type de colite se manifeste par une diarrhée hydrique chronique ainsi que par des lésions de la muqueuse colorectale occasionnées par un syndrome inflammatoire.

COLLAGÈNE : protéine fibreuse, principal constituant du tissu conjonctif.

CORTISOL : hormone du stress sécrétée par les glandes surrénales.

CRÉATININE : substance constituée d'azote qui est éliminée par les reins. Un taux élevé de créatinine dans le sang signifie que les reins ne fonctionnent pas normalement donc qu'ils sont incapables d'éliminer les déchets et/ou les médicaments avec efficacité.

CYSTITE INTERSTITIELLE OU SYNDROME DE LA VESSIE DOULOUREUSE : maladie chronique invalidante de la vessie caractérisée par des douleurs au bas-ventre et des envies fréquentes d'uriner, le jour comme la nuit.

CYTOKINES : petits peptides sécrétés principalement par des cellules du système immunitaire qui jouent un rôle de molécules messages en modulant les réactions immunitaires. Les cytokines exercent leur action sur d'autres cellules par l'intermédiaire de récepteurs qui leur sont spécifiques, situés sur les cellules cibles qu'elles influencent.

DÉGÉNÉRESCENCE MACULAIRE : destruction progressive de la macula, le point de la rétine le plus sensible à la lumière et qui correspond à l'acuité visuelle maximale.

DERMATITE HERPÉTIFORME : affection cutanée chronique et bénigne caractérisée par une sensation intense de brûlure et des démangeaisons.

DMS : manuel diagnostique et statistique des troubles mentaux.

DOUBLE AVEUGLE : test au cours duquel le patient et la personne qui lui administre le produit ou le médicament ignorent sa nature.

DYSBIOSE : déséquilibre entre les différents groupes de microbiotes parallèlement à une diminution de la variété des microbiotes et à l'augmentation des bactéries pathogènes.

DYSPHASIE : trouble de la parole résultant d'un dysfonctionnement neurologique qui affecte la communication verbale, principalement chez des enfants.

DYSTONIE : trouble neurologique du mouvement caractérisé par des contractions musculaires involontaires. Ces contractions entraînent des contorsions répétitives ou des postures douloureuses.

ECTOPIQUE : qualifie un organe qui n'est pas à sa place habituelle. Il s'agit donc d'une anomalie physique généralement d'origine congénitale.

EFSA : Autorité européenne de sécurité des aliments.

ÉICOSANOÏDES : molécules pro-inflammatoires dérivées d'acides gras qui sont des médiateurs chimiques très puissants intervenant localement dans les phénomènes d'inflammation. Les prostaglandines en font partie.

ENDOGÈNE : qui émane de l'intérieur de l'organisme.

ENDOMICROSCOPIE CONFOCALE AU LASER : nouvelle technologie appelée « bioendoscopie » qui permet d'observer et de faire une analyse microscopique in vivo de certaines zones de la muqueuse intestinale sélectionnées par l'opérateur.

ENSILAGE : méthode de conservation du fourrage qui nécessite une fermentation bactérienne anaérobie, soit en l'absence d'oxygène, ce qui donne un fourrage acide.

ENTÉROCYTE : cellule cylindrique de l'épithélium intestinal (muqueuse intestinale) dont l'extrémité aplatie est recouverte de microvillosités.

ENTÉROVIRUS : virus qui entrent dans l'organisme humain par le système gastro-intestinal et qui s'y confinent de façon stricte. Ils sont capables de persister longtemps dans le milieu extérieur.

ENZYMES : protéines qui activent des réactions biochimiques.

ÉPIGÉNÉTIQUES (modifications) : modifications de l'expression des gènes sans que la séquence des bases azotées de l'ADN soit changée. Les changements épigénétiques peuvent être transmis aux générations suivantes ; ils peuvent également rétrograder lorsque les conditions de l'environnement changent.

ÉRYTHERMALGIE : douleur des extrémités associée à un œdème et à une rougeur de la peau, les pieds généralement, le plus souvent bilatérale et symétrique, avec sensation de brûlure, souvent déclenchée par la chaleur.

ÉTUDE LONGITUDINALE : étude qui permet de mesurer un effet chez un groupe de patients à différents moments dans le temps.

EXOGÈNES : causes qui proviennent de l'extérieur.

FACTEURS ALÉATOIRES : facteurs imprévisibles liés au hasard, par exemple, le stress qui peut influencer le développement d'une maladie.

FDA (Food and Drug Administration) : service du gouvernement américain responsable de la pharmacovigilance.

GEMMOTHÉRAPIE : thérapie qui exploite les vertus médicinales des bourgeons de certains végétaux.

GLANDES LACRYMALES : glandes qui produisent les larmes.

GLIADINES : peptides qui sont des constituants du gluten et qui résistent à la digestion par les enzymes des mammifères. Il existe plusieurs formes de gliadines : la gliadine-α, β, γ, Ω. La gliadine-α est particulièrement immunogénique.

GLYCOPROTÉINE : molécule constituée par la liaison d'une protéine et d'un glucide (sucre).

GOUTTE : maladie due à un excès d'acide urique dans le sang. La goutte se manifeste par des douleurs articulaires, dues à la précipitation de cristaux sous la peau autour de l'articulation (cible souvent les gros orteils).

HISTAMINE : molécule sécrétée principalement par des globules blancs lorsque l'organisme est en contact avec une substance à laquelle il est hypersensible. Certains aliments contiennent de l'histamine et/ou en induisent la production par l'organisme.

HISTOCOMPATIBILITÉ : capacité des tissus à coexister. Le degré d'histocompatibilité entre les antigènes majeurs d'histocompatibilité de deux individus permet de prédire si la greffe d'un donneur pourra être acceptée par le receveur. Si le degré de compatibilité est insuffisant, la greffe sera rejetée.

HLA (*human leukocyte antigen*) : terme de génétique utilisé pour désigner le complexe majeur d'histocompatibilité humain responsable de la reconnaissance du soi et du non-soi.

HOMÉOSTASIE : état physiologique caractérisé par l'atteinte d'un équilibre propre à maintenir certaines constantes du milieu interne de l'organisme nécessaires à son bon fonctionnement.

Hꜰᴘᴇʀᴍᴇ́ᴀʙɪʟɪᴛᴇ́ ɪɴᴛᴇsᴛɪɴᴀʟᴇ : perte d'étanchéité de la muqueuse intestinale qui laisse passer un excès de grosses molécules insuffisamment digérées.

IGF-1 : facteur de croissance dont la structure moléculaire est proche de celle de l'insuline.

Iɴᴅɪᴄᴇ ɢʟʏᴄᴇ́ᴍɪQᴜᴇ (IG) : mesure correspondant à la quantité de sucre dans le sang après l'ingestion d'un glucide.

Iɴᴅɪᴄᴇ ɪɴsᴜʟɪɴᴇ́ᴍɪQᴜᴇ : augmentation du taux d'insuline dans le sang après l'ingestion d'un glucide.

Iɴꜰʟᴀᴍᴍᴀᴛɪᴏɴ : accumulation locale de liquide, de protéines plasmatiques et de globules blancs qui proviennent des vaisseaux sanguins.

Iɴsᴜʟɪɴᴇ́ᴍɪᴇ : taux d'insuline dans le sang.

Iɴsᴜʟɪɴᴏʀᴇ́sɪsᴛᴀɴᴄᴇ : réduction de l'action de l'insuline sur ses tissus cibles.

Iɴsᴜʟɪɴᴏᴛᴏʟᴇ́ʀᴀɴᴄᴇ : perte de sensibilité des récepteurs cellulaires à l'insuline.

Isᴏᴍᴇ̀ʀᴇs : composés ayant la même formule moléculaire mais organisés de façon différente dans l'espace, d'où possibilité de réactions différentes.

Jᴜᴍᴇᴀᴜx ᴍᴏɴᴏᴢʏɢᴏᴛᴇs : jumeaux génétiquement identiques car provenant d'un même ovule fécondé par un spermatozoïde. L'œuf s'est séparé en deux lors des premières divisions cellulaires.

Lᴀᴄᴛᴀsᴇ : enzyme qui permet de digérer le sucre du lait appelé lactose.

Lᴀᴄᴛᴏsᴇ : sucre du lait. Un lait sans lactose contient toujours les caséines (protéines) du lait et ce sont ces protéines qui doivent être éliminées de la diète hypotoxique.

Lᴀᴄᴛᴏsᴇ́ʀᴜᴍ : isolat du petit-lait qui contient des protéines du lait.

Lᴀᴍɪɴᴀ ᴘʀᴏᴘʀɪᴀ : tissu conjonctif lâche situé sous les épithéliums qui tapissent les muqueuses digestives, respiratoires ou urogénitales. Au niveau intestinal, la lamina propria est située juste sous les villosités intestinales.

LICHEN SCLÉREUX (LS) : maladie inflammatoire cutanée chronique affectant la région anogénitale, et moins fréquemment les autres régions de la peau.

LIPOPOLYSACCHARIDE : molécule formée d'un lipide et d'un polysaccharide (sucre) située dans la membrane externe de la paroi cellulaire d'une bactérie à gram négatif. Peut provoquer de la toxicité.

LUMIÈRE INTESTINALE : cavité de l'intestin.

LUPUS : maladie chronique auto-immune qui survient lorsque le système immunitaire s'attaque aux cellules de l'organisme et les détruit. Il peut toucher de nombreuses parties du corps, dont les articulations, la peau, les reins, le cœur, etc.

LYMPHE : liquide blanc extracellulaire provenant du sang qui s'accumule dans les tissus. La lymphe est ramenée par les vaisseaux lymphatiques à travers le système lymphatique jusqu'au canal thoracique d'où elle retourne dans la circulation sanguine.

LYSE CELLULAIRE : dissolution ou destruction de la structure d'une cellule.

MALADIE AUTO-IMMUNE : dérèglement du système immunitaire qui attaque ses propres cellules et/ou ses propres antigènes.

MALADIE DE BEHÇET : pathologie grave, liée à l'inflammation des vaisseaux sanguins.

MALADIE DE CROHN : maladie inflammatoire chronique qui affecte les voies gastro-intestinales.

MALADIE D'ÉLIMINATION : même principe que la maladie d'encrassage mais limitée aux muqueuses.

MALADIE D'ENCRASSAGE : dépôt de substances insuffisamment dégradées (déchets) qui ont traversé une muqueuse intestinale trop perméable et se sont déposées dans ou sur différents tissus (p. ex. glycotoxines ou produits terminaux de la glycation avancée).

MALADIE DE STILL : forme généralisée de polyarthrite chronique juvénile. C'est une pathologie inflammatoire chronique.

MALADIE DE VERNEUIL : forme d'hidradénite suppurée, une inflammation chronique de la peau entraînant l'apparition de nodules, d'abcès et de fistules inflammatoires qui affectent des parties du corps pourvues d'un certain type de glandes sudorales (dites apocrines).

MASTOCYTE : cellule granuleuse, présente essentiellement dans les tissus conjonctifs, qui se caractérise par la présence dans son cytoplasme de très nombreuses granulations contenant des médiateurs chimiques comme la sérotonine, l'histamine, la tryptase ou l'héparine. Rôle dans l'hypersensibilité immédiate et dans l'inflammation.

MÉTA-ANALYSE : procédé d'analyse statistique combinant les résultats d'une série d'études indépendantes sur un même sujet pour en tirer une conclusion globale que les études isolées ne peuvent fournir.

MÉTABOLOME : ensemble dynamique des petites molécules ou métabolites (hormones, cytokines, métabolites secondaires et autres) qui peuvent être trouvées dans un échantillon biologique.

MÉTAGÉNOMIQUE MICROBIENNE : technique génétique de seconde génération qui permet le séquençage dit à « haut débit » (donc très rapide) de l'ADN de toutes les bactéries présentes dans un milieu donné (p. ex. tube digestif de l'homme et des animaux) sans avoir à les cultiver au préalable comme c'était le cas auparavant. Le séquençage a pour but de déterminer la succession des bases nucléotidiques qui forment l'ADN. Le couplage de cette technique de séquençage avec la bio-informatique, grâce à l'utilisation comparative de grandes banques de données (*big data*), permet d'obtenir des informations sur les caractéristiques structurelles et fonctionnelles des bactéries étudiées (enzymes, facteurs de virulence, gènes de résistance aux antibiotiques, etc.). La métagénomique microbienne permet d'obtenir rapidement de nombreux renseignements sur des milieux donnés à un coût abordable.

MÉTHADONE : analgésique de synthèse (artificiel) voisin de la morphine, correspondant à une molécule (médicament) permettant de diminuer ou de supprimer la douleur. La méthadone est employée notamment comme produit de remplacement pour permettre le sevrage des héroïnomanes.

MÉTHOTREXATE : substance chimique utilisée dans le traitement de certains cancers et maladies auto-immunes.

MICROBE : dans le langage courant, désigne à la fois les virus, les bactéries et tous les organismes microscopiques.

MICROBIOME INTESTINAL : désigne au sens strict du mot l'ensemble des microorganismes intestinaux, qualifiés maintenant de microbiotes, l'ensemble de leurs gènes et les différents éléments de l'intestin qui constituent leur milieu écologique (le second cerveau ou cerveau entérique, le système immunitaire muqueux, les cellules entérocytes de la muqueuse intestinale, les autres cellules sécrétrices et leurs cellules musculaires). En fait, le microbiome intestinal est considéré maintenant comme un véritable organe et il constitue en soi un milieu écologique avec ses différents constituants.

MICROBIOTES INTESTINAUX : microorganismes qui habitent l'intestin. Les bactéries comptent pour 99 % des microbiotes intestinaux.

MICRONUTRIMENTS ESSENTIELS : certains acides aminés, acides gras, vitamines et minéraux qui doivent être obtenus de la diète parce que le corps humain ne peut pas les fabriquer ou les fabrique en quantité insuffisante pour répondre aux besoins du métabolisme humain normal.

MIMÉTISME MOLÉCULAIRE : résulte de la présence d'un antigène microbien, alimentaire ou autre qui ressemble fortement à un antigène de l'hôte qu'il parasite. Le mimétisme moléculaire peut provoquer des maladies auto-immunes.

MUCINES : différentes protéines de surface fortement glycosylées. Elles ont un rôle de ligand, c'est-à-dire qu'elles ont la capacité de se lier à des récepteurs spécifiques. Ces protéines font partie de solutions visqueuses qui agissent comme lubrifiants protecteurs des surfaces internes et externes du corps.

MYÉLINE : gaine protectrice lipidique du tissu nerveux.

MYOSITE : inflammation musculaire.

NARCOLEPSIE : maladie neurologique avec épisodes quotidiens d'accès irrépressibles de sommeil.

NÉOPLASIE : prolifération pathologique de cellules, de tissus, formant une tumeur.

NEURODERMATITE : réaction inflammatoire cutanée chronique évoluant par poussées.

NEUROPATHIE : lésion ou dysfonction d'un nerf périphérique. Peut être déclenchée par de nombreuses causes, entre autres par de l'inflammation.

NEUROTOXICITÉ : action d'un poison ou d'une substance nocive sur le système nerveux.

NEUROTRANSMETTEUR OU NEUROMÉDIATEUR : substance chimique sécrétée par les cellules nerveuses ou autres cellules afin de faciliter le transfert des messages nerveux d'un nerf à l'autre ou d'un nerf vers un organe ou un muscle.

NÉVRALGIE PUDENDALE : trouble neurologique touchant un nerf de la région profonde du bassin.

NÉVROME DE MORTON : enflure du tissu de cicatrisation autour des nerfs des doigts de pied qui provoque une vive douleur, généralement entre les 3e et le 4e orteils. La douleur, semblable à une brûlure, est ressentie en position debout ou lors de la marche et rarement dans les deux pieds à la fois.

ŒDÈME DE QUINCKE : parfois appelé angio-œdème, se caractérise par une inflammation sous-cutanée qui apparaît généralement sur le visage (peau, lèvres, paupières).

OGM : organismes génétiquement modifiés.

OLIGO-ÉLÉMENTS : éléments requis sous forme de traces ou en quantités minimales qui peuvent devenir toxiques si pris en excédent des besoins.

OPIOÏDE : substance dérivée de l'opium ou apparentée à l'opium en raison de sa composition chimique. Ces molécules provoquent de l'accoutumance et, en médecine, sont destinées à réduire la douleur.

ORGANES ÉMONCTOIRES : dont la fonction est d'évacuer les déchets ou les substances nuisibles à l'organisme ; il s'agit du foie, des reins, des poumons, de la peau, des muqueuses et de l'intestin.

OSTÉOCHONDRITE OU OSTÉOCHONDROSE : anomalie de la croissance de l'os et du cartilage, qui touche les enfants. C'est un groupe de maladies de causes inconnues, caractérisées par l'interruption de la vascularisation du noyau d'ossification primaire ou secondaire des os.

OSTÉOPÉNIE : fragilité osseuse due à une diminution de la densité minérale osseuse (DMO). Cette densité augmente jusqu'à la fin de la croissance, puis diminue progressivement. L'ostéopénie est un stade intermédiaire entre des os de constitution normale et l'ostéoporose, maladie généralisée du squelette qui induit un risque élevé de fracture des os par modification de leur microarchitecture.

PARATHORMONE : hormone sécrétée par les glandes parathyroïdes situées au-dessus des glandes surrénales. Cette hormone, en présence d'un équilibre acido-basique de l'organisme, travaille de concert avec la vitamine D pour augmenter l'absorption intestinale du calcium. Par contre, lorsque le taux d'acidité est trop élevé dans les liquides corporels, cela entraîne un excès de sécrétion de parathormone qui aurait alors un effet contraire en induisant une déminéralisation et une résorption de la masse osseuse, favorisant ainsi l'ostéoporose chez les gens âgés.

PATHOGÉNIE OU PATHOGÉNÈSE : mécanismes à l'origine du déclenchement et du développement de maladies.

PÉRISTALTISME INTESTINAL : mouvement de l'intestin ressemblant à une vague qui a pour effet de diminuer le diamètre du tube digestif de façon séquentielle pour faire progresser lentement les aliments d'un bout à l'autre de l'organe vers l'anus.

PESTICIDES : terme général pour désigner les insecticides pour combattre les insectes, les fongicides pour détruire les champignons et donc les moisissures, les herbicides pour venir à bout de certains végétaux et les parasiticides pour combattre les parasites.

pH : le potentiel hydrogène ou pH est un indice qui permet de mesurer l'activité chimique des ions hydrogène (H^+) dans un liquide. Le pH des liquides chez les êtres vivants est particulièrement important et la survie est impossible si le pH du sang humain n'est pas maintenu entre 7,3 et 7,4, soit une valeur légèrement alcaline.

PHAGOCYTOSE : absorption de particules ou de microbes par des cellules phagocytaires comme les macrophages et les leucocytes neutrophiles. Dans les macrophages, il y a présence de vésicules qui contiennent des enzymes aptes à digérer les pathogènes en petites molécules.

PHARMACODYNAMIE : étude de l'action exercée par les médicaments sur les organismes sains.

PHOSPHOLIPIDE : molécule formée d'un glycérol lié à deux acides gras et à un groupement phosphate. Entre dans la composition des membranes cellulaires.

PHYLLOXÉRA : puceron ravageur de la vigne.

PHYTOSTÉROLS : substances d'origine végétale qui permettent de réduire l'absorption sanguine du cholestérol alimentaire au niveau de l'intestin et d'augmenter son élimination par les selles.

PLACEBO : préparation pharmacologiquement inerte qui sert de contrôle pour évaluer l'activité réelle ou objective d'un médicament.

POLYCHONDRITE : inflammation des cartilages.

POLYMYALGIE RHUMATISMALE : maladie rhumatismale inflammatoire qui peut apparaître chez les personnes âgées.

PROBIOTIQUES : microorganismes vivants qui, lorsque administrés en quantité adéquate, ont un effet bénéfique sur la santé de l'hôte.

PROTÉINE C-RÉACTIVE : protéine présente dans le sérum lors de phénomènes inflammatoires. Cette protéine peut se fixer à un constituant de la paroi de bactéries, ce qui favorise leur phagocytose.

PRURIT : trouble de fonctionnement des nerfs cutanés, provoquant des démangeaisons, dû à une affection de la peau ou à une pathologie générale.

PSEUDO-POLYARTHRITE RHIZOMÉLIQUE : affection caractérisée par un enraidissement des articulations s'accompagnant de douleurs au niveau des ceintures scapulaires (épaules), pelviennes (hanches) et de la nuque.

RADICAUX LIBRES : molécules d'oxygène instables qui tentent de s'associer à des molécules ou cellules de l'organisme, provoquant leur désorganisation et leur destruction, un peu à la façon de la rouille sur le métal. Les radicaux libres peuvent provenir de notre mode de vie : alimentation déséquilibrée, stress, pesticides, pollution, etc. Ils peuvent être neutralisés par des antioxydants contenus dans les aliments.

RÉACTION DE MAILLARD : réaction chimique qui permet une association complexe entre des protéines généralement d'origine animale et des sucres ou des lipides lors de la cuisson à température élevée. Les molécules de Maillard résistent en grande partie à la digestion par les enzymes des mammifères.

RÉCEPTEURS RAGE : récepteurs qui se trouvent sur différents tissus de l'organisme et qui lient les glycotoxines, ce qui affecte la qualité des tissus. Par exemple, dans l'arthrose, le cartilage se transforme en tissu fibreux avec l'accumulation de glycotoxines.

RHIZARTHROSE OU ARTHROSE DE LA BASE DU POUCE : pathologie très fréquente, souvent bien tolérée, qui touche 20 % des femmes. Elle correspond à l'usure chronique du cartilage qui recouvre le trapèze et le premier métacarpien à la base du pouce.

ROUNDUP : herbicide dont l'agent actif est le glyphosate et qui contient un adjuvant qui augmente sa nocivité.

SCLÉROSE LATÉRALE AMYOTROPHIQUE : maladie chronique du système nerveux central, à évolution progressive. Elle est due à l'atteinte des neurones moteurs du cerveau et de la mœlle épinière, touchant ainsi la partie du système nerveux responsable du contrôle des muscles squelettiques.

SÉROTONINE : neurotransmetteur, c'est-à-dire une substance qui permet de transmettre l'influx nerveux entre les neurones.

SOI (le) : comprend toutes les molécules antigéniques qui déterminent un individu X. Ces molécules antigéniques proviennent de sa génétique propre alors que le non-Soi concerne toute molécule antigénique qui est étrangère à cet individu X, comme les antigènes alimentaires, les antigènes microbiens ou encore les antigènes qui proviennent de tous les autres êtres vivants.

SOLANACÉES : plantes herbacées qui contiennent de la solanine, un alcaloïde stéroïde qui peut provoquer une intolérance.

STÉATOSE HÉPATIQUE : appelée aussi stéatose du foie, c'est une affection caractérisée par la pénétration de cellules lipidiques à l'intérieur de la glande hépatique : ces triglycérides s'accumulent dans les cellules hépatiques sans causer de dommages, sauf dans certains cas.

STRESS OXYDATIF : agression des constituants de la cellule par des réactions d'oxydation, un peu comme l'oxydation du fer par l'oxygène de l'air.

SULFATE : sel de l'acide sulfurique H_2SO_4.

SULFITE : dioxyde de soufre, un conservateur du vin.

SUPERANTIGÈNE : antigène très réactif qui ne respecte pas les règles habituelles de spécificité en immunologie. Un superantigène est capable d'activer un nombre excessif de cellules immunitaires.

SYNDROME : ensemble de signes cliniques et de symptômes qu'un patient est susceptible de présenter lors de certaines maladies.

SYNDROME D'EHLERS-DANLOS TYPE HYPERMOBILE : maladie héréditaire du tissu conjonctif caractérisée par une hyper-laxité articulaire, une légère hyper-extensibilité cutanée, une fragilité tissulaire et des manifestations extra-musculo-squelettiques.

Syndrome de Gougerot-Sjögren : affection chronique d'origine auto-immune qui s'attaque aux glandes lacrymales et salivaires. Peut toucher d'autres organes.

Synovie : liquide incolore lubrifiant sécrété par la membrane synoviale qui tapisse la face interne de la capsule des articulations mobiles.

Système immunitaire muqueux : quatre-vingt pour cent des cellules immunitaires sont accolées à la muqueuse de l'intestin, et ces cellules jouent un rôle important pour prévenir et combattre les infections qui peuvent se développer au niveau intestinal.

Tératogène (effet) : entraîne des anomalies dans le développement de l'embryon.

Tyramine : composé chimique créé par l'organisme à partir de la tyrosine. Cette monoamine se trouve très fréquemment dans les aliments et est capable de stimuler la libération de médiateurs comme l'histamine.

Tramadol : analgésique opioïde pour le traitement de douleurs modérées ou sévères.

UI (unité internationale) : unité de mesure d'une substance basée sur son effet biologique.

Végétalien ou végane : évite de consommer tout produit venant des animaux.

Végétarien : évite de manger de la viande mais consomme certaines produits d'origine animale.

Vitesse de sédimentation : évaluation non spécifique de l'inflammation mesurée en fonction de la vitesse et du temps nécessaires pour précipiter les globules rouges dans un tube soumis à une centrifugation.

WHO : World Health Organization.

Bibliographie

Chapitre 1

1. Sène D, Authier FJ, Amoura Z, et al. Small fibre neuropathy : Diagnostic approach and therapeutic issues, and its association with primary Sjögren's syndrome. *Rev Med Interne.* 2010 ; 31 :677-84. Review.

2. Fauchais AL, Richard L, Gondran G, et al. Small fibre neuropathy in primary Sjögren syndrome. *Rev Med Interne.* 2011 ; 32 :142-148.

3. Hiura A. Neuroanatomical effects of capsaicin on the primary afferent neurons. *Arch Histol Cytol.* 2000 ; 63 :199-215. Review.

4. Hiura A. Is thermal nociception only sensed by the capsaicin receptor, TRPV1 ? *Anat Sci Int.* 2009 ; 84 :122-128. Review.

5. Jensen-Jarolim E, Gajdzik L, Haberl I, et al. Hot spices influence permeability of human intestinal epithelial monolayers. *J Nutr.* 1998 ; 128 :577-581.

6. Misery L, Bodere C, Genestet S, et al. Small-fibre neuropathies and skin : news and perspectives for dermatologists. *Eur J Dermatol.* 2014 ; 24 :147-153. Review.

7. Kluger N, Fraitag S, Roguedas AM, et al. Normal skin biopsy as a tool for extra-cutaneous disorders. *Ann Dermatol Venereol.* 2014 ; 141 :192-200. Review.

8. Karlsson P, Nyengaard JR, Polydefkis M, et al. Structural and functional assessment of skin nerve fibres in small-fibre pathology. *Eur J Pain.* 2015 ; 19 :1059-1070.

9. Vitali C, Del Papa N. Pain in primary Sjögren's syndrome. *Best Pract Res Clin Rheumatol.* 2015 ; 29 :63-70. Review.

10. Moulin D, Boulanger A, Clark AJ, et al. Pharmacological management of chronic neuropathic pain : revised consensus statement from the Canadian Pain Society. *Pain Res Manag.* 2014 ; 19 :328-335.

11. Hassett AL, Williams DA. Non-pharmacological treatment of chronic widespread musculo skeletal pain. *Best Pract Res Clin Rheumatol.* 2011; 25:299-309. Review.

12. Lagacé J. *Comment j'ai vaincu la douleur et l'inflammation chronique par l'alimentation.* Fides, 2011.

Chapitre 3

1. Lagacé J. *Comment j'ai vaincu la douleur et l'inflammation chronique par l'alimentation.* Fides, 2011.

2. Claus A, Weisz GM, Schieber A, et al. Pyrolytic acrylamide formation from purified wheat gluten and gluten-supplemented wheat bread rolls. *Mol Nutr Food Res.* 2006; 50: 87-93.

3. Pacetti D, Gil E, Frega NG et al. Acrylamide levels in selected Colombian foods. *Food Addit Contam Part B Surveill.* 2015; 8: 99-105.

4. Schlörmann W, Birringer M, Böhm V, et al. Influence of roasting conditions on health-related compounds in different nuts. *Food Chem.* 2015; 180:77-85.

5. Tan Y, Li WA. The method of removing methamidophos from contaminated vegetables. *Wei Sheng Yan Jiu.* 1998; 27:62-65.

6. Huan Z, Xu Z, Jiang W, et al. Effect of Chinese traditional cooking on eight pesticides residue during cowpea processing. *Food Chem.* 2015; 170:118-122.

7. Uribarri J, Cai W, Pyzik R, et al. Suppression of native defense mechanisms, SIRT1 and PPARγ, by dietary glycoxidants precedes disease in adult humans; relevance to lifestyle-engendered chronic diseases. *Amino Acids.* 2014; 46: 301-309.

8. Cai W, Uribarri J, Zhu L, Chen X, Swamy S, et al. Oral glycotoxins are a modifiable cause of dementia and the metabolic syndrome in mice and humans. *Proc Natl Acad Sci U S A.* 2014; 111:4940-4945.

9. Prasad C, Imrhan V, Marotta F, et al. Lifestyle and advanced glycation end products (ages) burden: its relevance to healthy aging. *Aging Dis.* 2014; 5: 212-217. Review.

10. Bradman A, Quirós-Alcalá L, Castorina R, et al. Effect of organic diet intervention on pesticide exposures in young children living in low-income urban and agricultural communities. *Environ Health Perspect.* 2015; 123: 1086-1093.

11. Oates L, Cohen M, Braun L, et al. Reduction in urinary organophosphate pesticide metabolites in adults after a week-long organic diet. *Environ Res.* 2014; 132: 105-111.

12. Eladak S, Grisin T, Moison D, et al. A new chapter in the bisphenol A story: bisphenol S and bisphenol F are not safe alternatives to this compound. *Fertil Steril.* 2015;103: 11-21. Review.

13. Del Rio D, Rodriguez-Mateos A, Spencer JP, et al. Dietary polyphenolics in human health: structures, bioavailability, and evidence of protective effects against chronic diseases. *Antioxid Redox Signal.* 2013; 18: 1818-1892. Review.

14. Wahlqvist ML. Antioxidant relevance to human health. *Asia Pac J Clin Nutr.* 2013; 22:171-176. Review.

15. Suwazono Y Kido T, Nakagawa H, et al. Biological half-life of cadmium in the urine of inhabitants after cessation of cadmium exposure. *Biomarkers.* 2009; 14: 77-81.

16. McCarty MF, DiNicolantonio JJ. Are organically grown foods safer and more healthful than conventionally grown foods? *Br J Nutr.* 2014; 112: 1589-1591.

17. Schwarz JM, Noworolski SM, Wen MJ, et al. Effect of a high-fructose weight-maintaining diet on lipogenesis and liver fat. *J Clin Endocrinol Metab.* 2015; 100: 2434-2442.

18. Stanhope KL, Medici V, Bremer AA, et al. A dose-response study of consuming high-fructose corn syrup-sweetened beverages on lipid/lipoprotein risk factors for cardiovascular disease in young adults. *Am J Clin Nutr.* 2015; 101: 1144-1154.

19. Tay J, Luscombe-Marsh ND, Thompson CH, et al. A very low-carbohydrate, low-saturated fat diet for type 2 diabetes management: a randomized trial. *Diabetes Care.* 2014; 37: 2909-2018.

20. Kido T, Kondo K, Itakura H, et al. Sequential change in physicochemical properties of LDL during oxidative modification. *Chem Phys Lipids.* 2015; 193: 52-62.

21. Elias PK, Elias MF, D'Agostino RB, et al. Serum cholesterol and cognitive performance in the Framingham Heart Study. *Psychosom Med.* 2005; 67: 24-30.

22. Yeap SK, Beh BK, Ali NM, et al. Antistress and antioxidant effects of virgin coconut oil *in vivo. Exp Ther Med.* 2015; 9: 39-42.

23. Varteresian T, Lavretsky H. Natural products and supplements for geriatric depression and cognitive disorders: an evaluation of the research. *Curr Psychiatry Rep.* 2014; 16: 456. doi: 10.1007/s11920-014-0456-x.Review.

24. Babu AS, Veluswamy SK, Arena R, et al. Virgin coconut oil and its potential cardioprotective effects. *Postgrad Med.* 2014; 126: 76-83. Review.

25. Fernando WM, Martins IJ, Goozee KG, et al. The role of dietary coconut for the prevention and treatment of Alzheimer's disease: potential mechanisms of action. *Br J Nutr.* 2015; 114: 1-14. Review.

26. Hong KJ, Lee CH, Kim SW. Aspergillus oryzæ GB-107 fermentation improves nutritional quality of food soybeans and feed soybean meals. *J Med Food.* 2004; 7: 430-435.

27. Frias J, Song YS, Martínez-Villaluenga C, et al. Immunoreactivity and amino acid content of fermented soybean products. *J Agric Food Chem.* 2008; 56: 99-105.

28. Ali NM, Yeap SK, Yusof HM, et al. Comparison of free amino acids, antioxidants, soluble phenolic acids, cytotoxicity and immunomodulation of fermented mung bean and soybean. *J Sci Food Agric.* 2016; 96: 1648-1658.

29. Byun BY, Mah JH. Occurrence of biogenic amines in Miso, Japanese traditional fermented soybean paste. *J Food Sci.* 2012; 77: T216-223.

30. Toro-Funes N, Bosch-Fuste J, Latorre-Moratalla ML, et al. Biologically active amines in fermented and non-fermented commercial soybean products from the Spanish market. *Food Chem.* 2015; 173:1119-1124.

31. Yang J, Ding X, Qin Y, et al. Safety assessment of the biogenic amines in fermented soya beans and fermented bean curd. *J Agric Food Chem.* 2014; 62: 7947-7954.

32. Feldstein S, Afshar M, Krakowski AC. Chemical Bum from Vinegar Following an Internet-based Protocol for Self-removal of Nevi. *J Clin Æsthet Dermatol.* 2015; 8: 50.

33. Hill LL, Woodruff LH, Foote JC, et al. Esophageal injury by apple cider vinegar tablets and subsequent evaluation of products. *J Am Diet Assoc.* 2005; 105: 1141-1144.

34. Willershausen I, Weyer V, Schulte D, et al. In vitro study on dental erosion caused by different vinegar varieties using an electron microprobe. *Clin Lab.* 2014; 60: 783-90.

35. Hlebowicz J, Darwiche G, Björgell O, et al. Effect of apple cider vinegar on delayed gastric emptying in patients with type 1 diabetes mellitus: a pilot study. *BMC Gastroenterol.* 2007; 7: 46. doi: 10.1186/1471-230X-7-46.

36. Lee R. Ask the doctor. I've heard that apple cider vinegar can clean out the arteries. Is there any truth to that? *Harv Heart Lett.* 2009; 20: 8.

37. Gower BA, Goss AM. A lower-carbohydrate, higher-fat diet reduces abdominal and intermuscular fat and increases insulin sensitivity in adults at risk of type 2 diabetes. *J Nutr.* 2015; 145: 177S-183S.

38. Eladak S, Grisin T, Moison D, et al. A new chapter in the bisphenol a story: bisphenol S and bisphenol F are not safe alternatives to this compound. *Fertil Steril.* 2015; 103: 11-21. Review.

39. Rochester JR. Bisphenol A and human health: a review of the literature. *Reprod Toxicol.* 2013; 42:132-155. Review.

40. Lothrop N, Wilkinson ST, Verhougstræte M, et al. Home Water Treatment Habits and Effectiveness in a Rural Arizona Community. *Water (Basel).* 2015; 7: 1217-1231.

41. Abol-Enein H, Gheith OA, Barakat N, et al. Ionized alkaline water: new strategy for management of metabolic acidosis in experimental animals. *Ther Apher Dial.* 2009; 13: 220-224.

42. Malik VS, Hu FB. Fructose and cardiometabolic health: what the evidence from sugar-sweetened beverages tells us. *J Am Coll Cardiol.* 2015; 66: 1615-1624. Review.

43. Johnson RJ, Nakagawa T, Sanchez-Lozada LG, et al. Sugar, uric acid, and the etiology of diabetes and obesity. *Diabetes.* 2013; 62: 3307-3315. Review.

44. Madero M, Arriaga JC, Jalal D, Rivard C, et al. The effect of two energy-restricted diets, a low-fructose diet versus a moderate natural fructose diet, on weight loss and metabolic syndrome parameters: a randomized controlled trial. *Metabolism.* 2011; 60: 1551-1559.

45. Nieman DC, Gillitt ND, Sha W, et al. Metabolomics-based analysis of banana and pear ingestion on exercise performance and recovery. *J Proteome Res.* 2015; 14: 5367-5377.

46. 218. Bar-Sela G, Cohen M, Ben-Arye E, et al. The medical use of wheatgrass: review of the gap between basic and clinical applications. *Mini Rev Med Chem.* 2015; 15: 1002-1010. Review.

47. 219. Wan P, Chen H, Guo Y, et al. Advances in treatment of ulcerative colitis with herbs: from bench to bedside. *World J Gastroenterol.* 2014; 20:14099-14104. Review.

48. Gittoes NJ. Vitamin D – what is normal according to latest research and how should we deal with it? *Clin Med (Lond).* 2016; 16: 171-174.

49. Enko D, Fridrich L, Rezanka E, et al. 25-hydroxy-vitamin D status: limitations in comparison and clinical interpretation of serum-levels across different assay methods. *Clin Lab.* 2014; 60: 1541-1550.

50. Fraser WD, Durham BH, Berry JL, et al. Measurement of plasma 1, 25 dihydroxy-vitamin D using a novel immunoextraction technique and immunoassay with iodine labelled vitamin D tracer. *Ann Clin Biochem.* 1997; 34: 632-637.

51. Hussein H, Ibrahim F, Boudou P. Evaluation of a new automated assay for the measurement of circulating 1, 25-dihydroxyvitamin D levels in daily practice. *Clin Biochem.* 2015; 48: 1160-1162.

52. Mahlow J, Bunch DR, Wang S. Quantification of 1,25-dihydroxyvitamin D2 and D3 in Serum using liquid chromatography-tandem mass spectrometry. *Methods Mol Biol.* 2016; 1378: 291-300.

53. Wang Y, Wang YJ, Zhan JK, et al. Vitamin D binding protein affects the correlation of 25(OH)D and frailty in the older men. *Int J Endocrinol.* 2014; 2014: 543783. doi: 10.1155/2014/543783. Epub 2014 Apr 13.

54. Cashman KD, Kinsella M, McNulty BA, et al. Dietary vitamin D_2--a potentially underestimated contributor to vitamin D nutritional status of adults? *Br J Nutr.* 2014; 112: 193-202.

55. Yousefzadeh P, Shapses SA, Wang X. Vitamin D binding protein impact on 25-hydroxyvitamin D levels under different physiologic and pathologic conditions. *Int J Endocrinol.* 2014; 981581. Review. doi: 10.1155/2014/981581. Epub 2014 Apr 28.

56. Hibler EA, Sardo Molmenti CL, Dai Q, et al. Physical activity, sedentary behavior, and vitamin D metabolites. *Bone.* 2016; 83: 248-255.

57. Sohl E, de Jongh RT, Heymans MW, et al. Thresholds for serum 25(OH)D concentrations with respect to different outcomes. *J Clin Endocrinol Metab.* 2015; 100:2480-2488.

58. Bouillon R, Van Schoor NM, Gielen E, et al. Optimal vitamin D status: a critical analysis on the basis of evidence-based medicine. *J Clin Endocrinol Metab.* 2013; 98: 283-304.

59. Lips P, Gielen E, van Schoor NM. Vitamin D supplements with or without calcium to prevent fractures. *Bonekey Rep.* 2014; 512. Review. doi: 10.1038/bonekey.2014.7. e Collection 2014.

60. Zittermann A, Ernst JB, Birschmann I, et al. Effect of vitamin D or activated vitamin D on circulating 1,25-dihydroxyvitamin D concentrations: a systematic review and meta-analysis of randomized controlled trials. *Clin Chem.* 2015; 61: 1484-1494. Review.

61. Bolland MJ, Leung W, Tai V, et al. Calcium intake and risk of fracture: systematic review. *BMJ.* 2015; 351: h4580. Review. doi: 10.1136/bmj.h4580.

62. Bolland MJ, Grey A. A case study of discordant overlapping meta-analyses: vitamin D supplements and fracture. *PLoS One.* 2014; 9:e115934.

63. Mozos I, Marginean O. Links between vitamin D deficiency and cardiovascular diseases. *Biomed Res Int.* 2015; 2015:109275. doi: 10.1155/2015/109275. Epub 2015 Apr 27.

64. Al-Daghri NM, Alkharfy KM, Al-Saleh Y, et al. Modest reversal of metabolic syndrome manifestations with vitamin D status correction: a 12-month prospective study. *Metabolism.* 2012; 61: 661-666.

65. Sebaaly A, Bachour F, Bayoud W, et al. The extraskeletal actions of vitamin D--myths and facts. *J Med Liban.* 2015; 63: 87-93. Review.

66. Ross AC, Manson JE, Abrams SA, et al. The 2011 report on dietary reference intakes for calcium and vitamin D from the Institute of Medicine: what clinicians need to know. *J Clin Endocrinol Metab.* 2011; 96: 53-58.

67. Taylor CL, Thomas PR, Aloia JF, et al. Questions about vitamin D for primary care practice: input from an NIH Conference. *Am J Med.* 2015; 128: 1167-1170.

68. Gahche J, Bailey R, Burt V, et al. Dietary supplement used among U.S. adults as increased since NHANES III (1988-1994). *NCHS Data Brief.* 2011; 61:1-8.

69. Korgavkar K, Xiong M, Weinstock MA. Review: higher vitamin D status and sup-plementation may be associated with risks. *Eur J Dermatol.* 2014; 24: 428-434. Review.

70. Melamed ML, Michos ED, Post W, et al. 25-hydroxyvitamin D levels and the risk of mortality in the general population. *Arch Intern Med.* 2008; 168: 1629-1637.

71. Dror Y, Giveon SM, Hoshen M, et al. Vitamin d levels for preventing acute cor-onary syndrome and mortality; evidence of a nonlinear association. *J Clin Endocrinal Metabol.* 2013; 98: 2160.-2167.

72. Christensen J, et al.A reverse J-shaped association of all-cause mortality with serum 25-hydroxyvitamin D in general practice: the CopD study. *J Clin Endocrinol Metab.* 2012; 97: 2644-2652.

73. Korgavkar K, Xiong M, Weinstock MA. Review: higher vitamin D status and sup-plementation may be associated with risks. *Eur J Dermatol.* 2014; 24: 428-434. Review.

74. Kaur P, Mishra SK, Mithal A. Vitamin D toxicity resulting from overzealous correction of vitamin D deficiency. *Clin Endocrinol (Oxf).* 2015; 83: 327-331.

75. Payne ME, McQuoid DR, Steffens DC, et al. Elevated brain lesion volumes in older adults who use calcium supplements: a cross-sectional clinical observational study. *Br J Nutr.* 2014; 112: 220-227.

76. Aloia JF, Dhaliwal R, Shieh A, et al. Vitamin D supplementation increases calcium absorption without a threshold effect. *Am J Clin Nutr.* 2014; 99: 624-631.

Chapitre 4

1. Turnbull JL, Adams HN, Gorard DA. Review article: the diagnosis and management of food allergy and food intolerances. *Aliment Pharmacol Ther.* 2015, 41: 3-25.

2. Lomer MC. Review article: the ætiology, diagnosis, mechanisms and clinical evidence for food intolerance. *Aliment Pharmacol Ther.* 2015; 41: 262-275.

3. Carroccio A, D'Alcamo A, Cavataio F, et al. High proportions of people with nonceliac wheat sensiivity have autoimmune disease or antinuclear antibodies. *Gastroenterology.* 2015; 149: 596-603.

4. Volta U, Caio G, De Giorgio R. Is autoimmunity more predominant in nonceliac wheat sensitivity than celiac disease? *Gastroenterology.* 2016; 2016 Jan; 150 (1):282. doi: 10.1053/j.gastro.2015.08.058. Epub 2015 Nov 23150: 282.

5. Fritscher-Ravens A, Schuppan D, Ellrichmann M, et al., Confocal endomicroscopy shows food-associated changes in the intestinal mucosa of patients with irritable bowel syndrome. *Gastroenterol.* 2014; 147: 1012-1020.

6. Carroccio A, Brusca I, Mansueto P, et al. A comparison between two different in vitro basophil activation tests for gluten- and cow's milk protein sensitivity in irritable bowel syndrome (IBS)-like patients. *Clin Chem Lab Med.* 2013; 51:1257-1263.

7. Uyttebroek AP, Sabato V, Faber MA, et al., Basophil activation tests: time for a reconsideration. *Expert Rev Clin Immunol.* 2014; 10:1325-1335. Review.

8. Pignatti P, Yacoub MR, Testoni C, et al. Evaluation of basophil activation test in suspected food hypersensitivity. *Cytometry B Clin Cytom.* 2015. Jul 17. doi: 10.1002/cyto.b.21264. [Epub ahead of print]

9. Song Y, Wang J, Leung N, et al. Correlations between basophil activation, allergen-specific IgE with outcome and severity of oral food challenges. *Ann Allergy Asthma Immunol.* 2015; 114: 319-326.

10. Stapel SO, Asero R, Ballmer-Weber BK, et al. Testing for IgG4 against foods is not recommended as a diagnostic tool: EAACI Task Force Report. *Allergy.* 2008; 63: 793-796.

11. Hochwallner H, Schulmeister U, Swoboda I, et al. Patients suffering from non-IgE-mediated cow's milk protein intolerance cannot be diagnosed based on IgG subclass or IgA responses to milk allergens. *Allergy.* 2011; 66: 1201-1207.

12. Gunasekeera V, Mendall MA, Chan D, et al. Treatment of Crohn's Disease with an IgG4-Guided Exclusion Diet: A Randomized Controlled Trial. *Dig Dis Sci.* 2016; 61: 1148-1157.

13. http://www.lasantenaturelle.net/803/la-sante-naturelle.html

14. Schmitt WH Jr, Leisman G. Correlation of applied kinesiology muscle testing findings with serum immunoglobulin levels for food allergies. *Int. J Neurosci,* 1998; 96: 237-244.

15. Schmitt WH, Jr and Cuthbert SC. Common errors and clinical guidelines for manual muscle testing: « the arm test » and other inaccurate procedures. *Chiropratic and Osteopathy* 2008 Dec 19;16:16. doi: 10.1186/1746-1340-16-16.

16. Biesiekierski JR, Newnham ED, Irving PM et al. Gluten causes gastrointestinal symptoms in subjects without celiac disease: a double-blind randomized placebo-controlled trial. *Am J Gastroenterol* 2011; 106: 508-514.

17. Carroccio A, Mansueto P, Iacono G, et al. Non-celiac wheat sensitivity diagnosed by double-blind placebo-controlled challenge: exploring a new clinical entity. *Am J Gastroenterol.* 2012; 107: 1898-1906.

18. Elli L, Tomba C, Branchi F, et al. Evidence for the presence of non-celiac gluten sensitivity in patients with functional gastrointestinal symptoms: results from a multicenter randomized double-blind placebo-controlled gluten challenge. *Nutrients.* 2016; 8 (2). Feb 8;8 (2): 84. doi: 10.3390/nu8020084.

19. Shahbazkhani B, Sadeghi A, Malekzadeh R, et al. Non-celiac gluten sensitivity has narrowed the spectrum of irritable bowel syndrome: a double-blind randomized placebo-controlled trial. *Nutrients.* 2015; 7: 4542-4554.

20. Di Sabatino A, Volta U, Salvatore C, et al. Small amounts of gluten in subjects with suspected nonceliac gluten sensitivity: a randomized, double-blind, placebo-controlled, cross-over trial. *Clin Gastroenterol Hepatol.* 2015; 13: 1604-1612.e3.

21. Fasano A. Zonulin and its regulation of intestinal barrier function: the biological door to inflammation, autoimmunity, and cancer. *Physiol Rev.* 2011; 91: 151-175. Review.

22. Hollon J, Puppa EL, Greenwald B, et al. Effect of gliadin on permeability of intestinal biopsy explants from celiac disease patients and patients with non-celiac gluten sensitivity. *Nutrients,* 2015; 7: 1565-1576.

Chapitre 5

1. Innis SM. Omega-3 fatty acid biochemistry: perspectives from human nutrition. *Mil Med.* 2014; 179 (11 Suppl):82-87.

2. Barros MP, Poppe SC, Bondan EF. Neuroprotective properties of the marine carotenoid astaxanthin and omega-3 fatty acids, and perspectives for the natural combination of both in krill oil. *Nutrients.* 2014; 6:1293-1317. Review.

3. Spiteller G, Afzal M. The action of peroxyl radicals, powerful deleterious reagents, explains why neither cholesterol nor saturated fatty acids cause atherogenesis and age-related diseases. *Chemistry.* 2014; 20: 14928-14945. Review.

4. Uauy R, Dangour AD. Nutrition in brain development and aging: role of essential fatty acids._Nutr Rev.* 2006; 64(5 Pt 2):S24-33; discussion S72-91. Review.

5. Corsinovi L, Biasi F, Poli G, Leonarduzzi G, Isaia G. Dietary lipids and their oxidized products in Alzheimer's disease. *Mol Nutr Food Res.* 2011; 55 Suppl 2:S1 61-72. Review.

6. Crawford MA, Broadhurst CL. The role of docosahexænoic and the marine food web as determinants of evolution and hominid brain development: the challenge for human sustainability. *Nutr Health.* 2012; 21:17-39.

7. Crawford MA, Broadhurst CL, Guest M et al., A quantum theory for the irreplaceable role of docosahexænoic acid in neural cell signalling throughout evolution. *Prostaglandins Leukot Essent Fatty Acids.* 2013; 88: 5-13.

8. Blasbalg TL, Hibbeln JR, Ramsden CE, et al. Changes in consumption of omega-3 and omega-6 fatty acids in the United States during the 20th century. *Am J Clin Nutr.* 2011;93: 950-962.

9. Crawford MA and Crawford SM . *What we eat today.* London: Neville Searman, 1972.

10. Crawford MA, Sinclair AJ. Nutritional influences in the evolution of mammalian brain. In: lipids, malnutrition & the developing brain. *Ciba Found Symp.* 1971; 267-292. Review.

11. Rizos EC, Ntzani EE, Bika E, et al. Association between omega-3 fatty acid supplementation and risk of major cardiovascular disease events: a systematic review and meta-analysis. *JAMA.* 2012; 308: 1024-1033. Review.

12. Kwak SM, Myung SK, Lee YJ, et al. Efficacy of omega-3 fatty acid supplements (eicosapentænoic acid and docosahexænoic acid) in the secondary prevention of cardiovascular disease: a meta-analysis of randomized, double-blind, placebo-controlled trials. *Arch Intern Med.* 2012; 172: 686-94. Review.

13. Leung Yinko SS, Stark KD, Thanassoulis G, et al. Fish consumption and acute coronary syndrome: a meta-analysis. *Am J Med.* 2014; 127: 848-57.e2.

14. Yu XF, Zou J, Dong J. Fish consumption and risk of gastrointestinal cancers: a meta-analysis of cohort studies. *World J Gastroenterol.* 2014; 20: 15398-15412. Review.

15. Löfvenborg JE, Andersson T, Carlsson PO, et al. Fatty fish consumption and risk of latent autoimmune diabetes in adults. *Nutr Diabetes.* 2014 Oct 20;4:e139. doi: 10.1038/nutd.2014.36.

16. Tørris C, Molin M, Cvancarova Småstuen M. Fish consumption and its possible preventive role on the development and prevalence of metabolic syndrome – a systematic review. *Diabetol Metab Syndr.* 2014; 6: 112. Review.

17. Lagacé J. *Comment j'ai vaincu la douleur et l'inflammation chronique par l'alimentation.* Fides, 2011.

18. De Mel D, Suphioglu C. Fishy business: effect of omega-3 fatty acids on zinc transporters and free zinc availability in human neuronal cells. *Nutrients.* 2014;6: 3245-3258. Review.

19. Albert BB, Cameron-Smith D, Hofman PL, Cutfield WS. Oxidation of marine omega-3 supplements and human health. *Biomed Res Int.* 2013; 2013:464921. Review.

20. Shahidi F, Zhong Y. Lipid oxidation and improving the oxidative stability. *Chem Soc Rev.* 2010; 39: 4067-4079. Review.

21. Benzie IF. Lipid peroxidation: a review of causes, consequences, measurement and dietary influences. *Int J Food Sci Nutr.* 1996; 47: 233-261. Review.

22. Zuta PC, Simpson BK, Zhao X and Leclerc L. The effect of α-Tocopherol on the oxidation of mackerel oil. *Food Chemistry*, 2007; 100, 800-807.

23. García-Hernández VM, Gallar M, Sánchez-Soriano J, Micol V, Roche E, García-García E. Effect of omega-3 dietary supplements with different oxidation levels in the lipidic profile of women: a randomized controlled trial. *Int J Food Sci Nutr.* 2013; 64:993-1000.

24. Wenstrom KD. The FDA's new advice on fish: it's complicated. *Am J Obstet Gynecol.* 2014; 211: 475-478.e1.

25. Umhau JC, Zhou W, Carson RE, et al. Imaging incorporation of circulating docosahexænoic acid into the human brain using positron emission tomography. *J Lipid Res.* 2009; 50: 1259-1268.

26. Barceló-Coblijn G, Murphy EJ, Othman R, et al. Flaxseed oil and fish-oil capsule consumption alters human red blood cell n-3 fatty acid composition: a multiple-dosing trial comparing 2 sources of n-3 fatty acid. *Am J Clin Nutr.* 2008; 88: 801-809.

27. Senadheera SD, Turchini GM, Thanuthong T, Francis DS. Effects of dietary α-linolenic acid (18:3n-3) linoleic acid (18:2n-6) ratio on fatty acid metabolism in Murray cod (Maccullochella peelii peelii). *J Agric Food Chem.* 2011; 59: 1020-1030.

28. Sarter B, Kelsey KS, Schwartz TA, Harris WS. Blood docosahexænoic acid and eicosapentænoic acid in vegans: Associations with age and gender and effects of an algal-derived omega-3 fatty acid supplement. *Clin Nutr.* 2015; 34: 212-218.

29. Harris WS. Achieving optimal n-3 fatty acid status: the vegetarian's challenge... or not. *Am J Clin Nutr.* 2014; 100 Suppl 1: 449S-452S. Review.

30. Gorjão R, Azevedo-Martins AK, Rodrigues HG et al. Comparative effects of DHA and EPA on cell function. *Pharmacol Ther.* 2009; 122: 56-64. Review.

31. Hulbert AJ, Pamplona R, Buffenstein R, Buttemer WA.et al. Life and death: metabolic rate, membrane composition, and life span of animals. *Physiol Rev.* 2007; 87: 1175-1213. Review.

32. Piché LA, Draper HH, Cole PD. Malondialdehyde excretion by subjects consuming cod liver oil vs a concentrate of n-3 fatty acids. *Lipids.* 1988; 23: 370-371.

33. Tanghe S, Missotten J, Raes K, De Smet S. The effect of different concentrations of linseed oil or fish oil in the maternal diet on the fatty acid composition and oxidative status of sows and piglets. *J Anim Physiol Anim Nutr (Berl).* 2015; 99: 938-949.

34. Tsuduki T, Honma T, Nakagawa K et al. Long-term intake of fish oil increases oxidative stress and decreases lifespan in senescence-accelerated mice. *Nutrition.* 2011; 27: 334-337.

35. Grundy SM, Cleeman JI, Merz CNB et al. NCEP Report. *J. Am. Assoc.* 2004; 44: 720-732.

36. Nordestgaard BG, Varbo A. Triglycerides and cardiovascular disease. *Lancet.* 2014; 384: 626-635. Review.

37. Björkerud S. Atherosclerosis initiated by mechanical trauma in normo-lipidemic rabbits. *J Atheroscler Res.* 1969; 9: 209-213.

38. Reiser R, Sorrels MF, Williams MC. Influence of high levels of dietary fats and cholesterol on atherosclerosis and lipid distribution in swine. *Circ Res.* 1959; 7: 833-846.

39. Ross R. The pathogenesis of atherosclerosis: a perspective for the 1990s. Nature. 1993; 362:801-9. Review.

40. Spiteller G. The important role of lipid peroxidation processes in aging and age dependent diseases. *Mol Biotechnol.* 2007; 37: 5-12. Review.

41. Wakimoto T, Kondo H, Nii H, et al. Furan fatty acid as an anti-inflammatory component from the green-lipped mussel Perna canaliculus. *Proc Natl Acad Sci U S A.* 2011; 108: 17533-17537.

42. Strain JJ, Yeates AJ, van Wijngaarden E, et al. Prenatal exposure to methyl mercury from fish consumption and polyunsaturated fatty acids: associations with child development at 20 mo of age in an observational study in the Republic of Seychelles. *Am J Clin Nutr.* 2015; 101: 530-537.

43. Jensen I J, Mæhre HK, Tømmerås S, et al. Farmed Atlantic salmon (Salmo salar L.) is a good source of long chain omega-3 fatty acids.Version of Record online: Feb 2012 DOI: 10.1111/j.1467-3010.2011.01941.x

44. Blanchet C, Lucas M, Julien P, et al. Fatty acid composition of wild and farmed Atlantic salmon (Salmo salar) and rainbow trout (Oncorhynchus mykiss). *Lipids.* 2005; 40: 529-531.

45. Dewailly E, Ayotte P, Lucas M, et al. Risk and benefits from consuming salmon and trout: a Canadian perspective. *Food Chem Toxicol.* 2007; 45: 1343-1348.

46. Koponen J, Airaksinen R, Hallikainen A, et al. Perfluoroalkyl acids in various edible Baltic, freshwater, and farmed fish in Finland. *Chemosphere*. 2015; 129:186-191.

47. Perugini M, Manera M, Tavoloni T, et al. Temporal trends of PCBs in feed and dietary influence in farmed rainbow trout (Oncorhynchus mykiss). *Food Chem*. 2013; 141: 2321-2327.

48. Ku CS, Pham TX, Park Y, et al. Edible blue-green algæ reduce the production of pro-inflammatory cytokines by inhibiting NF-κB pathway in macrophages and splenocytes. *Biochim Biophys Acta*. 2013; 1830: 2981-2988.

49. Choi WY, Kang do H, Lee HY. Enhancement of immune activation activities of Spirulina maxima grown in deep-sea water. *Int J Mol Sci*. 2013; 14:12205-12221.

50. Machu L, Misurcova L, Ambrozova JV, et al. Phenolic content and antioxidant capacity in algal food products. *Molecules*. 2015; 20: 1118-1133.

51. Nicol S, Foster J, Kawaguchi S. The fishery for Antarctic krill – recent developments. 2012; Fish and Fisheries. 2012; 1:30-40.

52. Kwantes JM, Grundmann O. A brief review of krill oil history, research, and the commercial market. *J Diet Suppl*. 2015; 12: 23-35. Review.

53. Sampalis F, Bunea R, Pelland MF, et al. Evaluation of the effects of Neptune Krill Oil on the management of premenstrual syndrome and dysmenorrhea. *Altern Med Rev*. 2003; 8: 171-179.

54. Costantini L, Lukšič L, Molinari R, et al. Development of gluten-free bread using tartary buckwheat and chia flour rich in flavonoids and omega-3 fatty acids as ingredients. *Food Chem*. 2014; 165: 232-240.

55. Goyal A, Sharma V, Upadhyay N, et al. Flax and flaxseed oil: an ancient medicine & modern functional food. *J Food Sci Technol*. 2014; 51: 1633-1653. Review.

Chapitre 6

1. Wang WL, Xu SY, Ren ZG, et al. Application of metagenomics in the human gut microbiome. *World J Gastroenterol*. 2015; 21: 803-814. Review.

2. Human Microbiome Project Consortium. Structure, function and diversity of the healthy human microbiome. *Nature*. 2012; 486: 207-214.

3. Di Bella JM, Bao Y, Gloor GB, et al. High throughput sequencing methods and analysis for microbiome research. *J Microbiol Methods*. 2013; 95: 401-414. Review.

4. Kumar R, Eipers P, Little RB, et al. *Curr Protoc Hum Genet*. 2014 Jul 14;82:18.8.1-29. doi: 10.1002/0471142905.hg1808s82.

5. Morgan XC, Huttenhower C. Meta'omic analytic techniques for studying the intestinal microbiome. *Gastroenterology*. 2014; 146: 1437-1448.e1. Review.

6. Qin J, Li R, Raes J, et al. A human gut microbial gene catalogue established by metagenomic sequencing. *Nature*. 2010; 464: 59-65.

7. Yatsunenko T, Rey FE, Manary MJ, et al. Human gut microbiome viewed across age and geography. *Nature*. 2012; 486: 222-227.

8. Ley RE, Lozupone CA, Hamady M, et al. Worlds within worlds: evolution of the vertebrate gut microbiota. *Nat Rev Microbiol*. 2008; 6: 776-788.

9. Costello EK, Lauber CL, Hamady M, et al. Bacterial community variation in human body habitats across space and time. *Science*. 2009; 326: 1694-1697.

10. Lozupone CA, Stombaugh JI, Gordon JI, et al. Diversity, stability and resilience of the human gut microbiota. *Nature*. 2012; 489: 220-230. Review.

11. Arumugam M, Raes J, Pelletier E, et al. Enterotypes of the human gut microbiome. *Nature*. 2011; 473: 174-180.

12. Li J, Jia H, Cai X, et al. An integrated catalog of reference genes in the human gut microbiome. *Nat Biotechnol*. 2014; 32: 834-841.

13. Gill SR, Pop M, Deboy RT, et al. Metagenomic analysis of the human distal gut microbiome. *Science*. 2006; 312: 1355-1359.

14. Turnbaugh PJ, Hamady M, Yatsunenko T, et al. A core gut microbiome in obese and lean twins. *Nature*. 2009; 457: 480-484.

15. Kurokawa K, Itoh T, Kuwahara T, et al. Comparative metagenomics revealed commonly enriched gene sets in human gut microbiomes. *DNA Res*. 2007;14:169-181.

16. Koren O, Knights D, Gonzalez A, et al. A guide to enterotypes across the human body: meta-analysis of microbial community structures in human microbiome data sets. *PLoS Comput Biol*. 2013; 9(1): e1002863.

17. Knights D, Ward TL, McKinlay CE, et al. Rethinking "enterotypes". *Cell Host Microbe*. 2014; 16: 433-437.

18. Quercia S, Candela M, Giuliani C, et al. From lifetime to evolution: timescales of human gut microbiota adaptation. *Front Microbiol*. 2014 Nov 4;5:587. doi: 10.3389/fmicb.2014.00587. eCollection 2014. Review.

19. Borre YE, O'Keeffe GW, Clarke G, et al. Microbiota and neurodevelopmental windows: implications for brain disorders. *Trends Mol Med*. 2014; 20: 509-518. Review.

20. Cho I, Blaser MJ. The human microbiome: at the interface of health and disease. *Nat Rev Genet*. 2012; 13: 260-270. Review.

21. Ursell LK, Haiser HJ, Van Treuren W, et al. The intestinal metabolome: an intersection between microbiota and host. *Gastroenterology*. 2014; 146: 1470-1476. Review.

22. Zheng J, Gänzle MG, Lin XB, et al. Diversity and dynamics of bacteriocins from human microbiome. *Environ Microbiol*. 2015; 17: 2133-2143.

23. Maynard CL, Elson CO, Hatton RD, et al. Reciprocal interactions of the intestinal microbiota and immune system. *Nature*. 2012; 489: 231-241. Review.

24. Tilg H, Moschen AR. Food, immunity, and the microbiome. *Gastroenterology*. 2015; 148: 1107-1119. Review.

25. Sherman MP, Zaghouani H, Niklas V. Gut microbiota, the immune system, and diet influence the neonatal gut-brain axis. *Pediatr Res.* 2015; 77: 127-135. Review.

26. Cho I, Blaser MJ. The human microbiome: at the interface of health and disease. *Nat Rev Genet.* 2012; 13: 260-270. Review.

27. Mayer EA, Knight R, Mazmanian SK, et al. Gut microbes and the brain: paradigm shift in neuroscience. *J Neurosci.* 2014; 34: 15490-15496. Review.

28. Zoetendal EG, Akkermans AD, De Vos WM. Temperature gradient gel electrophoresis analysis of 16S rRNA from human fecal samples reveals stable and host-specific communities of active bacteria. *Appl Environ Microbiol.* 1998; 64: 3854-3859.

29. Pabst O, Mowat AM. Oral tolerance to food protein. *Mucosal Immunol.* 2012; 5: 232-239. Review.

30. Corthésy B. Role of secretory IgA in infection and maintenance of homeostasis. *Autoimmun Rev.* 2013; 12: 661-665. Review.

31. McDermott AJ, Huffnagle GB. The microbiome and regulation of mucosal immunity. *Immunology.* 2014; 142: 24-31. Review.

32. Corthésy B. Multi-faceted functions of secretory IgA at mucosal surfaces. *Front Immunol.* 2013 Jul 12;4:185. doi: 10.3389/fimmu.2013.00185. eCollection 2013.

33. Atarashi K, Nishimura J, Shima T, et al. ATP drives lamina propria T(H)17 cell differentiation. *Nature.* 2008; 455(7214): 808-812.

34. Chistiakov DA, Bobryshev YV, Kozarov E, et al. Intestinal mucosal tolerance and impact of gut microbiota to mucosal tolerance. *Front Microbiol.* 2015 Jan 13;5:781. doi: 10.3389/fmicb.2014.00781. eCollection 2014.

35. Corthésy B. Multi-faceted functions of secretory IgA at mucosal surfaces. *Front Immunol.* 2013 Jul 12;4:185. doi: 10.3389/fimmu.2013.00185. eCollection 2013.

36. Mathias A, Pais B, Favre L et al. Role of secretory IgA in the mucosal sensing of commensal bacteria. *Gut Microbes.* 2014; 5: 688-695. Review.

37. Ko HJ, Chang SY. Regulation of intestinal immune system by dendritic cells. *Immune Netw.* 2015; 15: 1-8. Review.

38. Conlon MA, Bird AR. The impact of diet and lifestyle on gut microbiota and human health. *Nutrients.* 2014; 7: 17-44. Review.

39. Clemente JC, Pehrsson EC, Blaser MJ, et al. The microbiome of uncontacted Amerindians. *Sci Adv.* 2015 Apr 3;1(3). pii: e1500183.

40. Rampelli S, Schnorr SL, Consolandi C, et al. Metagenome sequencing of the hadza hunter-gatherer gut microbiota. *Curr Biol.* 2015; 25: 1682-1693.

41. Wu GD, Chen J, Hoffmann C, et al. Linking long-term dietary patterns with gut microbial enterotypes. *Science.* 2011; 334: 105-108.

42. Collins SM, Surette M, Bercik P. The interplay between the intestinal microbiota and the brain. *Nat Rev Microbiol.* 2012; 10: 735-42. Review.

43. Mayer EA. Gut feelings: the emerging biology of gut-brain communication. *Nat Rev Neurosci.* 2011; 12: 453-466. Review.

44. Carabotti M, Scirocco A, Maselli MA, et al. The gut-brain axis: interactions between enteric microbiota, central and enteric nervous systems. *Ann Gastroenterol.* 2015; 28: 203-209.

45. Bravo JA, Forsythe P, Chew MV, et al. Ingestion of Lactobacillus strain regulates emotional behavior and central GABA receptor expression in a mouse via the vagus nerve. *Proc Natl Acad Sci U S A.* 2011; 108: 16050-16055.

46. Bercik P, Denou E, Collins J, et al. Gastroenterology. The intestinal microbiota affect central levels of brain-derived neurotropic factor and behavior in mice. 2011; 141: 599-609.

47. Li W, Dowd SE, Scurlock B, et al. Memory and learning behavior in mice is temporally associated with diet-induced alterations in gut bacteria. *Physiol Behav.* 2009; 96: 557-567.

48. Schmidt C. Mental health: thinking from the gut. *Nature.* 2015; 518: S12-15.

49. Al Omran Y, Aziz Q. The brain-gut axis in health and disease. *Adv Exp Med Biol.* 2014; 817: 135-153. Review.

50. Alonso C, Vicario M, Pigrau M, et al. Intestinal barrier function and the brain-gut axis. *Adv Exp Med Biol.* 2014; 817: 73-113. Review.

51. Lallès JP. Intestinal alkaline phosphatase: novel functions and protective effects. *Nutr Rev.* 2014; 72: 82-94. Review.

52. Lallès JP. Intestinal alkaline phosphatase: multiple biological roles in maintenance of intestinal homeostasis and modulation by diet. *Nutr Rev.* 2010; 68: 323-232. Review.

53. Hamarneh SR, Mohamed MM, Economopoulos KP, et al. A novel approach to maintain gut mucosal integrity using an oral enzyme supplement. *Ann Surg.* 2014; 260: 706-714; discussion 714-715.

54. Molnár K, Vannay A, Sziksz E, et al. Decreased mucosal expression of intestinal alkaline phosphatase in children with cœliac disease. *Virchows Arch.* 2012; 460: 157-161.

55. Lackeyram D, Yang C, Archbold T, et al. Early weaning reduces small intestinal alkaline phosphatase expression in pigs. *J Nutr.* 2010; 140: 461-468.

56. Tuin A, Poelstra K, de Jager-Krikken A, et al. Role of alkaline phosphatase in colitis in man and rats. *Gut.* 2009; 58: 379-387.

57. Molnár K, Vannay A, Szebeni B, et al. Intestinal alkaline phosphatase in the colonic mucosa of children with inflammatory bowel disease. *World J Gastroenterol.* 2012; 18: 3254-3259.

58. Lukas M, Drastich P, Konecny M, et al. Exogenous alkaline phosphatase for the treatment of patients with moderate to severe ulcerative colitis. *Inflamm Bowel Dis.* 2010; 16: 1180-1186.

59. Peters E, van Elsas A, Heemskerk S, et al. Alkaline phosphatase as a treatment of sepsis-associated acute kidney injury. *J Pharmacol Exp Ther*. 2013; 344: 2-7. Review.

60. Heemskerk S, Masereeuw R, Moesker O, et al. Alkaline phosphatase treatment improves renal function in severe sepsis or septic shock patients. *Crit Care Med*. 2009; 37: 417-423.

Chapitre 7

1. Benson AK, Kelly SA, Legge R, et al. Individuality in gut microbiota composition is a complex polygenic trait shaped by multiple environmental and host genetic factors. *Proc Natl Acad Sci U S A*. 2010; 107: 18933-18938.

2. Muegge BD, Kuczynski J, Knights D, et al. Diet drives convergence in gut microbiome functions across mammalian phylogeny and within humans. *Science*. 2011; 332: 970-974.

3. De Filippo C, Cavalieri D, Di Paola M, et al. Impact of diet in shaping gut microbiota revealed by a comparative study in children from Europe and rural Africa. *Proc Natl Acad Sci U S A*. 2010; 107: 14691-14696.

4. Wu GD, Chen J, Hoffmann C, et al. Linking long-term dietary patterns with gut microbial enterotypes. *Science*. 2011; 334: 105-108.

5. Yatsunenko T, Rey FE, Manary MJ, et al. Human gut microbiome viewed across age and geography. *Nature*. 2012; 486: 222-227.

6. Tilg H, Moschen AR. Food, immunity, and the microbiome. *Gastroenterology*. 2015; 148: 1107-1119. Review.

7. David LA, Maurice CF, Carmody RN, et al. Diet rapidly and reproducibly alters the human gut microbiome. *Nature*. 2014; 505: 559-563.

8. Bolnick DI, Snowberg LK, Hirsch PE, et al. Individual diet has sex-dependent effects on vertebrate gut microbiota. *Nat Commun*. 2014 Jul 29; 5: 4500. doi: 10.1038/ncomms5500.5: 4500.

9. Bolnick DI, Snowberg LK, Caporaso JG, et al. Major Histocompatibility Complex class IIb polymorphism influences gut microbiota composition and diversity. *Mol Ecol*. 2014; 23: 4831-4845.

10. Morrow EH. The evolution of sex differences in disease. *Biol Sex Differ*. 2015;6:5. doi: 10.1186/s13293-015-0023-0. eCollection 2015.

11. Brown K, DeCoffe D, Molcan E, et al. Diet-induced dysbiosis of the intestinal microbiota and the effects on immunity and disease. *Nutrients*. 2012; 4: 1095-119.

12. Chan YK, Estaki M, Gibson DL. Clinical consequences of diet-induced dysbiosis. *Ann Nutr Metab*. 2013; 63 Suppl 2: 28-40. Review.

13. Adler CJ, Dobney K, Weyrich LS, et al. Sequencing ancient calcified dental plaque shows changes in oral microbiota with dietary shifts of the Neolithic and Industrial revolutions. *Nat Genet.* 2013; 45: 450-455.

14. Costello EK, Stagaman K, Dethlefsen L, et al. The application of ecological theory toward an understanding of the human microbiome. *Science.* 2012; 336: 1255-1262. Review.

15. Rodríguez JM, Murphy K, Stanton C, et al. The composition of the gut microbiota throughout life, with an emphasis on early life._*Microb Ecol Health Dis.* 2015 Feb 2; 26: 26050. doi: 10.3402/mehd.v26.26050. eCollection 2015.

16. Aagaard K, Ma J, Antony KM, et al. The placenta harbors a unique microbiome. *Sci Transl Med* 2014 Sep 17;6(254):254le4. doi: 10.1126/scitranslmed.3009864.

17. Jimenez E, Fernandez L, Marın ML, et al. Isolation of commensal bacteria from umbilical cord blood of healthy neonates born by cesarean section. *Curr Microbiol.* 2005; 51: 270-274.

18. Bearfield C, Davenport ES, Sivapathasundaram V, et al. Possible association between amniotic fluid micro-organism infection and microflora in the mouth. *BJOG.* 2002; 109: 527-533.

19. Rautava S, Collado MC, Salminen S, et al. Probiotics modulate host microbe interaction in the placenta and fetal gut: a randomized, double-blind, placebo-controlled trial. *Neonatology.* 2012; 102: 178-184.

20. Steel JH, Malatos S, Kennea N, et al. Bacteria and inflammatory cells in fetal membranes do not always cause preterm labor. *Pediatr Res.* 2005; 57: 404-411.

21. Doyle RM, Alber DG, Jones HE, et al. Term and preterm labour are associated with distinct microbial community structures in placental membranes which are independent of mode of delivery. *Placenta.* 2014; 35: 1099-1101.

22. Moles L, Gomez M, Heilig H, et al. Bacterial diversity in meconium of preterm neonates and evolution of their fecal microbiota during the first month of life. *PLoS One.* 2013; 8: e66986. doi: 10.1371/journal.pone.0066986. Print 2013.

23. Ardissone AN, de la Cruz DM, Davis-Richardson AG, et al. Meconium microbiome analysis identifies bacteria correlated with premature birth. *PLoS One.* 2014; 9: e90784.

24. Rodríguez JM, Murphy K, Stanton C, et al. The composition of the gut microbiota throughout life, with an emphasis on early life. *Microb Ecol Health Dis.* 2015 Feb 2;26:26050. doi: 10.3402/mehd.v26.26050. eCollection 2015.

25. Funkhouser LJ, Bordenstein SR. Mom knows best: the universality of maternal microbial transmission. *PLoS Biol.* 2013; 11: e1001631.

26. Koenig JE, Spor A, Scalfone N, et al. Succession of microbial consortia in the developing infant gut microbiome. *Proc Natl Acad Sci U S A.* 2011 Mar 15;108 Suppl 1:4578-4585.

27. Marques TM, Wall R, Ross RP, et al. Programming infant gut microbiota : influence of dietary and environmental factors. *Curr Opin Biotechnol.* 2010 ; 21 : 149-156.

28. Yatsunenko T, Rey FE, Manary MJ, et al. Human gut microbiome viewed across age and geography. *Nature.* 2012 ; 486 : 222-227.

29. Borre YE, Moloney RD, Clarke G, et al. The impact of microbiota on brain and behavior : mechanisms & therapeutic potential. *Adv Exp Med Biol.* 2014 ; 817 : 373-403. Review.

30. Rajilić-Stojanović M, Heilig HG, Molenaar D, et al. Development and application of the human intestinal tract chip, a phylogenetic microarray : analysis of universally conserved phylotypes in the abundant microbiota of young and elderly adults. *Environ Microbiol.* 2009 ; 11 : 1736-1751.

31. Qin J, Li R, Raes J, et al. A human gut microbial gene catalogue established by metagenomic sequencing. *Nature.* 2010 ; 464 : 59-65.

32. Human Microbiome Project Consortium. Structure, function and diversity of the healthy human microbiome. *Nature.* 2012 ; 486 : 207-214.

33. Claesson MJ, Cusack S, O'Sullivan O, et al. Composition, variability, and temporal stability of the intestinal microbiota of the elderly. *Proc Natl Acad Sci U S A.* 2011 ; 108 Suppl 1 : 4586-4591.

34. Jeffery IB, Lynch DB, O'Toole PW. Composition and temporal stability of the gut microbiota in older persons. *ISME J.* 2016 ; 10 : 170-182.

35. O'Toole PW, Jeffery IB. Gut microbiota and aging. *Science.* 2015 ; 350 : 1214-1215.

36. Turnbaugh PJ, Hamady M, Yatsunenko T, et al. A core gut microbiome in obese and lean twins. *Nature.* 2009 ; 457 : 480-484.

37. Ringel Y, Maharshak N, Ringel-Kulka T, et al. High throughput sequencing reveals distinct microbial populations within the mucosal and luminal niches in healthy individuals. *Gut Microbes.* 2015 ; 6:173-181.

38. Faith JJ, Guruge JL, Charbonneau M, et al. The long-term stability of the human gut microbiota. *Science.* 2013 ; 341:1237439. doi : 10.1126/science.1237439.

39. de La Cochetière MF, Durand T, Lepage P, et al. Resilience of the dominant human fecal microbiota upon short-course antibiotic challenge. *J Clin Microbiol* 2005 ; 43 : 5588-5592.

40. Dethlefsen L, Huse S, Sogin ML, et al. The pervasive effects of an antibiotic on the human gut microbiota, as revealed by deep 16S rRNA sequencing. *PLoS Biol* 2008 ; 6 : e280. doi : 10.1371/journal.pbio.0060280.

41. Jernberg C, Lo¨fmark S, Edlund C, et al. Long-term impacts of antibiotic exposure on the human intestinal microbiota. *Microbiology.* 2010 ; 156 : 3216-3223. Review.

42. Walker AW, Ince J, Duncan SH, et al. Dominant and diet-responsive groups of bacteria within the human colonic microbiota. *ISME J.* 2011 ; 5 : 220-230.

43. Lee D, Albenberg L, Compher C, et al. Diet in the pathogenesis and treatment of inflammatory bowel diseases. *Gastroenterology.* 2015; 148: 1087-1106. Review.

44. Sonnenburg ED, Smits SA, Tikhonov M, et al. Diet-induced extinctions in the gut microbiota compound over generations. *Nature.* 2016; 529: 212-215.

45. Zhernakova A, Kurilshikov A, Bonder MJ, et al. Population-based metagenomics analysis reveals markers for gut microbiome composition and diversity. *Science.* 2016; 352: 565-569.

46. Sarbagili-Shabat C, Sigall-Boneh R, Levine A. Nutritional therapy in inflammatory bowel disease. *Curr Opin Gastroenterol.* 2015; 31: 303-308. Review.

47. Jostins L, Ripke S, Weersma RK, et al. Host-microbe interactions have shaped the genetic architecture of inflammatory bowel disease. *Nature.* 2012; 491: 119-124.

48. Pfeffer-Gik T, Levine A. Dietary clues to the pathogenesis of Crohn's disease. Dig Dis. 2014; 32: 389-394. Review.

49. Merga Y, Campbell BJ, Rhodes JM. Mucosal barrier, bacteria and inflammatory bowel disease: possibilities for therapy. *Dig Dis.* 2014; 32: 475-483. Review.

50. Miniello VL, Colasanto A, Cristofori F, et al. Gut microbiota biomodulators, when the stork comes by the scalpel. *Clin Chim Acta.* 2015; 451: 88-96.

51. Scher JU, Ubeda C, Artacho A, et al. Decreased bacterial diversity characterizes the altered gut microbiota in patients with psoriatic arthritis, resembling dysbiosis in inflammatory bowel disease. *Arthritis Rheumatol.* 2015; 67: 128-139.

52. Cho I, Blaser MJ. The human microbiome: at the interface of health and disease. *Nat Rev Genet.* 2012; 13: 260-270. Review.

53. Ravel J, Gajer P, Abdo Z, et al. Vaginal microbiome of reproductive-age women. *Proc Natl Acad Sci U S A.* 2011; 108 Suppl 1: 4680-4687.

54. Mayer EA, Knight R, Mazmanian SK, et al. Gut microbes and the brain: paradigm shift in neuroscience. *J Neurosci.* 2014; 34: 15490-15496. Review.

55. Wu GD, Chen J, Hoffmann C, et al. Linking long-term dietary patterns with gut microbial enterotypes. *Science.* 2011; 334: 105-108.

56. Selhub EM, Logan AC, Bested AC. Fermented foods, microbiota, and mental health: ancient practice meets nutritional psychiatry. *J Physiol Anthropol.* 2014; 33:2. doi: 10.1186/1880-6805-33-2. Review.

57. Albenberg LG, Wu GD. Diet and the intestinal microbiome: associations, functions, and implications for health and disease. *Gastroenterology.* 2014; 146: 1564-1572. Review.

58. Carding S, Verbeke K, Vipond DTet al. Dysbiosis of the gut microbiota in disease. *Microb Ecol Health Dis.* 2015; 26:26191. doi: 10.3402/mehd.v26.26191. eCollection 2015.

59. Gevers D, Kugathasan S, Denson LA, et al. The treatment-naive microbiome in new-onset Crohn's disease. *Cell Host Microbe*. 2014; 15: 382-392.

60. Nibali L, Henderson B, Sadiq ST, et al. Genetic dysbiosis: the role of microbial insults in chronic inflammatory diseases. *J Oral Microbiol*. 2014; 6. doi: 10.3402/jom. v6.22962. eCollection 2014. Review.

61. Keeney KM, Yurist-Doutsch S, Arrieta MC, et al. Effects of antibiotics on human microbiota and subsequent disease. *Annu Rev Microbiol*. 2014; 68: 217-235. Review.

62. Scher JU, Ubeda C, Artacho A, et al. Decreased bacterial diversity characterizes the altered gut microbiota in patients with psoriatic arthritis, resembling dysbiosis in inflammatory bowel disease. *Arthritis Rheumatol*. 2015; 67: 128-139.

63. Costello ME, Ciccia F, Willner D, et al. Intestinal dysbiosis in ankylosing spondylitis. *Arthritis Rheumatol*. 2014. doi: 10.1002/art.38967.

64. David LA, Maurice CF, Carmody RN, et al. Diet rapidly and reproducibly alters the human gut microbiome. *Nature*. 2014; 505: 559-563.

65. Quercia S, Candela M, Giuliani C, et al. From lifetime to evolution: timescales of human gut microbiota adaptation. *Front Microbiol*. 2014; 5: 587. doi: 10.3389/fmicb.2014.00587. eCollection 2014. Review.

66. De Vadder F, Kovatcheva-Datchary P, Goncalves D, et al. Microbiota-generated metabolites promote metabolic benefits via gut-brain neural circuits. *Cell*. 2014; 156: 84-96.

67. Koh A, De Vadder F, Kovatcheva-Datchary P, et al. From Dietary Fiber to Host Physiology: Short-Chain Fatty Acids as Key Bacterial Metabolites. *Cell*. 2016; 165: 1332-1345. Review.

68. Trompette A, Gollwitzer ES, Yadava K, et al. Gut microbiota metabolism of dietary fiber influences allergic airway disease and hematopoiesis. *Nat Med*. 2014; 20: 159-166.

69. Chung H, Pamp SJ, Hill JA, et al. Gut immune maturation depends on colonization with a host-specific microbiota. *Cell*. 2012; 149:1578-1593.

70. Annalisa N, Alessio T, Claudette TD, et al. Gut microbioma population: an indicator really sensible to any change in age, diet, metabolic syndrome, and life-style. *Mediators Inflamm*. 2014;2014:901308. doi: 10.1155/2014/901308. Epub 2014 Jun 4. Review.

71. Clarke SF, Murphy EF, O'Sullivan O, et al. Exercise and associated dietary extremes impact on gut microbial diversity. *Gut*. 2014; 63: 1913-1920.

72. Fasano A, Sapone A, Zevallos V, et al. Nonceliac gluten sensitivity. *Gastroenterology*. 2015; 148: 1195-1204. Review.

73. Snyder MR, Murray JA. Celiac disease: advances in diagnosis. *Expert Rev Clin Immunol*. 2016; 12: 449-463.

74. Kabbani TA, Vanga RR, Leffler DA, et al. Celiac disease or non-celiac gluten sensitivity? An approach to clinical differential diagnosis. *Am J Gastroenterol.* 2014; 109: 741-746.

75. Mansueto P, D'Alcamo A, Seidita A, et al. Food allergy in irritable bowel syndrome: The case of non-celiac wheat sensitivity. *World J Gastroenterol.* 2015; 21: 7089-7109. Review.

76. Lee YJ, Park KS. Irritable bowel syndrome: emerging paradigm in pathophysiology. *World J Gastroenterol.* 2014; 20: 2456-2469. Review.

77. Drossman DA, Dumitrascu DL. Rome III: New standard for functional gastrointestinal disorders. *J Gastrointestin Liver Dis.* 2006; 15: 237-241. Review.

78. Grace E, Shaw C, Whelan K, et al. Review article: small intestinal bacterial overgrowth--prevalence, clinical features, current and developing diagnostic tests, and treatment. *Aliment Pharmacol Ther.* 2013; 38: 674-688. Review.

79. Lee HR, Pimentel M. Bacteria and irritable bowel syndrome: the evidence for small intestinal bacterial overgrowth. *Curr Gastroenterol Rep.* 2006; 8: 305-311. Review.

80. Böhn L, Störsrud S, Törnblom H, et al. Self-reported food-related gastrointestinal symptoms in IBS are common and associated with more severe symptoms and reduced quality of life. *Am J Gastroenterol.* 2013; 108: 634-641.

81. Eswaran S, Tack J, Chey WD. Food: the forgotten factor in the irritable bowel syndrome. *Gastroenterol Clin North Am.* 2011; 40: 141-62. Review.

82. Zigich S, Heuberger R. The relationship of food intolerance and irritable bowel syndrome in adults. *Gastroenterol Nurs.* 2013; 36: 275-282. Review.

83. Monsbakken KW, Vandvik PO, Farup PG. Perceived food intolerance in subjects with irritable bowel syndrome-- etiology, prevalence and consequences. *Eur J Clin Nutr.* 2006; 60: 667-672.

84. Simonato B, De Lazzari F, Pasini G, et al. IgE binding to soluble and insoluble wheat flour proteins in atopic and non-atopic patients suffering from gastrointestinal symptoms after wheat ingestion. *Clin Exp Allergy.* 2001; 31: 1771-1778.

85. Carroccio A, Brusca I, Mansueto P, et al. A comparison between two different in vitro basophil activation tests for gluten- and cow's milk protein sensitivity in irritable bowel syndrome (IBS)-like patients. *Clin Chem Lab Med.* 2013; 51: 1257-1263.

86. Bischoff SC, Mayer J, Wedemeyer J, et al. Colonoscopic allergen provocation (COLAP): a new diagnostic approach for gastrointestinal food allergy. *Gut.* 1997; 40: 745-753.

87. Kristjansson G, Serra J, Lööf L, et al. Kinetics of mucosal granulocyte activation after gluten challenge in cœliac disease. *Scand J Gastroenterol.* 2005; 40: 662-669.

88. Fritscher-Ravens A, Schuppan D, Ellrichmann M, et al. Confocal endomicroscopy shows food-associated changes in the intestinal mucosa of patients with irritable bowel syndrome. *Gastroenterology.* 2014; 147: 1012-1020.

89. Philpott H, Gibson P, Thien F. Irritable bowel syndrome – An inflammatory disease involving mast cells. *Asia Pac Allergy*. 2011; 1: 36-42.

90. Mullin GE, Shepherd SJ, Chander Roland B, et al. Irritable bowel syndrome: contemporary nutrition management strategies. *JPEN J Parenter Enteral Nutr*. 2014; 38: 781-799.

91. Steingarten, J., Is true happiness possible whitout gluten? Vogue Magazine; Available at: http://www.vogue.com/865199, September 27, 3013.

92. Pruimboom L, de Punder K. The opioid effects of gluten exorphins: asymptomatic celiac disease. *J Health Popul Nutr*. 2015; 33: 24. doi: 10.1186/s41043-015-0032-y.

93. Catassi C. Gluten Sensitivity. *Ann Nutr Metab*. 2015; 67 Suppl 2: 16-26.

94. Makharia A, Catassi C, Makharia GK. The Overlap between Irritable Bowel Syndrome and Non-Celiac Gluten Sensitivity: A Clinical Dilemma. *Nutrients*. 2015; 7: 10417-10426. Review.

95. Shahbazkhani B, Sadeghi A, Malekzadeh R, et al. Non-celiac gluten sensitivity has narrowed the spectrum of irritable bowel syndrome: a double-blind randomized placebo-controlled trial. *Nutrients*. 2015; 7: 4542-4554.

96. Francavilla R, Cristofori F, Castellaneta S, et al. Clinical, serologic, and histologic features of gluten sensitivity in children. *J Pediatr*. 2014; 164: 463-467.

97. Hadjivassiliou M, Grünewald RA, Kandler RH, et al. Neuropathy associated with gluten sensitivity. *J Neurol Neurosurg Psychiatry*. 2006; 77: 1262-1266.

98. Hadjivassiliou M, Sanders DS, Woodroofe N, et al. Gluten ataxia. *Cerebellum*. 2008; 7: 494-498. Review.

99. Hadjivassiliou M, Sanders DS, Grünewald RA, et al. Gluten sensitivity: from gut to brain. *Lancet Neurol*. 2010; 9: 318-330. Review.

100. Perlmutter D, Loberg K, *Grain Brain*, Little Brown, 2013; Traduction française: *Ces glucides qui menacent notre cerveau*, Marabout, 2015.

101. Perlmutter D, Loberg K, *Brain Maker*, Little Brown, 2015.

102. Carroccio A, D'Alcamo A, Cavataio F, et al. High proportions of people with nonceliac wheat sensitivity have autoimmune disease or antinuclear antibodies. gastroenterology. 2015; 149: 596-603..

103. Makharia A, Catassi C, Makharia GK. The Overlap between Irritable Bowel Syndrome and Non-Celiac Gluten Sensitivity: A Clinical Dilemma. *Nutrients*. 2015; 7: 10417-10426. Review.

104. Ellis A, Linaker BD. Non-cœliac gluten sensitivity? *Lancet*. 1978; 1: 1358-1359.

105. Sapone A, Lammers KM, Casolaro V, et al. Divergence of gut permeability and mucosal immune gene expression in two gluten-associated conditions: celiac disease and gluten sensitivity. *BMC Med*. 2011; 9:23. doi: 10.1186/1741-7015-9-23.

106. Sapone A, Bai JC, Ciacci C, et al. Spectrum of gluten-related disorders: consensus on new nomenclature and classification. *BMC Med.* 2012 Feb 7;10:13. doi: 10.1186/1741-7015-10-13. Review.

107. Catassi C, Bai JC, Bonaz B, et al. Non-Celiac Gluten sensitivity: the new frontier of gluten related disorders. *Nutrients.* 2013; 5: 3839-3853. Review.

108. Ludvigsson JF, Leffler DA, Bai JC, et al. The Oslo definitions for cœliac disease and related terms. *Gut.* 2013; 62: 43-52

109. Biesiekierski JR, Newnham ED, Irving PM, et al. Gluten causes gastrointestinal symptoms in subjects without celiac disease: a double-blind randomized placebo-controlled trial. *Am J Gastroenterol.* 2011; 106: 508-514.

110. Carroccio A, Mansueto P, Iacono G, et al. Non-celiac wheat sensitivity diagnosed by double-blind placebo-controlled challenge: exploring a new clinical entity. *Am J Gastroenterol.* 2012; 107: 1898-1906.

111. Schuppan D, Pickert G, Ashfaq-Khan M, et al. Non-celiac wheat sensitivity: differential diagnosis, triggers and implications. *Best Pract Res Clin Gastroenterol.* 2015; 29: 469-476. Review.

112. O'Toole PW, Jeffery IB. Gut microbiota and aging. *Science.* 2015; 350: 1214-1215. Review.

113. Fasano A. Zonulin and its regulation of intestinal barrier function: the biological door to inflammation, autoimmunity, and cancer. *Physiol Rev.* 2011; 91: 151-175. Review.

114. Hollon J, Puppa EL, Greenwald B, et al. Effect of gliadin on permeability of intestinal biopsy explants from celiac disease patients and patients with non-celiac gluten sensitivity. *Nutrients.* 2015; 7: 1565-1576.

115. Guo S, Al-Sadi R, Said HM, et al. Lipopolysaccharide causes an increase in intestinal tight junction permeability in vitro and in vivo by inducing enterocyte membrane expression and localization of TLR-4 and CD14. *Am J Pathol.* 2013; 182: 375-387.

116. Garcia-Quintanilla A, Miranzo-Navarro D. Extraintestinal manifestations of celiac disease: 33-mer gliadin binding to glutamate receptor GRINA as a new explanation. *Bioessays.* 2016; 38: 427-439.

117. Tovoli F, Masi C, Guidetti E, et al. Clinical and diagnostic aspects of gluten related disorders. *World J Clin Cases.* 2015; 3: 275-284. Review.

118. Sato S, Yanagida N, Ohtani K, et al. A review of biomarkers for predicting clinical reactivity to foods with a focus on specific immunoglobulin E antibodies. *Curr Opin Allergy Clin Immunol.* 2015; 15: 250-258. Review.

119. Lammers KM, Lu R, Brownley J, Lu et al. Gliadin induces an increase in intestinal permeability and zonulin release by binding to the chemokine receptor CXCR3. *Gastroenterology.* 2008; 135: 194-204.

120. Han A, Newell EW, Glanville J, et al. Dietary gluten triggers concomitant activation of CD4+ and CD8+ αβ T cells and γδ T cells in celiac disease. *Proc Natl Acad Sci U S A*. 2013; 110: 13073-13078.

121. Aristo Vojdani, Igal Tarash. Cross-Reaction between Gliadin and Different Food and Tissue Antigens. Food and Nutrition Sciences, 2013; 4, 20-32 http://dx.doi.org/10.4236/fns.2013.41005.

122. Corouge M, Loridant S, Fradin C, et al. Humoral immunity links Candida albicans infection and celiac disease. *PLoS One*. 2015; 10(3): e0121776. doi: 10.1371/journal.pone.0121776. eCollection 2015.e0121776.

123. Aziz I, Dwivedi K, Sanders DS. From cœliac disease to noncœliac gluten sensitivity; should everyone be gluten free? *Curr Opin Gastroenterol*. 2016; 32: 120-127.

124. Tilg H, Koch R, Moschen AR. Proinflammatory wheat attacks on the intestine: alpha-amylase trypsin inhibitors as new players. *Gastroenterology*. 2013;144:561-1564.

125. Schuppan D, Zevallos V. Wheat amylase trypsin inhibitors as nutritional activators of innate immunity. *Dig Dis*. 2015; 33: 260-263. Review.

126. Junker Y, Zeissig S, Kim SJ, et al. Wheat amylase trypsin inhibitors drive intestinal inflammation via activation of toll-like receptor 4. *J Exp Med*. 2012; 209: 2395-2408.

127. Gibson PR, Shepherd SJ. Personal view: food for thought--western lifestyle and susceptibility to Crohn's disease. The FODMAP hypothesis. *Aliment Pharmacol Ther*. 2005; 21: 1399-1409. Review.

128. Molina-Infante J, Serra J, Fernandez-Bañares F, et al. The low-FODMAP diet for irritable bowel syndrome: Lights and shadows. *Gastroenterol Hepatol*. 2016; 39: 55-65.

129. Shepherd SJ, Lomer MC, Gibson PR. Short-chain carbohydrates and functional gastrointestinal disorders. *Am J Gastroenterol*. 2013; 108: 707-717. Review.

130. Monteagudo-Mera A, Arthur JC, Jobin C, et al. High purity galacto-oligosaccharides enhance specific Bifidobacterium species and their metabolic activity in the mouse gut microbiome. *Benef Microbes*. 2016; 7: 247-264.

131. De Giorgio R, Volta U, Gibson PR. Sensitivity to wheat, gluten and FODMAPs in IBS: facts or fiction? *Gut*. 2016; 65: 169-178. Review.

132. Peters SL, Muir JG, Gibson PR. Review article: gut-directed hypnotherapy in the management of irritable bowel syndrome and inflammatory bowel disease. *Aliment Pharmacol Ther*. 2015; 41: 1104-1115. Review.

133. Tuck CJ, Muir JG, Barrett JS, et al. Fermentable oligosaccharides, disaccharides, monosaccharides and polyols: role in irritable bowel syndrome. *Expert Rev Gastroenterol Hepatol*. 2014; 8: 819-834. Review.

134. Staudacher HM, Lomer MC, Anderson JL, et al. Fermentable carbohydrate restriction reduces luminal bifidobacteria and gastrointestinal symptoms in patients with irritable bowel syndrome. *J Nutr*. 2012; 142: 1510-1518.

135. Halmos EP, Christophersen CT, Bird AR, et al. Diets that differ in their FOD-MAP content alter the colonic luminal microenvironment. *Gut.* 2015; 64: 93-100.

136. Threapleton DE, Greenwood DC, Evans CE, et al. Dietary fibre intake and risk of cardiovascular disease: systematic review and meta-analysis. *BMJ.* 2013 Dec 19;347:f6879. doi: 10.1136/bmj.f6879.013;347:f6879. Review.

137. Evans CE, Greenwood DC, Threapleton DE, et al. Effects of dietary fibre type on blood pressure: a systematic review and meta-analysis of randomized controlled trials of healthy individuals. *J Hypertens.* 2015; 33: 897-911. Review.

138. Park Y, Hunter DJ, Spiegelman D, et al. Dietary fiber intake and risk of colorectal cancer: a pooled analysis of prospective cohort studies. *JAMA.* 2005; 294: 2849-2457.

139. Vipperla K, O'Keefe SJ. Diet, microbiota, and dysbiosis: a 'recipe' for colorectal cancer. *Food Funct.* 2016; 7: 1731-1740. Review.

140. Biesiekierski JR, Peters SL, Newnham ED, et al. No effects of gluten in patients with self-reported non-celiac gluten sensitivity after dietary reduction of fermentable, poorly absorbed, short-chain carbohydrates. *Gastroenterology.* 2013; 145: 320-8.e1-3. doi: 10.1053/j.gastro.2013.04.051. Epub 2013 May 4.

141. Flint HJ, Duncan SH, Scott KP, et al. Links between diet, gut microbiota composition and gut metabolism. *Proc Nutr Soc.* 2015; 74: 13-22.

142. Turnbaugh PJ, Ley RE, Mahowald MA, et al. An obesity-associated gut micro-biome with increased capacity for energy harvest. *Nature.* 2006; 444: 1027-1031.

Chapitre 8

1. Franzosa EA, Huang K, Meadow JF, et al. Identifying personal microbiomes using metagenomic codes. *Proc Natl Acad Sci U S A.* 2015; 112: E2930-2938.

2. Human Microbiome Project Consortium. Structure, function and diversity of the healthy human microbiome. *Nature.* 2012; 486: 207-214.

3. Zhang J, Guo Z, Xue Z, et al. A phylo-functional core of gut microbiota in healthy young Chinese cohorts across lifestyles, geography and ethnicities. *ISME J.* 2015; 9: 1979-1990.

4. Lozupone CA, Stombaugh JI, Gordon JI, et al. Diversity, stability and resilience of the human gut microbiota. *Nature.* 2012; 489: 220-230. Review.

5. Bull MJ, Plummer NT. Part 1: The Human Gut Microbiome in Health and Disease. *Integr Med (Encinitas).* 2014; 13: 17-22. Review.

6. Tremaroli V, Bäckhed F. Functional interactions between the gut microbiota and host metabolism. *Nature.* 2012; 489: 242-249. Review.

7. Wu GD, Chen J, Hoffmann C, et al. Linking long-term dietary patterns with gut microbial enterotypes. *Science.* 2011; 334: 105-108.

8. Vandeputte D, Falony G, Vieira-Silva S, et al. Stool consistency is strongly associated with gut microbiota richness and composition, enterotypes and bacterial growth rates. *Gut*. 2016; 65: 57-62.

9. Zhernakova A, Kurilshikov A, Bonder MJ, et al. Population-based metagenomics analysis reveals markers for gut microbiome composition and diversity. *Science*. 2016; 352: 565-569.

10. Stecher B. The Roles of Inflammation, Nutrient Availability and the Commensal Microbiota in Enteric Pathogen Infection. *Microbiol Spectr*. 2015; 3(3). doi: 10.1128/microbiolspec.MBP-0008-2014.

11. Goodrich JK, Davenport ER, Waters JL, et al. Cross-species comparisons of host genetic associations with the microbiome. *Science*. 2016; 352: 532-535. Review.

12. D'Argenio V, Salvatore F. The role of the gut microbiome in the healthy adult status. *Clin Chim Acta*. 2015; 451: 97-102.

13. Falony G, Joossens M, Vieira-Silva S, et al. Population-level analysis of gut microbiome variation. *Science*. 2016; 352: 560-564.

14. Staudacher HM, Whelan K. Altered gastrointestinal microbiota in irritable bowel syndrome and its modification by diet: probiotics, prebiotics and the low FODMAP diet. *Proc Nutr Soc*. 2016: 75: 306-318.

15. Galland L. The gut microbiome and the brain. *J Med Food*. 2014;17: 1261-1272. Review.

16. Stecher B, Maier L, Hardt WD. 'Blooming' in the gut: how dysbiosis might contribute to pathogen evolution. *Nat Rev Microbiol*. 2013; 11: 277-284.

17. Blaser MJ. Antibiotic use and its consequences for the normal microbiome. *Science*. 2016; 352: 544-545. Review.

18. Manichanh C, Borruel N, Casellas F, et al. The gut microbiota in IBD. *Nat Rev Gastroenterol Hepatol*. 2012; 9: 599-608. Review.

19. Winter SE, Lopez CA, Bäumler AJ. The dynamics of gut-associated microbial communities during inflammation. *EMBO Rep*. 2013; 14: 319-327. Review.

20. Gevers D, Kugathasan S, Denson LA, et al. The treatment-naive microbiome in new-onset Crohn's disease. *Cell Host Microbe*. 2014; 15: 382-392.

21. Ringel Y, Maharshak N, Ringel-Kulka T, et al. High throughput sequencing reveals distinct microbial populations within the mucosal and luminal niches in healthy individuals. *Gut Microbes*. 2015; 6: 173-181.

22. Bull MJ, Plummer NT. Part 2: Treatments for Chronic Gastrointestinal Disease and Gut Dysbiosis. *Integr Med (Encinitas)*. 2015; 14: 25-33. Review.

23. Nova E, Pérez de Heredia F, Gómez-Martínez S, et al. The Role of Probiotics on the Microbiota: Effect on Obesity. *Nutr Clin Pract*. 2016; 31: 387-400. Review.

24. Ojeda P, Bobe A, Dolan K, et al. Nutritional modulation of gut microbiota – the impact on metabolic disease pathophysiology. *J Nutr Biochem*. 2016; 28: 191-200. Review.

25. Alisi A, Bedogni G, Baviera G, et al. Randomised clinical trial: The beneficial effects of VSL#3 in obese children with non-alcoholic steatohepatitis. Aliment *Pharmacol Ther*. 2014; 39: 1276-1285.

26. Pamer EG. Resurrecting the intestinal microbiota to combat antibiotic-resistant pathogens. *Science*. 2016; 352: 535-538. Review.

27. Kolmeder CA, Salojärvi J, Ritari J, et al. Fæcal Metaproteomic Analysis Reveals a Personalized and Stable Functional Microbiome and Limited Effects of a Probiotic Intervention in Adults. *PLoS One*. 2016; Apr 12;11(4):e0153294. doi: 10.1371/journal. pone.0153294. eCollection 2016. 11(4):e0153294.

28. Gibson GR, Probert HM, Loo JV, et al. Dietary modulation of the human colonic microbiota: updating the concept of prebiotics. *Nutr Res Rev*. 2004; 17: 259-275.

29. Gibson GR, Scott KP Rastall RA, et al. Dietary prebiotics: Current status and new definition. *Food Science & Technology Bulletin Functional Foods*. 2010; 7: 1-19.

30. Bindels LB, Delzenne NM, Cani PD, et al. Towards a more comprehensive concept for prebiotics. *Nat Rev Gastroenterol Hepatol*. 2015; 12: 303-310. Review.

31. Shen W, Gaskins HR, McIntosh MK. Influence of dietary fat on intestinal microbes, inflammation, barrier function and metabolic outcomes. *J Nutr Biochem*. 2014;25: 270-280. Review.

32. Everard A, Lazarevic V, Gaïa N, et al. Microbiome of prebiotic-treated mice reveals novel targets involved in host response during obesity. *ISME J*. 2014 8: 2116-2130.

33. Choi HH, Cho YS. Fecal Microbiota Transplantation: Current Applications, Effectiveness, and Future Perspectives. *Clin Endosc*. 2016; 49: 257-265. Review.

34. Hirsch BE, Saraiya N, Poeth K, et al. Effectiveness of fecal-derived microbiota transfer using orally administered capsules for recurrent Clostridium difficile infection. *BMC Infect Dis*. 2015 Apr 17;15:191. doi: 10.1186/s12879-015-0930-z.

35. Furuya-Kanamori L, Doi SA, Paterson DL, et al. Upper Versus Lower Gastro-intestinal Delivery for Transplantation of Fecal Microbiota in Recurrent or Refractory Clostridium difficile Infection: A Collaborative Analysis of Individual Patient Data From 14 Studies. *J Clin Gastroenterol*. 2016. Mar 11. [Epub ahead of print]

36. Cui B, Feng Q, Wang H, et al. Fecal microbiota transplantation through mid-gut for refractory Crohn's disease: safety, feasibility, and efficacy trial results. *J Gastro-enterol Hepatol*. 2015; 30: 51-58.

37. Zhang F, Luo W, Shi Y, et al. Should we standardize the 1,700-year-old fecal micro-biota transplantation? *Am J Gastroenterol*. 2012; 107: 1755; author reply p.1755-1756.

38. Drekonja D, Reich J, Gezahegn S, et al. Fecal Microbiota Transplantation for Clostridium difficile Infection : A Systematic Review. *Ann Intern Med*. 2015 ; 162 : 630-638. Review.

39. Surawicz CM, Brandt LJ, Binion DG, et al. Guidelines for diagnosis, treatment, and prevention of Clostridium difficile infections. *Am J Gastroenterol*. 2013 ; 108 : 478-498. Review.

40. Van Nood E, Dijkgraaf MG, Keller JJ. Duodenal infusion of feces for recurrent Clostridium difficile. *N Engl J Med*. 2013 May 30 ;368(22) :2145. doi : 10.1056/NEJMc1303919.

41. Cammarota G, Masucci L, Ianiro G, et al. Randomised clinical trial : fæcal microbiota transplantation by colonoscopy vs. vancomycin for the treatment of recurrent Clostridium difficile infection. *Aliment Pharmacol Ther*. 2015 ; 41 : 835-843.

42. Xu MQ, Cao HL, Wang WQ, et al. Fecal microbiota transplantation broadening its application beyond intestinal disorders. *World J Gastroenterol*. 2015 ; 21 :102-111. Review.

43. Yamada T, Takahashi D, Hase K. The diet-microbiota-metabolite axis regulates the host physiology. *J Biochem*. 2016. Mar 11. pii : mvw022. [Epub ahead of print]

44. Li SS, Zhu A, Benes V, et al. Durable coexistence of donor and recipient strains after fecal microbiota transplantation. *Science*. 2016 ; 352 : 586-589.

45. Biliński J, Grzesiowski P, Muszyński J, et al. Fecal microbiota transplantation inhibits multidrug-resistant gut pathogens : preliminary report performed in an immunocompromised host. *Arch Immunol Ther Exp (Warsz)*. 2016 ; 64 : 255-258.

46. Millan B, Park H, Hotte N, et al. Fecal microbial transplants reduce antibiotic-resistant genes in patients with recurrent clostridium difficile infection. *Clin Infect Dis*. 2016 ; 62 :1479-1486.

47. Merlo G, Graves N, Brain D, et al. Economic evaluation of fecal microbiota transplantation for the treatment of recurrent clostridium difficile infection in Australia. *J Gastroenterol Hepatol*. 2016. Apr 4. doi : 10.1111/jgh.13402. [Epub ahead of print]

48. Daloiso V, Minacori R, Refolo P, et al. Ethical aspects of Fecal Microbiota Transplantation (FMT). *Eur Rev Med Pharmacol Sci*. 2015 ; 19 : 3173-3180.

49. Mittal C, Miller N, Meighani A, et al. Fecal microbiota transplant for recurrent Clostridium difficile infection after peripheral autologous stem cell transplant for diffuse large B-cell lymphoma. *Bone Marrow Transplant*. 2015 ; Jul ; 50 (7) :1010. doi : 10.1038/bmt.2015.85. Epub 2015 Apr 20.50 :1010.

50. Agrawal M, Aroniadis OC, Brandt LJ, et al. The Long-term Efficacy and Safety of Fecal Microbiota Transplant for Recurrent, Severe, and Complicated Clostridium difficile Infection in 146 Elderly Individuals. *J Clin Gastroenterol*. 2016 ; 50 : 403-407.

51. Frank DN, St Amand AL, Feldman RA, et al. Molecular-phylogenetic characterization of microbial community imbalances in human inflammatory bowel diseases. *Proc Natl Acad Sci U S A*. 2007 ; 104 : 13780-13785.

52. Mika N, Zorn H, Rühl M. Prolyl-specific peptidases for applications in food protein hydrolysis. *Appl Microbiol Biotechnol.* 2015 ; 99 : 7837-7846. Review.

53. Janssen G, Christis C, Kooy-Winkelaar Y, et al. Ineffective degradation of immunogenic gluten epitopes by currently available digestive enzyme supplements. *PLoS One.* 2015 ;10(6) :e0128065. doi : 10.1371/journal.pone.0128065. eCollection 2015.

54. Wei G, Tian N, Valery AC, et al. Identification of Pseudolysin (lasB) as an Aciduric Gluten-Degrading Enzyme with High Therapeutic Potential for Celiac Disease. *Am J Gastroenterol.* 2015 ; 110 : 899-908.

55. Eugster PJ, Salamin K, Grouzmann E, et al. Production and characterization of two major Aspergillus oryzæ secreted prolyl endopeptidases able to efficiently digest proline-rich peptides of gliadin. *Microbiology.* 2015 ;161 : 2277-2288.

56. Egidi E, Sestili F, Janni M, et al. An asparagine residue at the N-terminus affects the maturation process of low molecular weight glutenin subunits of wheat endosperm. *BMC Plant Biol.* 2014 Mar 14 ;14 :64. doi : 10.1186/1471-2229-14-64.

57. Berger M, Sarantopoulos C, Ongchangco D, et al. Rapid isolation of gluten-digesting bacteria from human stool and saliva by using gliadin-containing plates. *Exp Biol Med (Maywood).* 2015 ; 240 : 917-924.

58. Ghosh SS, Bie J, Wang J, et al. Oral supplementation with non-absorbable anti-biotics or curcumin attenuates western diet-induced atherosclerosis and glucose intolerance in LDLR-/- mice--role of intestinal permeability and macrophage activation. *PLoS One.* 2014 ; 9(9) :e108577.

59. DeChristopher LR, Uribarri J, Tucker KL. Intake of high-fructose corn syrup sweetened soft drinks, fruit drinks and apple juice is associated with prevalent arthritis in US adults, aged 20-30 years. *Nutr Diabetes.* 2016 ;6 :e199.

60. David LA, Maurice CF, Carmody RN, et al. Diet rapidly and reproducibly alters the human gut microbiome. *Nature.* 2014 ; 505 : 559-563.

61. Turnbaugh PJ, Ridaura VK, Faith JJ, et al. The effect of diet on the human gut microbiome : a metagenomic analysis in humanized gnotobiotic mice. *Sci Transl Med.* 2009 ;1(6) :6ra14. doi : 10.1126/scitranslmed.3000322.

62. Carmody RN, Gerber GK, Luevano JM Jr, et al. Diet dominates host genotype in shaping the murine gut microbiota. *Cell Host Microbe.* 2015 ; 17 : 72-84.

63. Carmody RN, Dannemann M, Briggs AW, et al. Genetic Evidence of Human Adaptation to a Cooked Diet. *Genome Biol Evol.* 2016 ; 8 : 1091-1103.

64. Hafström I, Ringertz B, Spångberg A, et al. A vegan diet free of gluten improves the signs and symptoms of rheumatoid arthritis : the effects on arthritis correlate with a reduction in antibodies to food antigens. *Rheumatology (Oxford).* 2001 ; 40 :.1175-1179.

65. Kjeldsen-Kragh J, Haugen M, Borchgrevink CF, et al. Controlled trial of fasting and one-year vegetarian diet in rheumatoid arthritis. *Lancet.* 1991 ; 338 : 899-902.

66. Panush RS, Stroud RM, Webster EM. Food-induced (allergic) arthritis. Inflam-matory arthritis exacerbated by milk. *Arthritis Rheum.* 1986 ; 29 : 220-226.

67. Haugen M, Fraser D, Forre O. Diet therapy for the patient with rheumatoid arthritis? *Rheumatology (Oxford).* 1999; 38: 1039-1044.

68. van der Meulen TA, Harmsen HJ, Bootsma H, et al. The microbiome systemic diseases connection. *Oral Dis.* 2016. Mar 8. doi: 10.1111/odi.12472. [Epub ahead of print]

69. Mazidi M, Rezaie P, Kengne AP, et al. Gut microbiome and metabolic syndrome. *Diabetes Metab Syndr.* 2016. pii: S1871-4021(15)30067-30069. Review.

70. Singh V, Yeoh BS, Vijay-Kumar M. Gut microbiome as a novel cardiovascular therapeutic target. *Curr Opin Pharmacol.* 2016; 27: 8-12. Review.

71. Trujillo E, Davis C, Milner J. Nutrigenomics, proteomics, metabolomics, and the practice of dietetics. *J Am Diet Assoc.* 2006; 106: 403-413. Review.

72. Monsivais P, Scarborough P, Lloyd T, et al. Greater accordance with the Dietary Approaches to Stop Hypertension dietary pattern is associated with lower diet-related greenhouse gas production but higher dietary costs in the United Kingdom. *Am J Clin Nutr.* 2015; 102: 138-145.

73. Systems biology approaches to understand the effects of nutrition and promote health. *Br J Clin Pharmacol.* 2016. Apr 7. doi: 10.1111/bcp.12965. [Epub ahead of print]Review.

74. Sarbagili-Shabat C, Sigall-Boneh R, Levine A. Nutritional therapy in inflammatory bowel disease. *Curr Opin Gastroenterol.* 2015; 31: 303-308. Review.

75. Wine E. Should we be treating the bugs instead of cytokines and T cells? *Dig Dis.* 2014; 32: 403-409. Review.

76. Sigall-Boneh R, Pfeffer-Gik T, Segal I, et al. Partial enteral nutrition with a Crohn's disease exclusion diet is effective for induction of remission in children and young adults with Crohn's disease. *Inflamm Bowel Dis.* 2014; 20: 1353-1360.

77. Van Puyvelde K, Mets T, Njemini R, et al. Effect of advanced glycation end product intake on inflammation and aging: a systematic review. *Nutr Rev.* 2014; 72: 638-650. Review.

78. Desbonnet L, Clarke G, Shanahan F, et al. Microbiota is essential for social development in the mouse. *Mol Psychiatry.* 2014; 19: 146-148.

79. Borre YE, Moloney RD, Clarke G, et al. The impact of microbiota on brain and behavior: mechanisms & therapeutic potential. *Adv Exp Med Biol.* 2014; 817: 373-403. Review.

80. Savignac HM, Kiely B, Dinan TG, et al. Bifidobacteria exert strain-specific effects on stress-related behavior and physiology in BALB/c mice. *Neurogastroenterol Motil.* 2014; 26: 1615-1627.

81. Sudo N, Chida Y, Aiba Y, et al. Postnatal microbial colonization programs the hypothalamic-pituitary-adrenal system for stress response in mice. *J Physiol.* 2004; 558: 263-275.

82. Collins SM, Kassam Z, Bercik P. The adoptive transfer of behavioral phenotype via the intestinal microbiota: experimental evidence and clinical implications. *Curr Opin Microbiol.* 2013; 16: 240-245. Review.

83. Atladóttir HO, Thorsen P, Østergaard L, et al. Maternal infection requiring hospitalization during pregnancy and autism spectrum disorders. *J Autism Dev Disord.* 2010; 40: 1423-1430.

84. Malkova NV, Yu CZ, Hsiao EY, et al. Maternal immune activation yields offspring displaying mouse versions of the three core symptoms of autism. *Brain Behav Immun.* 2012; 26: 607-616.

85. Hsiao EY, McBride SW, Chow J, et al. Modeling an autism risk factor in mice leads to permanent immune dysregulation. *Proc Natl Acad Sci U S A.* 2012;109: 12776-12781.

86. Hsiao EY, McBride SW, Hsien S, et al. Microbiota modulate behavioral and physiological abnormalities associated with neurodevelopmental disorders. *Cell.* 2013; 155: 1451-1463.

87. Petra AI, Panagiotidou S, Hatziagelaki E, et al. Gut-microbiota-brain axis and its effect on neuropsychiatric disorders with suspected immune dysregulation. *Clin Ther.* 2015; 37: 984-995. Review.

88. Dash S, Clarke G, Berk M, et al. The gut microbiome and diet in psychiatry: focus on depression. *Curr Opin Psychiatry.* 2015; 28: 1-6. Review.

89. Dohan FC, Grasberger JC, Lowell FM, et al. Relapsed schizophrenics: more rapid improvement on a milk- and cereal-free diet. *Br J Psychiatry.* 1969; 115: 595-596.

90. Dohan FC, Grasberger JC. Relapsed schizophrenics: earlier discharge from the hospital after cereal-free, milk-free diet. *Am J Psychiatry.* 1973; 130: 685-688.

91. Singh MM, Kay SR. Wheat gluten as a pathogenic factor in schizophrenia. *Science.* 1976; 191: 401-402.

92. Bressan P, Kramer P. Bread and Other Edible Agents of Mental Disease. *Front Hum Neurosci.* 2016 Mar 29;10:130. doi: 10.3389/fnhum.2016.00130. eCollection 201610:130. Review.

93. Hadjivassiliou M, Sanders DS, Grünewald RA, et al. Gluten sensitivity: from gut to brain. *Lancet Neurol.* 2010; 9: 318-330. Review.

94. Whiteley P, Shattock P, Knivsberg AM, et al. Gluten- and casein-free dietary intervention for autism spectrum conditions. *Front Hum Neurosci.* 2013 Jan 4;6:344. doi: 10.3389/fnhum.2012.00344. eCollection 2012.

95. Cade R, Privette M, Fregly M, et al. Autism and Schizophrenia: Intestinal Disorders. *Nutritional Neuroscience,* Vol. 3,pp.57-72.

96. Perlmutter D, Loberg K, *Grain Brain*, Little Brown, 2013; Traduction française: *Ces glucides qui menacent notre cerveau*, Marabout, 2015.

97. Kochiashvili G, Kochiashvili D. Urinary IL-33 and galectin-3 increase in patients with interstitial cystitis/bladder pain syndrome (review). *Georgian Med News*. 2014 Jul-Aug;(232-233):12-15. Review.

98. Jang TY, Kim YH. Interleukin-33 and Mast Cells Bridge Innate and Adaptive Immunity: From the Allergologist's Perspective. *Int Neurourol J*. 2015; 19:142-150. Review.

99. Liu HT, Jiang YH, Kuo HC. Alteration of Urothelial Inflammation, Apoptosis, and Junction Protein in Patients with Various Bladder Conditions and Storage Bladder Symptoms Suggest Common Pathway Involved in Underlying Pathophysiology. *Low Urin Tract Symptoms*. 2015; 7: 102-107.

100. Mullins C, Bavendam T, Kirkali Z, et al. Novel research approaches for interstitial cystitis/bladder pain syndrome: thinking beyond the bladder. *Transl Androl Urol*. 2015; 4: 524-533. Review.

101. Ma E, Vetter J, Bliss L, et al. A multiplexed analysis approach identifies new association of inflammatory proteins in patients with overactive bladder. *Am J Physiol Renal Physiol*. 2016 Mar 30:ajprenal.00580.2015. doi: 10.1152/ajprenal.00580.2015. [Epub ahead of print]

102. de Biase S, Valente M, Gigli GL. Intractable restless legs syndrome: role of prolonged-release oxycodone-naloxone. *Neuropsychiatr Dis Treat*. 2016; 12: 417-425. Review.

103. Trotti LM, Rye DB, De Staercke C, et al. Elevated C-reactive protein is associated with severe periodic leg movements of sleep in patients with restless legs syndrome. *Brain Behav Immun*. 2012; 26: 1239-1243.

104. Galland L. The gut microbiome and the brain. *J Med Food*. 2014; 17: 1261-1272. Review.

105. Kim HJ, Li H, Collins JJ, et al. Contributions of microbiome and mechanical deformation to intestinal bacterial overgrowth and inflammation in a human gut-on-a-chip. *Proc Natl Acad Sci U S A*. 2016; 113(1):E7-15. Jan 5; doi: 10.1073/pnas.1522193112. Epub 2015 Dec 14.

Chapitre 9

1. Les fibres alimentaires

1. Dhingra D, Michael M, Rajput H, et al. Dietary fibre in foods: a review. *J Food Sci Techno*, 2012; 49; 255-266.

2. Eswaran S, Muir J, Chey WD. Fiber and functional gastrointestinal disorders. *Am J Gastroenterol*. 2013; 108: 718-727, Review.

3. Liu RH. Health-promoting components of fruits and vegetables in the diet. *Adv Nutr*. 2013; 4: 384S-392S. Review.

4. Todesco T, Rao AV, Bosello O, et al. Propionate lowers blood glucose and alters lipid metabolism in healthy subjects. *Am J Clin Nutr.* 1991; 54: 860-865.

5. Topping DL, Clifton PM. Short-chain fatty acids and human colonic function: roles of resistant starch and nonstarch polysaccharides. *Physiol Rev.* 2001; 81:1031-1064.

6. Wong JM, de Souza R, Kendall CW, et al. Colonic health: fermentation and short chain fatty acids". *J Clin Gastroenterol.* 2006; 40: 235-243.

7. Slavin J. Fiber and prebiotics: mechanisms and health benefits. *Nutrients.* 2013; 22: 1417-1435.

8. Kovarik JJ, Hölzl MA, Hofer J, et al. Eicosanoid modulation by the short-chain fatty acid n-butyrate in human monocytes. *Immunology.* 2013; 139: 395-405.

9. Roberfroid MB, Van Loo JA, Gibson GR. The bifidogenic nature of chicory inulin and its hydrolysis products. *J Nutr.* 1998; 128: 11–19.

10. Piche T, des Varannes SB, Sacher-Huvelin S, et al. Colonic fermentation influences lower esophageal sphincter function in gastroesophageal reflux disease. *Gastroenterology.* 2003; 124: 894–902.

11. Mackowiak K, Torlinska-Walkowiak N, Torlinska B. Dietary fibre as an important constituent of the diet. *Postepy Hig Mrd Dosw (Online)* 2016; 70: 104-109.

12. USDA Center for Nutrition Policy and Promotion. Alexandria, VA: 2010. *USDA's Nutrition Evidence Library (NEL)* http://www.nutritionevidencelibrary.com [cited 16 November 2011].

13. Verspreet J, Damen B, Broekaert WF, et al. A Critical Look at Prebiotics within the dietary fiber concept. *Annu Rev Food Sci Technol.* 2016; 7:167-190.

14. Koh A, De Vadder F, Kovatcheva-Datchary P, et al. From dietary fiber to host physiology: short-chain fatty acids as key bacterial metabolites. *Cell.* 2016; 165:1332-1345. Review.

15. Dietary Guidelines Advisory Committee. Washington, DC: US Department of Agriculture, Agriculture Research Service; 2010. Carbohydrates. Report of the Dietary Guidelines Advisory Committee on the Dietary Guidelines for Americans.

16. Department of Agriculture DoHaHS. 7th edition. Washington, DC: US Government Printing Office; 2010. Dietary guidelines for Americans.

17. European food safety authority. Scientific opinion on dietary reference values for carbohydrates and dietary fibre. *EFSA Journal.* 2010; 8:1462.

18. Overby NC, Sonestedt E, Laaksonen DE, et al. "Dietary fiber and the glycemic index: a background paper for the Nordic Nutrition Recommendations 2012", *Food Nutr Res.* 2013; 57.

19. Mann J, Cummings JH, Englyst HN, et al. FAO/WHO scientific update on carbohydrates in human nutrition: conclusions. *Eur J Clin Nut.* 2007; 61(Suppl. 1):S132–137.

20. World Cancer Research Fund, American Institute for Cancer Research. Washington, DC: AICR; 2007. Food, nutrition, physical activity and the prevention of cancer: a global perspective. Washington, DC: AICR.

21. Delcour JA, Aman P, Courtin CM, et al. Prebiotics, Fermentable Dietary Fiber, and Health Claims. *Adv Nutr.* 2016; 7:1-4.

2. L'indice glycémique et le choix des aliments

1. Jenkins DJ, Wolever TM, Taylor RH et al. Glycemic index of foods: a physiological basis for carbohydrate exchange. *Am J Clin Nutr.* 1981; 34: 362-366.

2. USDA Center for Nutrition Policy and Promotion. Alexandria, VA: 2010. USDA's Nutrition Evidence Library (NEL) http://www.nutritionevidencelibrary.com [cited 16 November 2011].

3. Dietary Guidelines Advisory Committee. Washington, DC: US Department of Agriculture, Agriculture Research Service; 2010. Carbohydrates. Report of the Dietary Guidelines Advisory Committee on the Dietary Guidelines for Americans.

4. Department of Agriculture DoHaHS. 7th edition. Washington, DC: US Government Printing Office; 2010. Dietary guidelines for Americans.

5. European Food Safety Authority. Scientific opinion on dietary reference values for carbohydrates and dietary fibre. *EFSA Journal.* 2010; 8: 1462.

6. Overby NC, Sonestedt E, Laaksonen DE, et al. Dietary fiber and the glycemic index: a background paper for the Nordic Nutrition Recommendations 2012. *Food Nutr Res.* 2013;57. doi: 10.3402/fnr.v57i0.20709. Epub 2013 Mar 25.

7. Mann J, Cummings JH, Englyst HN et al. FAO/WHO scientific update on carbohydrates in human nutrition: conclusions. *Eur J Clin Nut.* 2007; 61(Suppl. 1):S132–137.

8. World Cancer Research Fund, American Institute for Cancer Research. Washington, DC: AICR; 2007. Food, nutrition, physical activity and the prevention of cancer: a global perspective. Washington, DC: AICR.

9. Nordic Council of Ministers. Nordic Nutrition Recommendations 2004. Integrating nutrition and physical activity. 4th edition. Copenhagen, Denmark: Norden; 2005.

10. Aziz A, Dumais L, Barber J. Health Canada's evaluation of the use of glycemic index claims on food labels. *Am J Clin Nutr.* 2013; 98: 269–274.

11. Venn BJ, Green TJ. Glycemic index and glycemic load: measurement issues and their effect on diet-disease relationships. *Eur J Clin Nutr.* 2007; 61(Suppl. 1): S122–131.

12. Thorsdottir I, Birgisdottir BE. Copenhagen: Nordic Council of Ministers. Tema Nord; 2005. Tema Nord Report. Glycemic index – from research to nutrition recommendations? p. 589.

13. Gibbs M, Harrington D, Starkey S, et al. Diurnal postprandial responses to low and high glycæmic index mixed meals. *Clin Nutr.* 2014; 33:889-94.

14. Dietary Guidelines for Americans 2010. 2012. http://www.cnpp.usda.gov/ DGAs2010-DGACReport.htm [cited 16 November 2011]

15. Sacks FM, Carey VJ, Anderson CA et al. Effects of high vs low glycemic index of dietary carbohydrate on cardiovascular disease risk factors and insulin sensitivity: the OmniCarb randomized clinical trial. *JAMA.* 2014; 312: 2531-2541.

16. Goff LM, Cowland DE, Hooper L, et al. Low glycæmic index diets and blood lipids: a systematic review and meta-analysis of randomised controlled trials. *Nutr Metab Cardiovasc Dis.* 2013; 23:1-10. Review.

17. Maćkowiak K, Torlińska-Walkowiak N, Torlińska B. Dietary fibre as an important constituent of the diet. *Postepy Hig Med Dosw (Online).* 2016; 70:104-9.

3. Avantages et inconvénients des aliments crus et cuits

1. Gowlett JA. The discovery of fire by humans: a long and convoluted process. *Philos Trans R Soc Lond B Biol Sci.* 2016; 371: (1696). pii: 20150164. doi: 10.1098/ rstb.2015.0164.Review.

2. Carmody RN, Dannemann M, Briggs AW, et al. Genetic Evidence of Human Adaptation to a Cooked Diet. *Genome Biol Evol.* 2016; 8: 1091-103.

3. Carmody RN, Weintraub GS, Wrangham RW. Energetic consequences of thermal and nonthermal food processing. *Proc Natl Acad Sci U S A.* 2011;108: 19199-19203.

4. Wrangham R. The evolution of human nutrition. *Curr Biol.* 2013; 23: R354-5.

5. Smith AR, Carmody RN, Dutton RJ, et al. The significance of cooking for early hominin scavenging. *J Hum Evol.* 2015; 84: 62-70.

6. Rapport FAO/WHO, 1998.

7. Koebnick C, Strassner C, Hoffmann I, et al. Consequences of a long-term raw food diet on body weight and menstruation: results of a questionnaire survey. *Ann Nutr Metab.* 1999; 43: 69-79.

8. Fontana L, Shew JL, Holloszy JO, et al. Low bone mass in subjects on a long-term raw vegetarian diet. *Arch Intern Med.* 2005; 165: 684-689.

9. Wrangham R, Conklin-Brittain N. Cooking as a biological trait. *Comp Biochem Physiol A Mol Integr Physiol.* 2003;136: 35-46.

10. Chiplonkar SA, Agte VV. Extent of error in estimating nutrient intakes from food tables versus laboratory estimates of cooked foods. *Asia Pac J Clin Nutr.* 2007;16: 227-239.

11. Wrangham R. The evolution of human nutrition. *Curr Biol.* 2013; 23: R354-5.

12. Li Y, Zhang T. Targeting cancer stem cells with sulforaphane, a dietary component from broccoli and broccoli sprouts. *Future Oncol.* 2013; 9: 1097-1103.

13. Carciochi RA, Galván-D'Alessandro L, Vandendriessche P, Chollet S. Effect of Germination and Fermentation Process on the Antioxidant Compounds of Quinoa Seeds. *Plant Foods Hum Nutr.* 2016 Jul 1. [Epub ahead of print]

14. Al-Waili NS, Saloom KY, Akmal M, et al. Effects of heating, storage, and ultraviolet exposure on antimicrobial activity of garlic juice. *J Med Food.* 2007; 10: 208-212.

15. Jin ZY, Wu M, Han RQ, et al. Raw garlic consumption as a protective factor for lung cancer, a population-based case-control study in a Chinese population. *Cancer Prev Res (Phila).* 2013; 6: 711-718.

16. Ahmed FA, Ali RF. Bioactive compounds and antioxidant activity of fresh and processed white cauliflower. *Biomed Res Int.* 2013;2013:367819. doi: 10.1155/2013/367819. Epub 2013 Sep 22.

17. Vermeulen M, Klöpping-Ketelaars IW, van den Berg R, et al. Bioavailability and kinetics of sulforaphane in humans after consumption of cooked versus raw broccoli. *J Agric Food Chem.* 2008; 56: 10505-10509

18. Law YY, Chiu HF, Lee HH, et al. Consumption of onion juice modulates oxidative stress and attenuates the risk of bone disorders in middle-age and postmenopausal healthy subjects. *Food Funct.* 2016; 17: 902-912.

19. Courraud J, Berger J, Cristol JP, et al. Stability and bioaccessibility of different forms of carotenoids and vitamin A during in vitro digestion. *Food Chem.* 2013; 136: 871-877.

20. Rodriguez-Amaya DB. Changes in carotenoids during processing and storage of foods. *Arch Latinoam Nutr.* 1999; 49 (3 Suppl 1): 38S-47S.

21. Hansen EA, Folts JD, Goldman IL. Steam-cooking rapidly destroys and reverses onion-induced antiplatelet activity. *Nutr J.* Sep 20;11:76. doi: 10.1186/1475-2891-11-76.11: 76.

22. Cavagnaro PF, Galmarini CR. Effect of processing and cooking conditions on onion (Allium cepa L.) induced antiplatelet activity and thiosulfinate content. *J Agric Food Chem.* 2012; 60: 8731-8737.

23. Njue L, Kanja LW, Ombui JN et al. Efficacy of antimicrobial activity of garlic extracts on bacterial pathogens commonly found to contaminate meat. *East Afr Med J.* 2014; 91: 442-448.

24. Kahlon TS, Chiu MC, Chapman MH. Steam cooking significantly improves in vitro bile acid binding of collard greens, kale, mustard greens, broccoli, green bell pepper, and cabbage. *Nutr Res.* 2008; 28: 351-357.

25. Viadel B, Barberá R, Farré R. Calcium, iron and zinc uptakes by Caco-2 cells from white beans and effect of cooking. *Int J Food Sci Nutr.* 2006; 57: 190-197.

26. Tollefsbol TO. Dietary epigenetics in cancer and aging. *Cancer Treat Res.* 2014; 159: 257-267

27. Virmani A1, Pinto L, Binienda Z, et al. Food, nutrigenomics, and neurodegeneration—neuroprotection by what you eat! *Mol Neurobiol.* 2013; 48: 353-362.

Table des matières

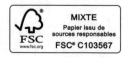

MIXTE
Papier issu de
sources responsables
FSC® C103567

Achevé d'imprimer en septembre 2016
sur les presses de Marquis imprimeur